隧道瓣

牙周整形手术的全新治疗理念

TUNNELING

A Comprehensive Concept in Periodontal Plastic Surgery

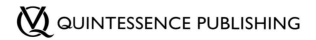
QUINTESSENCE PUBLISHING

Berlin | Chicago | Tokyo
Barcelona | London | Milan | Mexico City | Paris | Prague | Seoul | Warsaw
Beijing | Istanbul | Sao Paulo | Zagreb

图文编辑

刘 菲 刘 娜 康 鹤 肖 艳 王静雅 纪凤薇 刘玉卿 张 浩 曹 勇 杨 洋

图书在版编目（CIP）数据

隧道瓣：牙周整形手术的全新治疗理念 /（法）文森特·隆科（Vincent Ronco）编著；宁杨，万鹏主译. —沈阳：辽宁科学技术出版社，2024.6

ISBN 978-7-5591-3533-9

Ⅰ.①隧… Ⅱ.①文… ②宁… ③万… Ⅲ.①牙周病—整形外科手术 Ⅳ.①R782.2

中国国家版本馆CIP数据核字（2024）第073600号

出版发行：辽宁科学技术出版社
　　　　　（地址：沈阳市和平区十一纬路25号　邮编：110003）
印 刷 者：深圳市福圣印刷有限公司
经 销 者：各地新华书店
幅面尺寸：280mm×280mm
印　 张：25.5
插　 页：4
字　 数：510千字
出版时间：2024年6月第1版
印刷时间：2024年6月第1次印刷
出 品 人：陈　刚
责任编辑：金　烁
封面设计：袁　舒
版式设计：袁　舒
责任校对：李　硕

书　　号：ISBN 978-7-5591-3533-9
定　　价：398.00 元

投稿热线：024-23280336
邮购热线：024-23280336
E–mail:cyclonechen@126.com
http://www.lnkj.com.cn

隧道瓣
TUNNELING

牙周整形手术的全新治疗理念
A Comprehensive Concept in Periodontal Plastic Surgery

编著 （法）文森特·隆科（Vincent Ronco）
主审 束蓉
主译 宁杨 万鹏

北方联合出版传媒（集团）股份有限公司
辽宁科学技术出版社

序
Foreword

　　Vincent Ronco博士运用自己丰富经验编著的本书，传递了关于牙周退缩清晰、全局的治疗理念，即基于"隧道瓣"的微创牙周整形手术。该治疗理念全面超越了传统的治疗模式，并基于简单、合理和有效的决策树，建立了规范的临床路径。

　　本书插图丰富，是一本真正可以用来指导读者进步的工具书。书中详细介绍了治疗理念、护理时间、需要掌握的手术技术、使用的器械以及术前和术后的注意事项。

　　一个词足以概括这部作品：鼓舞人心！读者可以将本书中简单易懂的治疗理念学以致用，使其成为真正的"成长路上的伴侣"。

Emmanuel Gouêt, DDS

Director of Residency Program for Maxillofacial
Surgery Hospital Center Villeneuve-Saint-Georges

Assistant Director of Oral and Maxillofacial
Implantology University of Paris–East

Private Practice Limited to Periodontics and Implant
Dentistry Paris, France

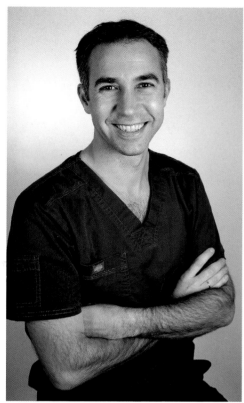

Vincent Ronco

前言
Preface

    自20世纪80年代中期以来，无论是出于美观、功能，还是出于敏感、镇痛的考虑，对牙周整形手术的需求不断增加，刺激了新治疗方法的发展。然而，复杂多样的手术方案在角化组织的管理、美学效果、适应证范围以及并发症的风险方面存在明显差异，时常让临床医生感到困惑。因此，基于已存在的特殊术式，我提出了具有安全性和可重复性的全局治疗理念——隧道瓣。本书中探讨的治疗理念鼓励使用微创显微外科手术，其基础如下：

- 牙冠和牙根之间过渡区的具体分析
- 基于隧道瓣的分段手术方法
- 悬吊缝合的新技术
- 结缔组织移植瓣的改进、运用

    总而言之，这个全局治疗理念可以应用于涉及牙周组织退缩的、各种具有挑战性的临床状况。最终目标是重建协调、一致且稳定的龈乳头复合体，使其位于釉牙骨质界，并保持软组织的完整性和血管化潜能。

献给

我的父母Stella和Pierre。

我的妻子Marie和我的双胞胎Louise及Théo。

Éric Rompen教授。

我的同行人Éric David博士和Emmanuel Gouêt博士。

中文版序
Foreword

随着经济的发展以及健康意识的提高，人们对牙齿的牙周健康乃至美学的要求日益提高。与此同时，口腔医生也追求更加精细化和个性化的治疗手段，力求为患者带来更好的临床效果并提升他们的生活品质。因此，牙周整形手术在牙周医学中变得特别有价值，这也与精确微创手术技术的发展、患者术后感受的改善以及可预期的临床效果息息相关。

近年来，随着牙周膜龈手术的发展，越来越多的术式应运而生并取得了可预期的临床效果，而隧道瓣手术正是其中可预期性最好的术式之一。身为一名牙周医生和学者，我真诚为您推荐《隧道瓣：牙周整形手术的全新治疗理念》。首先，本书从生物学基础以及临床应用上对隧道瓣进行了解读和探讨。其次，还对通过隧道瓣手术治疗牙周退缩的全过程和临床操作步骤进行了全面描述，包括隧道瓣的设计、制备，特别是缝合设计、常规/微小移植组织瓣的应用，以及该术式在不同临床场景中的应用，旨在为读者提供临床导向和基于科学支持的指导，以帮助其将隧道瓣手术融入临床常规治疗中。同时，本书还附有数以百计的手术案例高清照片以及绘制精良的插图，相得益彰，不仅为读者呈现出丰富而宝贵的手术经验和精湛的手术技巧，以便其更好地理解和应用隧道瓣手术，也为研究者提供了可资借鉴的案例和思路。值得一提的是，本书以整个章节的形式讨论了术中和术后并发症及处理的问题，给所有关注隧道瓣的口腔医生（初学者或有经验的医生）一个完善、清晰的并发症解决方案，这在牙周整形手术的图书中是不多见的。

总而言之，口腔医生通过学习本书能够更加了解并尊重生物学原理、保护健康组织，在改善患者健康的基础上提供更合理、更"完美"的软组织美学效果——这也正是每名口腔医生努力的方向。因此，我对本书给予极高的评价和赞扬。我相信本书会成为牙周医学领域的经典之作。

在此，我还要由衷感谢宁杨教授及其团队和万鹏医生的辛勤付出，他们坚实的牙周专业理论基础知识和丰富的临床诊疗经验精准、完美地呈现了原著的精髓，不仅为我们带来了这本优秀的译著，更为我们开拓了牙周手术的新视野。

最后，我希望本书能够得到广大读者的关注和认可。无论是牙周医生及其相关学科的医生，还是口腔医学研究者，抑或是专业学生，都能通过本书感受并见证隧道瓣手术的无限魅力和疗效，并从中获益良多。同时，我也希望本书能够促进学术交流和合作，推动牙周医学的发展，为患者提供更好的牙周治疗方案。望各位读者阅读愉快！

束蓉

2024年1月

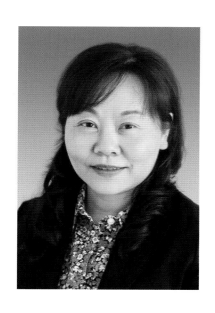

主审　束蓉

主任医师、教授

中华口腔医学会牙周病学专业委员会第五届主任委员

中华口腔医学会口腔激光医学专业委员会副主任委员

上海口腔医学会牙周病学专业委员会第一届至第三届主任委员

白求恩精神研究会口腔医学分会牙周病专业委员会主任委员

国际牙医师学院（ICD）院士

国际口腔种植学会（ITI Fellow）专家组成员

国家卫生健康委员会"十三五"规划本科生教材《牙周病学》副主编

主译简介
Translators

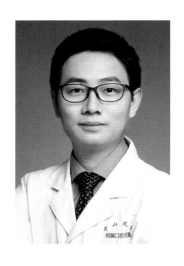

主译　宁杨

中山大学附属口腔医院牙周病科副主任、副主任医师、硕士研究生导师

中山大学光华口腔医学院口腔临床医学博士

美国伊利诺伊州立大学芝加哥分校牙学院博士后

中华口腔医学会牙周病学专业委员会委员

广东省口腔医学会牙周病学专业委员会常务委员

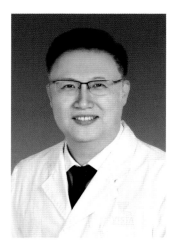

主译　万鹏

首都医科大学学士

香港大学牙医学院临床牙周病学硕士

白求恩精神研究会口腔医学分会理事

中华口腔医学会牙周病学专业委员会委员

北京口腔医学会口腔种植专业委员会委员

白求恩精神研究会口腔医学分会牙周病专业委员会委员

译者名单（按姓氏笔画排序）

万　鹏　宁　杨　刘　畅　吴敏婷　张明杰　徐　骋

目录
Contents

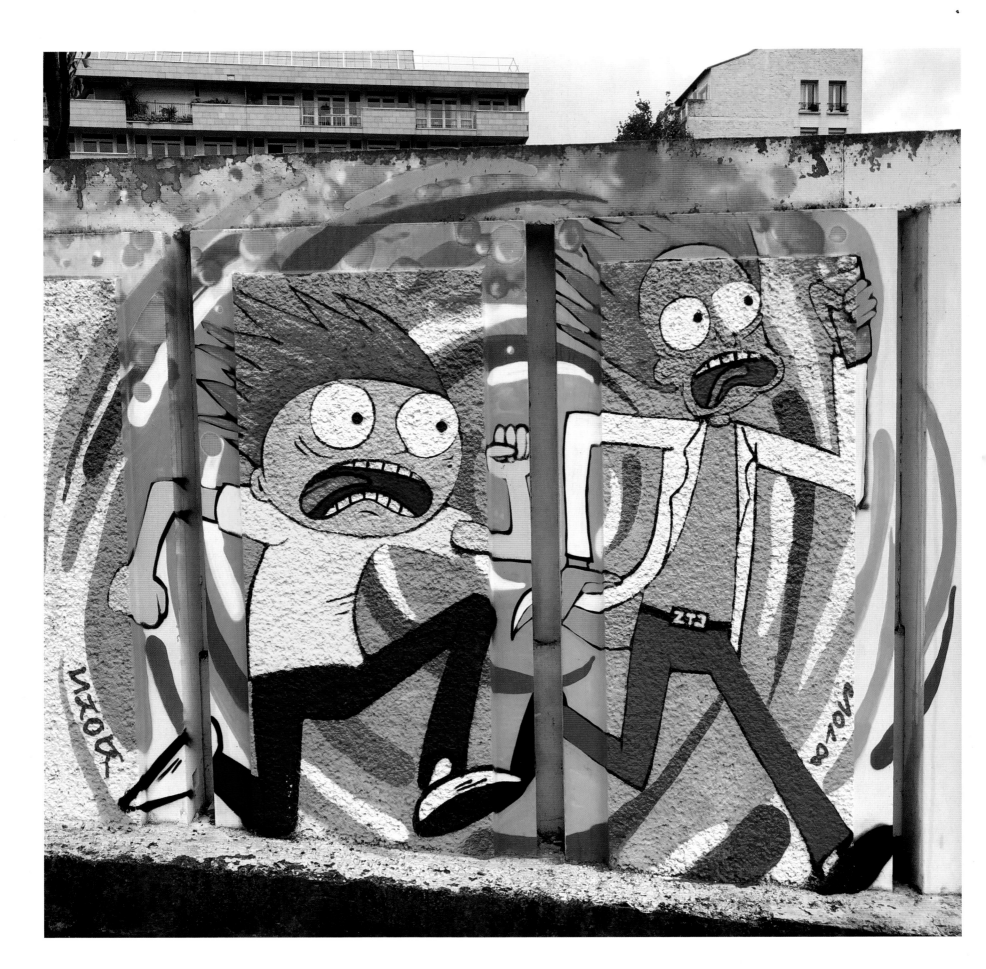

第 1 章

退缩
Recessions

牙周组织的描述
Description of the Periodontium

牙龈

解剖学和组织学方面

牙龈从牙齿的颈部延伸到膜龈联合（Mucogingival junction，MGJ），可以分解成两个重叠的部分：游离龈和附着龈（图1-1）。从组织学上讲，牙龈由角化上皮及其下方具有丰富血运的结缔组织构成。牙龈的厚度和高度因个体及位点而异。

游离龈

游离龈构成牙龈的末端部分。它环绕整颗牙齿，沿着釉牙骨质界（Cementoenamel junction，CEJ）冠方覆盖牙釉质1~2mm。在其外表面，游离龈从边缘龈顶部延伸到游离龈凹痕。游离龈凹痕有时可以看作CEJ在牙龈对应位置上的轻微凹陷。在最冠方部分的内侧面，游离龈并未附着在牙槽骨上，形成的间隙被称为龈沟。龈沟位于牙釉质和沟内上皮之间，作为持续对抗口腔环境中微生物的免疫组成部分（细胞和分子），在免疫学上非常活跃。

游离龈内表面根方的部分通过结合上皮附着于牙齿表面。结合上皮有两个不典型的特征：①唯一没有角化的牙龈上皮；②有两个基底层，一个面向牙齿，另一个面向牙龈结缔组织。没有角化的组织结构有利于不同免疫组分由结缔组织向龈沟扩散。两个基底层的存在可确保结合上皮同时黏附到牙齿和结缔组织上。

附着龈

在唇颊侧和舌侧，附着龈从游离龈凹痕（和游离龈）延伸到更根方的MGJ。在腭侧，附着龈和腭侧的咀嚼黏膜是连续的，两者极为相似，在临床上无法区分。顾名思义，附着龈是不可移动的，因为它通过束状Ⅰ型胶原纤维组成的三维纤维网络牢固地连接到牙槽骨和牙骨质上。此外，附着龈上可观察到棕色素和黑色素的存在，具有种族差异性。

龈乳头

龈乳头占据两颗相邻牙齿之间的空间（图1-2）。它由上部的游离龈和下部的附着龈组成。龈乳头的形状因个体和牙位而异。其解剖结构受骨环境（牙槽间隔的位置和形状）和牙齿环境（牙间接触区的位置和形状、CEJ的解剖结构）的影响。从正面观来看，龈乳头在切牙和尖牙的水平上呈金字塔形，而在前磨牙和磨牙的水平上则相对扁平。从剖面观来看，颊舌侧乳头中间形成龈谷，唇颊侧龈乳头顶点通常比舌腭侧龈乳头更偏冠方。颊舌侧龈乳头的高度差异在前牙区非常显著，磨牙区显著减少。

美学方面

龈缘轮廓

龈缘轮廓严格遵循CEJ曲线。它通常呈圆形，但也可呈现其他不典型的形状（例如平行六面体、三角形或波浪形等），这取决于CEJ的解剖形态。牙体解剖异常的存在（例如牙本质和牙骨质结构异常等），可以通过影响CEJ来改变龈缘轮廓。

龈缘顶点的排列

龈缘顶点是游离龈缘最根方的位置。龈缘顶点在牙弓内的排列要符合美学标准，这一原则在不同个体上相对一致。

在上颌牙列中，侧切牙龈缘顶点的位置比尖牙和中切牙龈缘顶点的连线略偏冠方。尖牙、中切牙和侧切牙的龈缘顶点也可以在不影响美观的情况下呈对齐状态（图1-3）。后牙区，前磨牙龈缘顶点位于尖牙龈缘顶点的冠方，并通常与磨牙龈缘顶点一致。

在下颌牙列中，中切牙和侧切牙的龈缘顶点沿着一条直线对齐，而尖牙的龈缘顶点则位于该线的根方。后牙区，前磨牙龈缘顶点位于尖牙龈缘顶点的冠方，并通常与磨牙龈缘顶点一致。

牙龈颜色

牙龈的角化使其呈现粉红色、亚光和不透明的外观；结缔组织的毛细血管实际上完全被聚集的角蛋白掩盖。然而，黑色素的沉着可能会影响牙龈的颜色，使其呈现不同程度的棕色外观，具体取决于这类色素的积累程度。牙龈很容易与MGJ附近的牙槽黏膜区分。黏膜没有角化，呈现红色、平滑和有光泽的外观，且相对透明，可以看到下方的毛细血管。从美学角度来看，牙齿周围要有坚实的牙龈包绕，这是因为红色牙槽黏膜包绕牙颈部在视觉上并不美观。

牙龈质地

牙龈呈现或多或少的点彩质地，被称为"橘皮"外观（图1-4）。这种特征性的纹理是由于结缔组织中骨龈纤维的插入形成的。这些纤维对上皮组织施加牵引力，从而在表面产生凹陷区域。当牙龈生物型为厚龈型时，点彩尤为明显，薄龈型时点彩不明显。

功能方面

牙龈本质上是为了保护深层牙周组织免受口腔环境中机械、化学、热和微生物的侵害。它的组织学特征，尤其是角化以及排列有序的胶原纤维网络，使其易于发挥这种作用。牙槽黏膜通过MGJ与牙龈相连，并与颊部和唇部的黏膜相连，它无法有效发挥这一保护作用，因为牙槽黏膜是可移动的，且抵抗力弱。这些退化的机械特性与其组织学构成有关：牙槽黏膜上皮未角化，且结缔组织并不具有排列有序的纤维网络结构。此外，其内部存在的纤维主要是弹性纤维，而非胶原纤维。

文献虽仍有争议，但似乎表明即使角化龈宽度较窄，牙周组织也可以保持健康和稳定。然而，前提是具备特别良好的口腔卫生习惯。在临床上经常观察到，因为角化组织的欠缺，这种良好的依从性很难实现。牙颈部角化组织的存在可以有利于口腔卫生维护及提高口腔卫生措施的舒适度。因此，认为充足的牙龈有利于整体牙齿预后似乎是合理的。

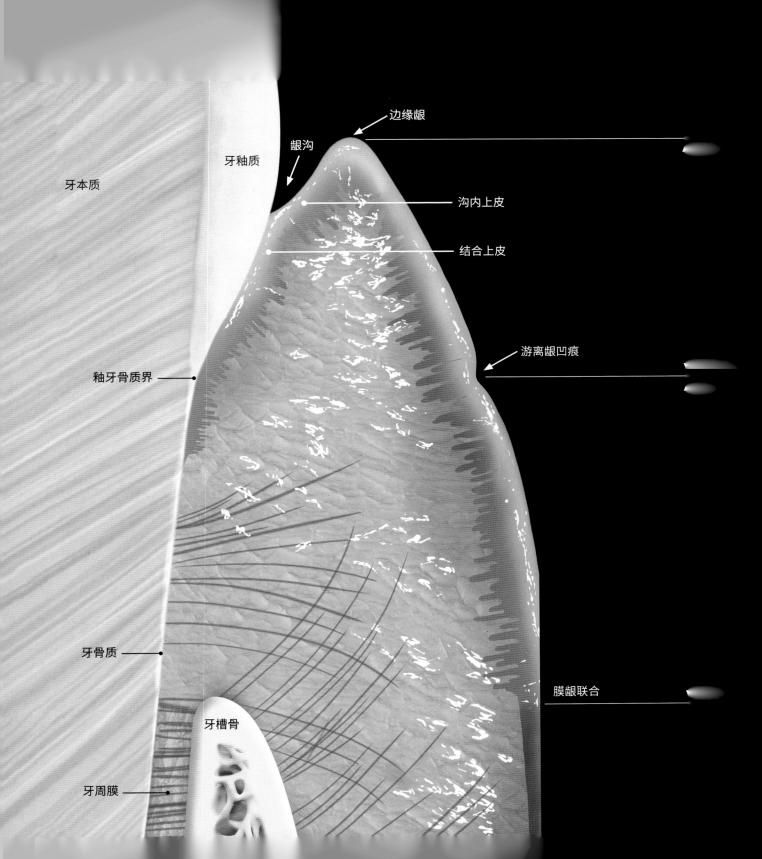

牙本质

牙釉质

龈沟

边缘龈

沟内上皮

结合上皮

牙釉质

釉牙骨质界

游离龈凹痕

牙骨质

膜龈联合

牙槽骨

牙周膜

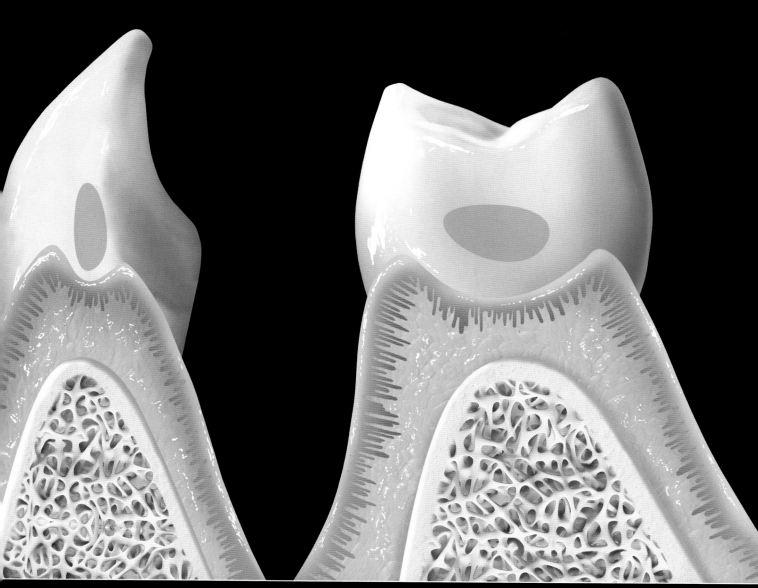

模式图。

之间的空间。它由上部的游离龈和下部的附着龈组成。龈乳头的形状因个体和牙位而

和牙齿环境的影响。从剖面观来看，颊舌侧乳头中间形成龈谷，唇颊侧龈乳头顶点通

方。颊舌侧龈乳头的高度差异在前牙区非常显著，磨牙区显著减少。

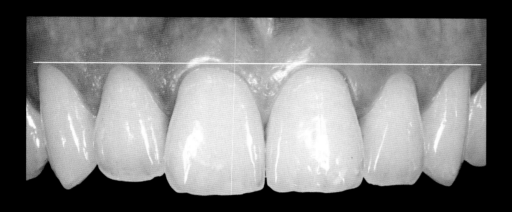

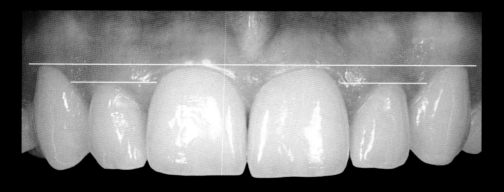

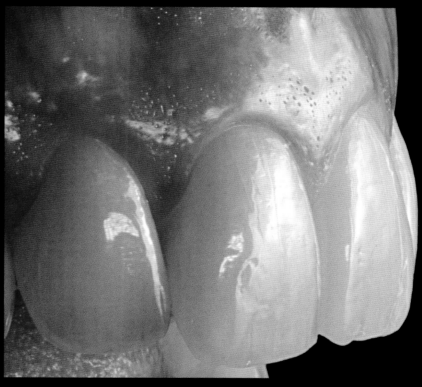

图1-3　龈缘顶点的排列。

龈缘顶点是游离龈缘最根方的位置。龈缘顶点在牙弓内的排列要符合美学标准，这一原则在不同个体上相对一致。在上颌牙列中，侧切牙龈缘顶点的位置比尖牙和中切牙龈缘顶点的连线略偏冠方或与之接触。

图1-4　牙龈质地。

牙龈呈现或多或少的点彩质地，被称为"橘皮"外观。这种特征性的纹理是由于结缔组织中骨龈纤维的插入形成的。这些纤维对上皮组织施加牵引力，从而在表面产生凹陷区域。点彩在这张图片上尤为明显，因为牙龈生物型为典型的厚龈型。

锚定组织

解剖学和组织学方面

牙周膜（PDL）

牙周膜是一种非常致密的结缔组织，位于牙骨质和牙槽骨之间。它含有大量的纤维，主要是胶原纤维，被称为Sharpey纤维。Sharpey纤维一端埋入无细胞牙骨质，另一端埋入牙槽骨。它们呈束状排列，其分布和方向允许它们吸收及分散牙齿所承受的机械应力。牙周膜还含有静态祖细胞。

牙骨质

牙骨质是一种矿化结缔组织，可以嵌入胶原纤维和细胞。根据细胞成分以及胶原束的存在和方向，牙骨质可分为几种不同类型。占据大部分根面的是无细胞牙骨质，有外源纤维埋入。它不包含任何细胞，但有Sharpey纤维的一端埋入，Sharpey纤维的另一端则锚定在牙槽骨结构中。

牙槽骨

牙槽骨是上颌骨和下颌骨基骨的延伸。它的结构形成一个或多个牙槽窝，每颗牙齿的牙根都位于其中。牙槽骨的外表面由致密的皮质组成：一侧是前庭皮质，另一侧是舌侧或腭侧皮质。牙槽骨的内表面由致密骨组成，由于其表面多孔状结构，也被称为筛状板。对离体颌骨牙槽骨的观察显示，内表面的小孔状结构为牙周膜的Sharpey纤维和毛细血管提供通道。在致密骨和皮质之间为松质骨，其密度和数量因个体及部位而异。在同一个体中，前庭侧牙槽骨的厚度遵循双重递减梯度趋势：一方面从前部到后部，另一方面从根尖到冠方。当牙槽骨完整时，边缘骨边界位于CEJ根方约4mm处，并复制其扇形走向。

功能方面

构成深部牙周组织的3种结构（牙周膜、牙骨质和牙槽骨）共同保障牙齿的稳固。除了这种机械功能外，还有生物学作用。牙周膜包含许多祖细胞，在特定条件下可以被诱导分化。这些多能细胞既参与组织稳态现象，也参与组织修复甚至再生，特别是在术后的环境中。

生物型

生物型通过常见特征的关联性来定义解剖结构。这种生物型概念可以应用于整个牙周组织，特别是牙龈。

牙周生物型

最常用的分类是Maynard和Wilson分类（图1-5）。它包含了与牙龈厚度、前庭侧牙槽骨厚度和角化龈宽度相关的数据。Ⅰ型生物型被称为厚型，抵抗力最强，呈现厚骨、厚龈和角化龈宽度较宽的特征。Ⅳ型生物型被称为薄型，抵抗力最弱，呈现薄骨、薄龈和角化龈宽度较窄的特征。Ⅱ型和Ⅲ型生物型被称为中间型。生物型并不是一个病理的分类，只是反映生理解剖学的差异。

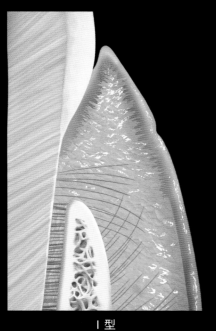
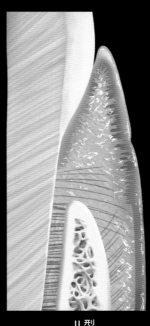
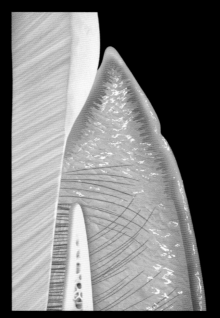
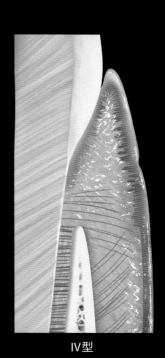

| Ⅰ型 | Ⅱ型 | Ⅲ型 | Ⅳ型 |

生物型	厚度		角化龈宽度
	前庭侧牙槽骨	牙龈	
Ⅰ型	厚	厚	3～5mm
Ⅱ型	厚	薄	≤2mm
Ⅲ型	薄	厚	3～5mm
Ⅳ型	薄	薄	≤2mm

图1-5　牙周生物型。

牙周生物型通过特征的关联性来定义牙周状况。Ⅰ型生物型被称为厚型，抵抗力最强，呈现厚骨、厚龈和角化龈宽度较宽的特征。Ⅳ型生物型被称为薄型，抵抗力最弱，呈现薄骨、薄龈和角化龈宽度较窄的特征。Ⅱ型和Ⅲ型生物型被称为中间型（根据Maynard和Wilson分类，1980年）。

牙龈生物型

　　"生物型"的概念也单独适用于牙龈。这在临床上比牙周生物型更有意义，因为牙周生物型由于缺乏牙槽骨厚度的数据难以评估。可以使用简单的牙周探针通过观察以下内容来估计牙龈生物型（图1-6）：

- 探针插入龈沟的能见度
- 对边缘龈施加适当压力引起的视觉效果

　　当牙龈生物型为厚龈型时，牙周探针的尖端不可见，对边缘龈施加的压力不会导致周围牙龈的任何视觉变化。当牙龈生物型为薄龈型时，探针清晰可见，对牙龈组织施加相同的压力会诱发缺血而变白。除了这些易于识别的极端情况外，牙龈生物型的概念仍然非常主观。因此，只能大致区分3种牙龈生物型：厚龈型、中间型、薄龈型。

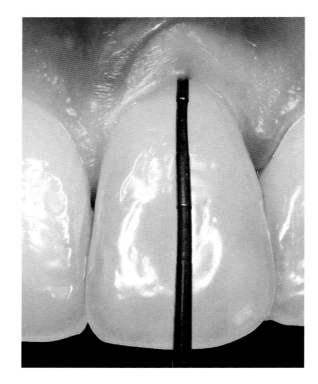
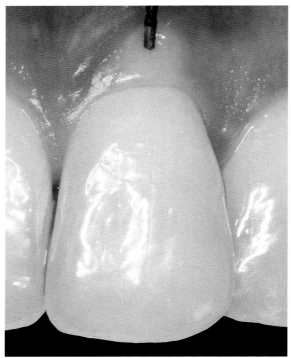
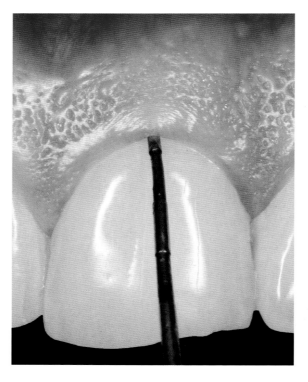
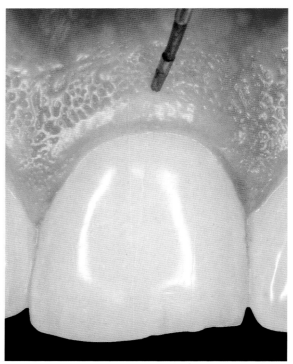

图1-6　牙龈生物型的临床评估。

可以使用简单的牙周探针来评估牙龈生物型：通过观察插入龈沟内探针的能见度和对边缘龈施加适当压力引起的视觉效果。当牙龈生物型为厚龈型时，牙周探针的尖端不可见，对边缘龈施加的压力不会导致周围牙龈的任何视觉变化。当牙龈生物型为薄龈型时，探针清晰可见，对牙龈组织施加相同的压力会诱发缺血而变白。

解剖病理学
Anatomopathology

退缩是指所有牙周组织的根向移位（图1-7）：牙龈、牙骨质、牙槽骨和牙周膜被逐渐吸收。退缩可能涉及所有牙面。在没有牙周病破坏的情况下，退缩通常影响唇颊侧，舌腭侧较少累及。

从视觉上看，牙龈理论上位于CEJ的冠方，当退缩发生时牙根暴露。因此，当CEJ（可通过其曲线的解剖结构识别）和牙根（可通过其更深的颜色和冠部区分）清晰可见时，特征性退缩得以显现。

发生率

退缩是最常见的牙周疾病，影响人群极其广泛。所有牙周炎患者或有牙周炎病史的人群都会发生退缩，但许多没有牙周炎病史的患者也可能发生退缩。退缩之所以非常普遍，是因为它的发生是多种疾病和常见因素共同作用的结果，正如在后续章节将看到的。目前尚无大规模的流行病学研究精确地统计这一问题。有限的数据显示，退缩的发生无明显性别差异，前牙区最常发生。

临床后果

退缩危害口腔健康，常导致牙本质敏感、磨损和根面龋，以及影响口腔卫生措施导致牙龈炎症。退缩还会影响美观，受累及的牙齿会呈现出不美观的伸长外观。

患者出现退缩而前来就诊的主要原因是对牙齿脱落的担忧，但这种担忧往往是不必要的。美学问题是第二大就诊原因。近年来，对牙龈美学重建的需求发生了显著变化，不再局限于微笑时可见的区域。另外，牙齿敏感也是就诊的常见原因。

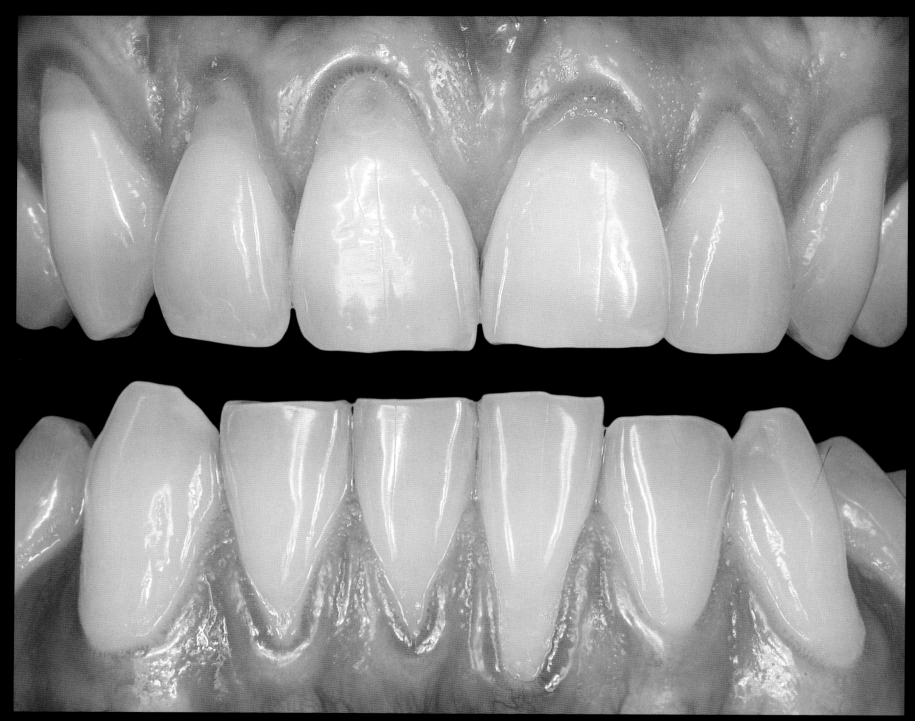

图1-7　同一患者上颌和下颌的特征性退缩。

牙龈退缩导致牙根暴露。因此，患者常抱怨牙本质敏感，出现根面缺损，并伴随明显的脱矿，特别是在11和21上。此外，除非患者能维持良好的口腔卫生，牙龈退缩和患牙牙根的磨损会利于菌斑形成。上颌牙伸长的外观也显著影响了患者的微笑美学。

分类
Classification

退缩通常用Miller在20世纪80年代建立的分类来描述（图1-8）。这种国际公认的分类方法将退缩分为4类：

- Ⅰ类：退缩未到达MGJ，也不涉及邻面

- Ⅱ类：退缩达到或超过MGJ，但不涉及邻面

- Ⅲ类：退缩达到甚至超过MGJ，邻面牙槽骨或软组织有丧失，位于CEJ的根方，但仍位于唇侧退缩龈缘的冠方

- Ⅳ类：牙龈退缩达到或超过MGJ，邻面骨丧失已达到唇侧退缩龈缘水平

Miller分类不仅概括了退缩的解剖结构，还定义了其恢复的预后。如果手术及后续顺利，Ⅰ类和Ⅱ类退缩是完全可恢复的，Ⅲ类退缩可以部分恢复，Ⅳ类退缩完全无法恢复。作为例证，分类后展示的临床案例证明了这种生物决定论（图1-9～图1-13）。

图1-8　不同类别的牙周退缩示意图
（Miller，1984年）。

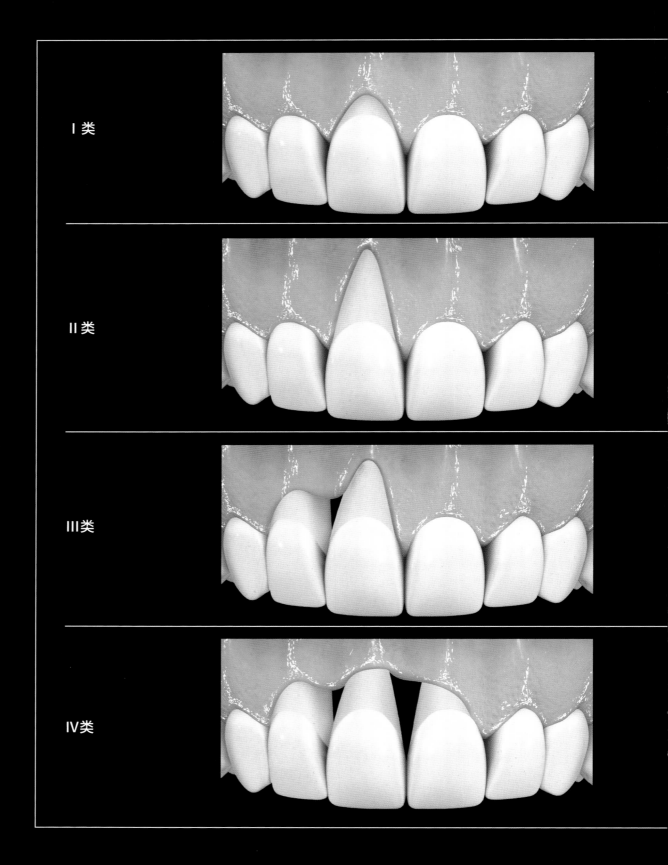

I 类

II 类

III 类

IV类

图1-9 Ⅰ类退缩的根面覆盖。

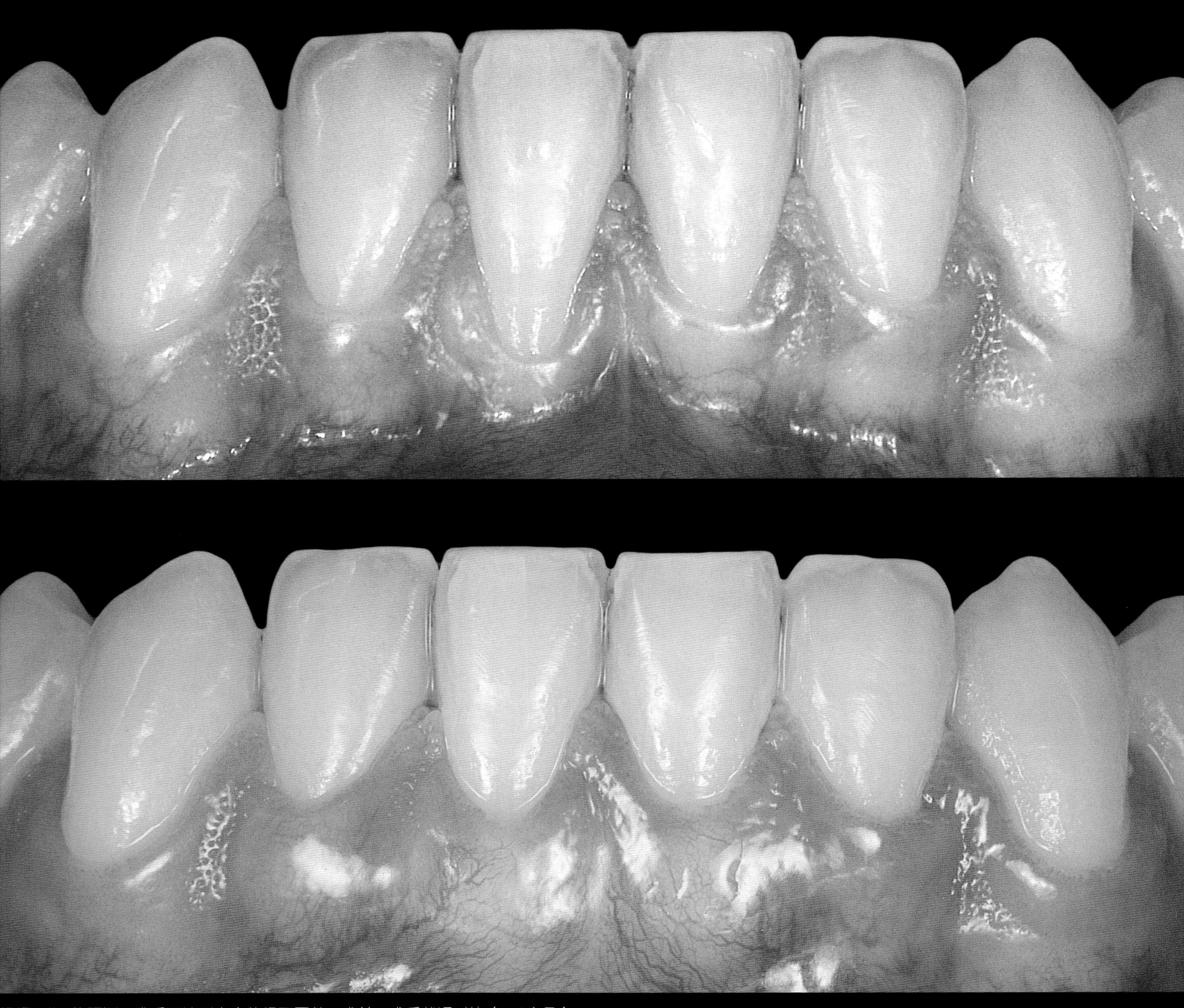

根据Miller的预测，术后可达到完全的根面覆盖。术前、术后状况对比（＞6个月）。

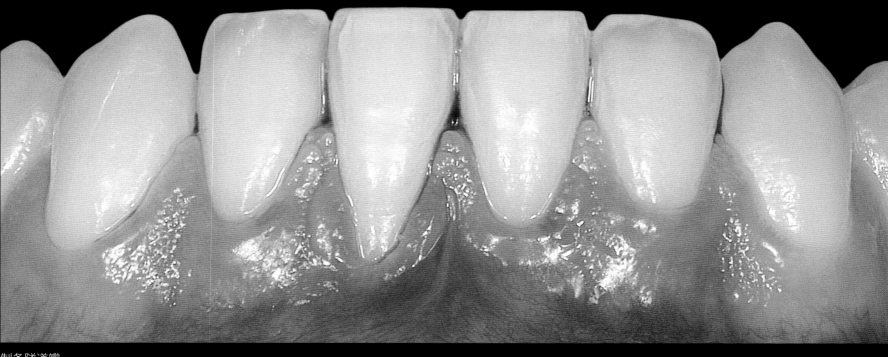

制备隧道瓣。

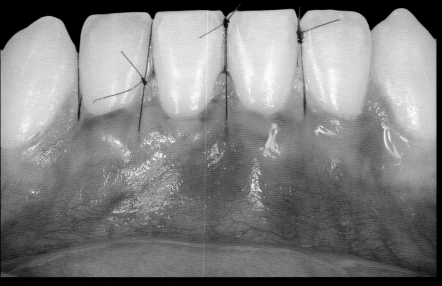

插入结缔组织移植瓣。

术后1周的愈合状况。

图1-10　Ⅱ类退缩的根面覆盖。

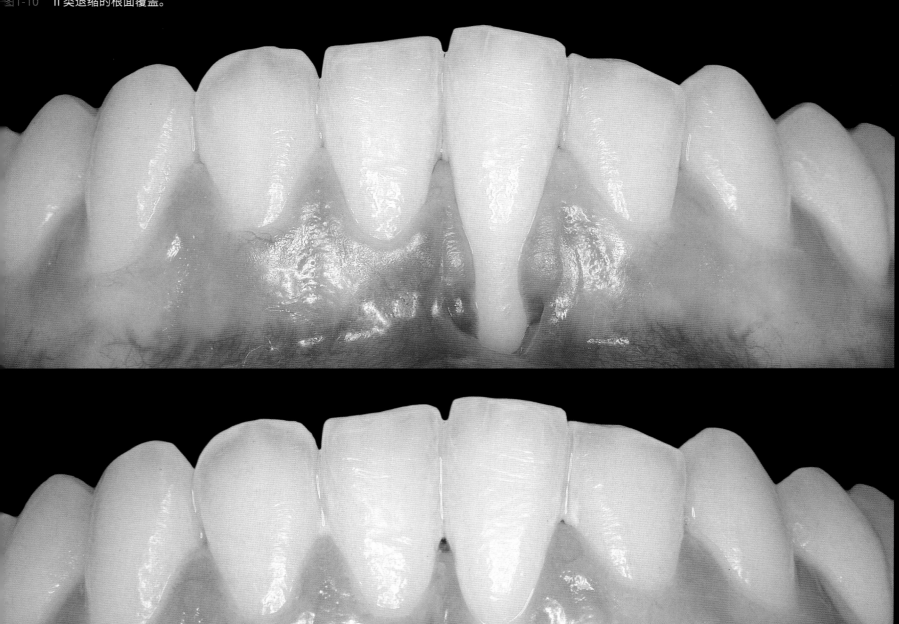

根据Miller的预测，术后可达到完全的根面覆盖。术前、术后状况对比（＞6个月）。

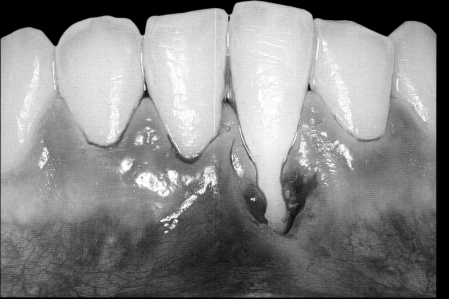

制备隧道瓣。

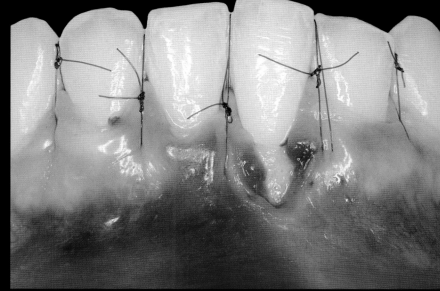

插入结缔组织移植瓣。

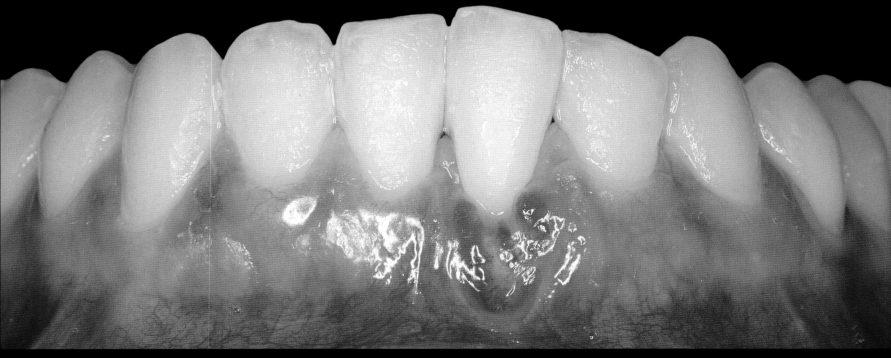

术后1周的愈合状况。

图1-11　早期III类退缩的根面覆盖（龈乳头的顶点仍位于邻面CEJ的冠方）。

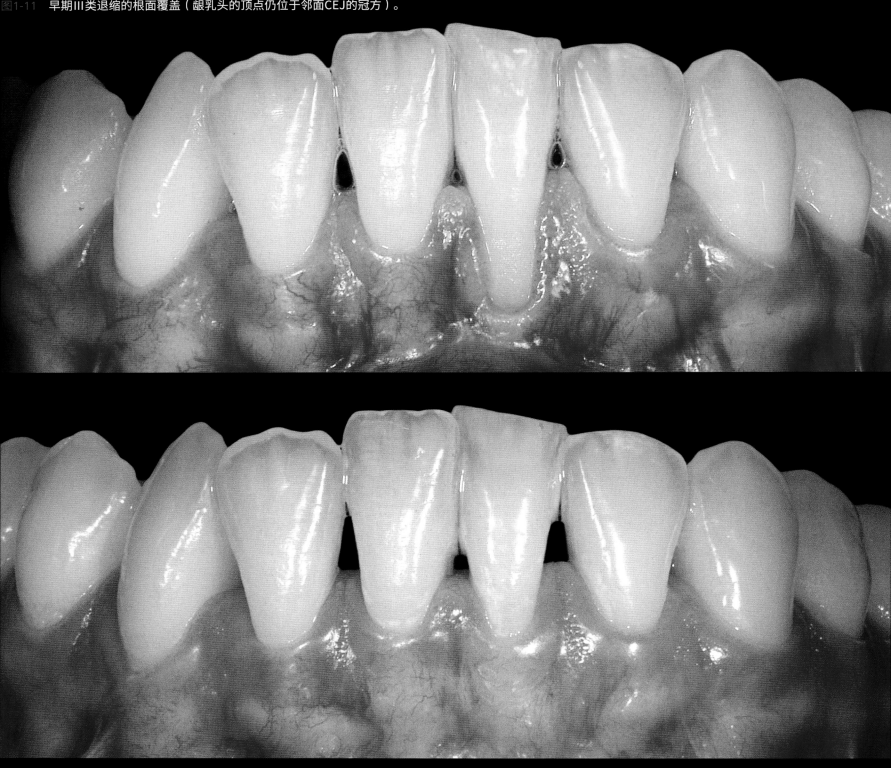

根据Miller的预测，术后可达到部分的根面覆盖。术前、术后状况对比（＞6个月）。

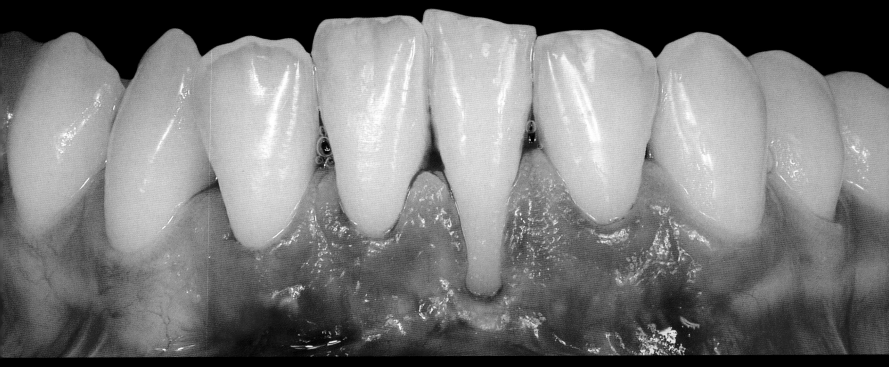

制备隧道瓣。

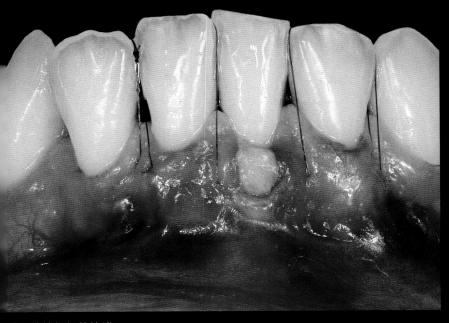

舀入结缔组织移植瓣。

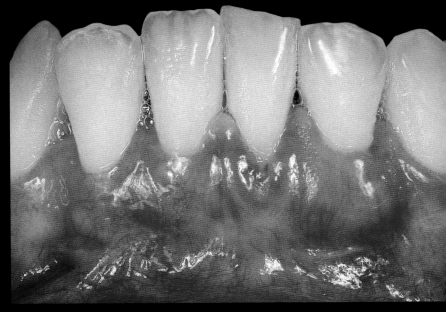

术后1周的愈合状况。

图1-12 晚期III类退缩的根面覆盖（中央龈乳头的顶点位于邻面CEJ的根方）。

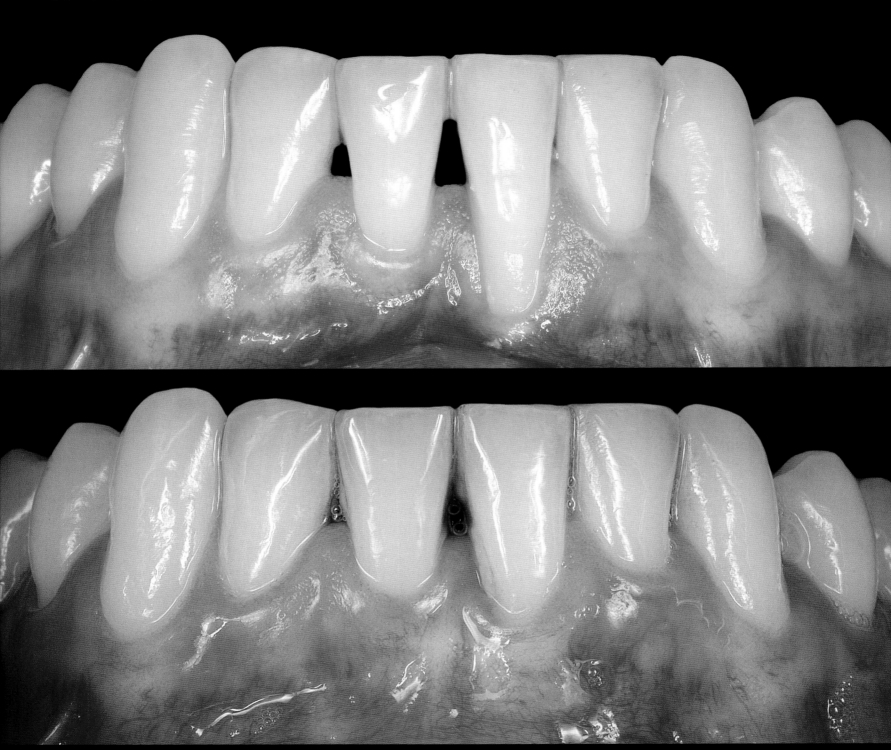

根据Miller的预测，术后可达到部分的根面覆盖。术前、术后状况对比（＞6个月）。

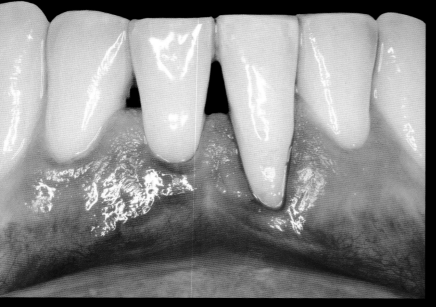

备隧道瓣。

插入结缔组织移植瓣。

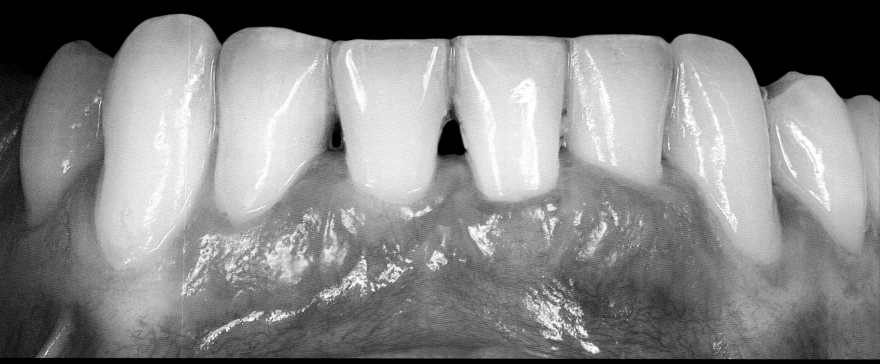

后 1 周的愈合状况。

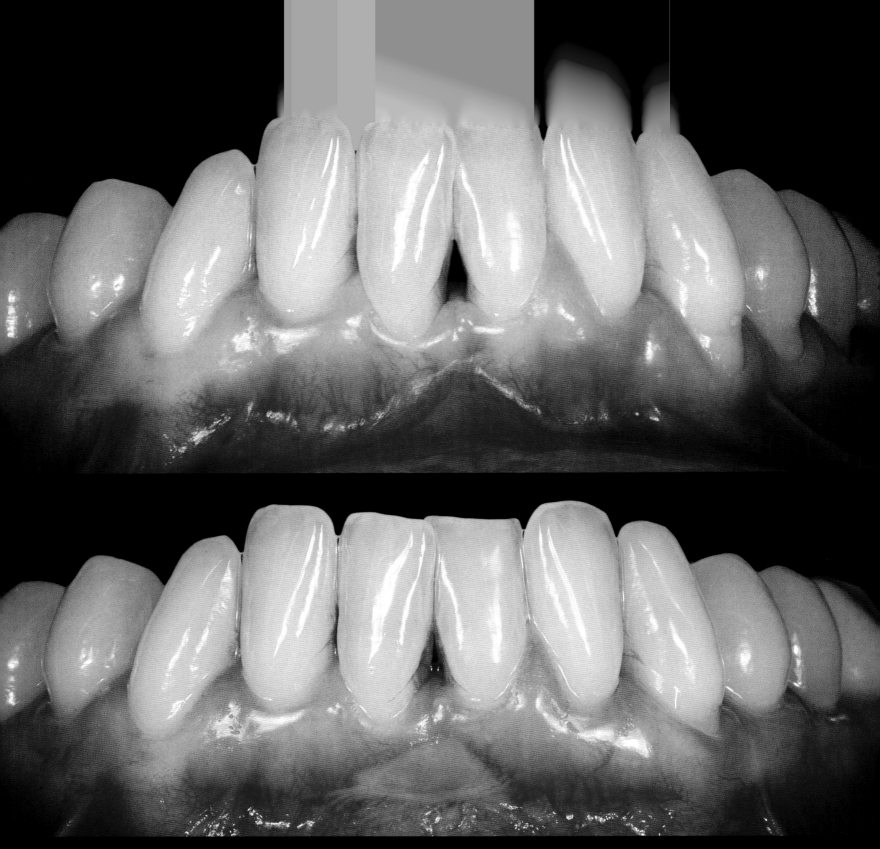

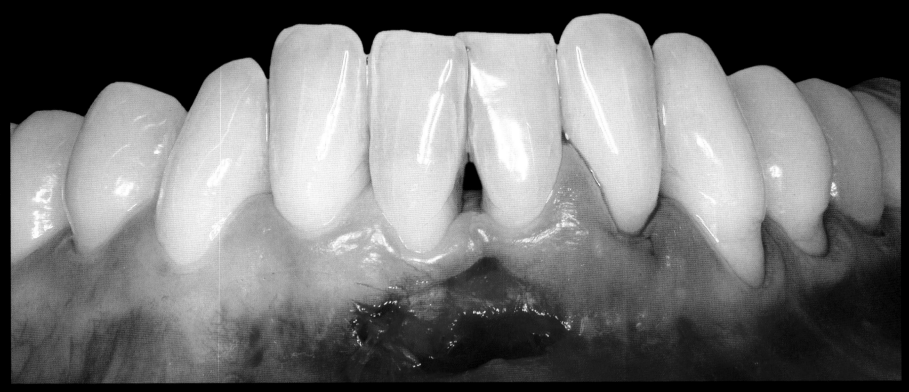

制备骨膜床。

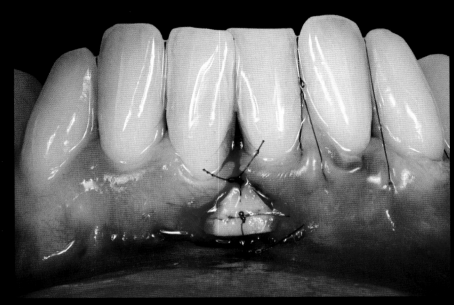

上皮下结缔组织移植瓣固定后手术结束时的状况。

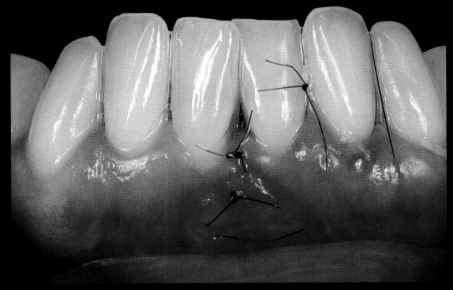

术后1周的愈合状况。

病因
Etiology

退缩是多因素引起的，这意味着它是促进因素和触发因素共同作用的结果（图1-14）。这些因素在同一位点的出现和强度决定了退缩的发生及发展方向。仅一个非常明显的触发因素就可能足以引发退缩。然而，最常见的病因模式是促进因素和触发因素之间的相互作用。

促进因素

牙齿错位

"错位"一词涵盖了牙弓中的各种牙齿位置异常。与牙龈退缩相关的错位主要是倾斜和旋转。这些异常可由错位萌出直接导致，也可由自发或正畸治疗引起的后期移位导致。错位是导致退缩的风险因素，原因如下：

导致唇颊侧牙槽骨厚度减少，甚至导致骨开窗或骨开裂。骨开窗是指牙根的局限区域未被牙槽骨覆盖，在该区域，只有牙龈覆盖牙根。骨开裂也是指牙根的部分区域未被任何骨组织覆盖，但骨缺损范围并不局限，它延伸至牙槽嵴边缘。骨开窗（范围较小），特别是骨开裂构成了容易出现退缩的牙周薄弱区域。

- 导致牙龈厚度的局部减少，容易出现退缩
- 伴随牙弓中突出部位的形成，这些区域可能会受到更多的机械应力（特别是与刷牙有关），容易导致退缩

薄型和中间型牙周生物型

厚型牙周生物型常呈现厚骨、厚龈和角化龈宽度较宽的特征，而薄型牙周生物型常呈现薄骨、薄龈和角化龈宽度较窄的特征。从逻辑上讲，薄型和中间型牙周生物型对外界刺激的抵抗力较弱，无论是机械、热、化学还是微生物刺激，均容易导致牙龈退缩。

促进因素			触发因素			
牙齿错位	薄型和中间型牙周生物型	系带附着	机械创伤	化学创伤	菌源性炎症	牙科修复体

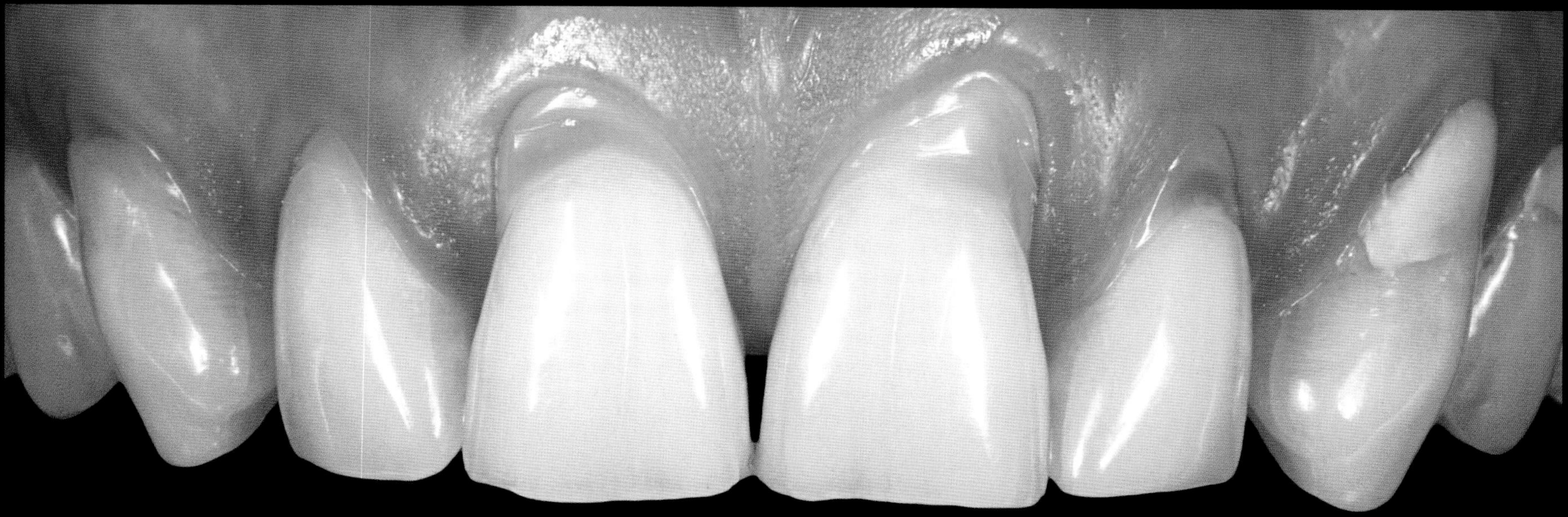

促进因素			触发因素			
牙齿错位	薄型和中间型牙周生物型	系带附着	机械创伤	化学创伤	菌源性炎症	牙科修复体

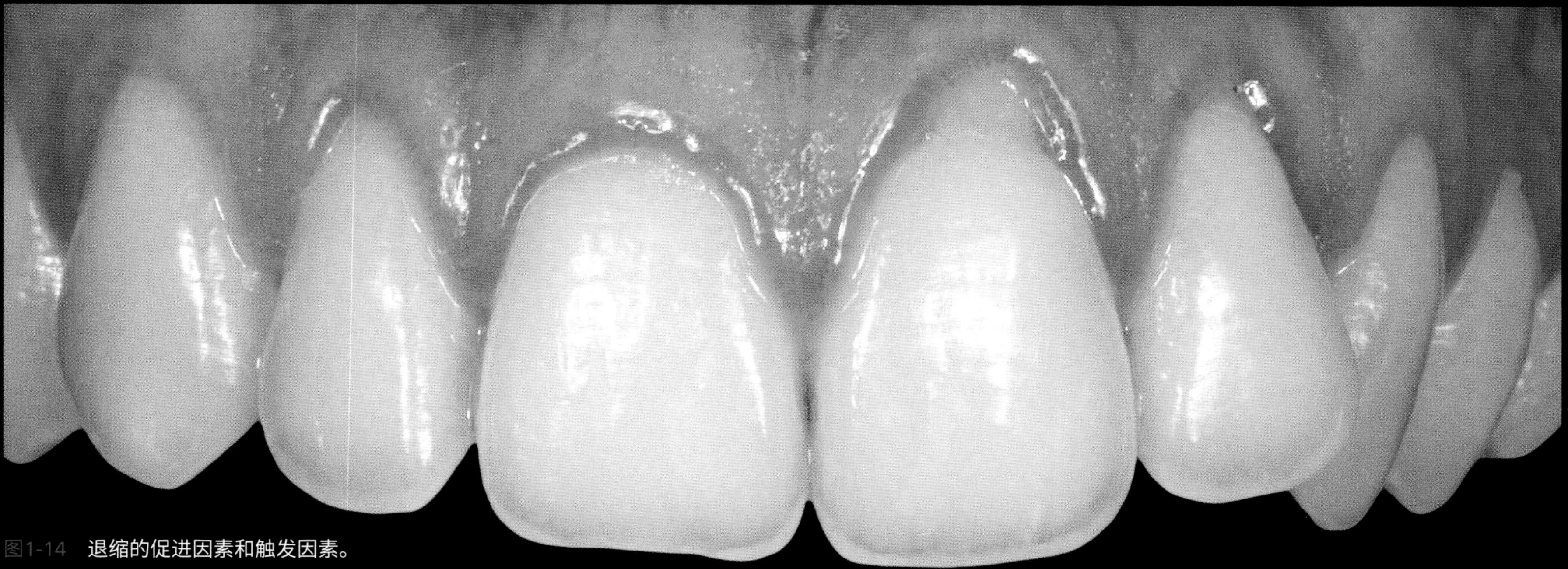

图1-14　退缩的促进因素和触发因素。

系带附着

牙龈系带附着也增加了唇颊侧牙周退缩的风险。可以引起两种现象，即对组织的直接机械牵拉和口腔卫生不良引起感染性炎症的局部并发症。

触发因素

机械创伤

不当的刷牙方式会因组织磨损而产生退缩。这种牙周组织的磨损也可以在牙体组织水平上形成特征性的损伤。不当的刷牙方式通常与使用硬刷毛、压力过大、剪切运动或使用研磨性的牙膏密切相关。

佩戴唇环或不当使用牙线可诱发机械创伤导致退缩发生。咬合干扰，无论是功能性的还是非功能性的，均可视为机械创伤，导致退缩甚至颈部牙体缺损。

化学创伤

反复接触刺激性化学物质（例如鼻烟或胆汁中含有的化学成分），可能导致退缩。

菌源性炎症

炎症可导致进行性的组织破坏。炎症浸润可向根方发展，并危害整个牙周组织。当生物型是厚型时，这种现象会导致牙周袋形成，但不会立即表现为退缩。当生物型是薄型或中间型时，这种现象会导致短期内退缩发生。

牙科修复体

在修复和保存齿科中，如果龈下修复体边缘或龈下残余的粘接剂侵犯了生物学宽度，生物学宽度会在更根方的位置重建。在厚型生物型中，最初会形成牙周袋；而在薄型生物型中，会立即出现退缩。

修复体轮廓过凸或过凹也会促进细菌滞留，诱发炎症反应，进而产生类似的结果。

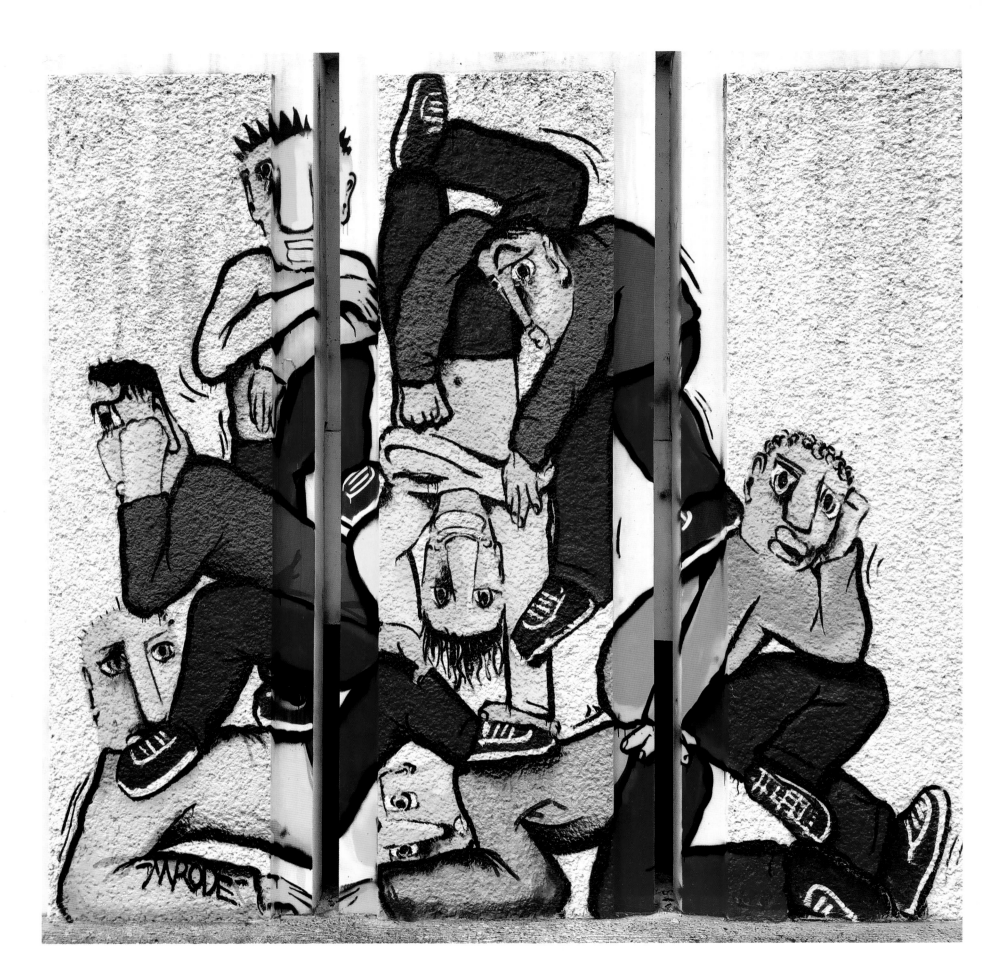

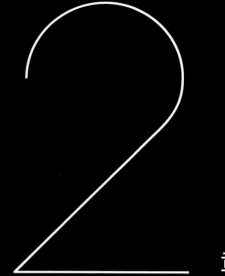

第 **2** 章

牙体表面的分析和修改
Analysis and Modification of Dental Surfaces

退缩相关的牙体解剖异常
Dental Anomalies Associated with Recessions

退缩的主要特征是牙周损伤，牙体解剖异常也常同时发生。退缩患牙的唇颊面经常可见牙体缺损或复合树脂充填体（图2-1）。这些异常必须精确识别，因为它们对覆盖根面的牙周整形手术术前和术中的治疗策略有直接影响。

牙体缺损

牙体缺损可以仅发生在根面，也可以发生在冠根面。这种缺损通常是由磨损、咬合创伤、酸性化学损伤或龋齿引起的。2010年，Pini-Prato提出了在牙龈退缩的情况下牙体缺损的分类。

根据凹陷的程度和深度对缺损进行分类（图2-2）；附加符号：符号"−"表示缺损浅，而符号"+"表示缺损深：

- A类：只累及牙根
- B类：累及冠根，CEJ被破坏（图2-3）

复合树脂充填体

复合树脂充填体也可以存在于牙根上。这些牙颈部修复体可以仅仅在根面，也可以同时涉及冠根。它们通常用于降低牙龈退缩导致的敏感或重建磨损区域。

图2-1 牙体解剖异常常伴随牙龈退缩。

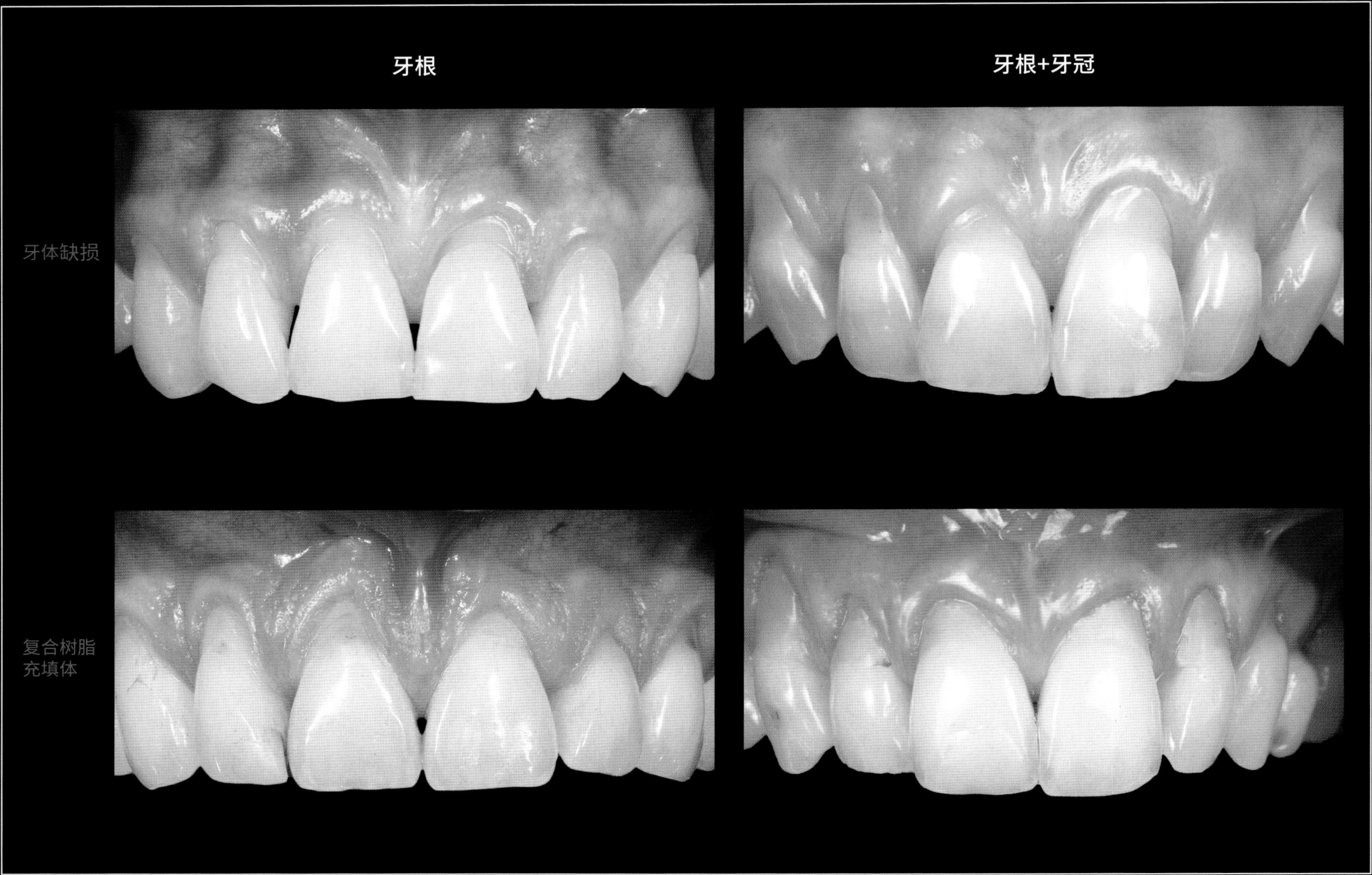

牙根

牙根+牙冠

牙体缺损

复合树脂
充填体

图2-2　牙周退缩伴发的牙体缺损分类（改编自Pini-Prato，2010年）。

	A–类	A+类
牙冠	完整	完整
CEJ	可识别	可识别
牙根	缺损浅	缺损深
占比	46%	14%

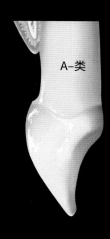 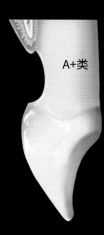 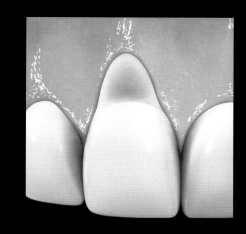

	B–类	B+类
牙冠	缺损浅	缺损深
CEJ	不可识别	不可识别
牙根	缺损浅	缺损深
占比	15%	24%

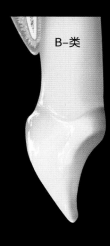 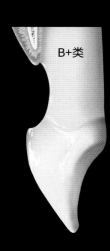 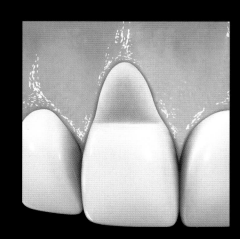

牙体缺损分类如下：

- A类：根面缺损

- B类：冠根面缺损

符号"–"表示缺损浅，而符号"+"表示缺损深。

在研究人群中，39%的牙龈退缩患牙无清晰可识别的CEJ，38%的患者在根部有明显的V形刻痕。

图2-3　CEJ的正面观和侧面观。

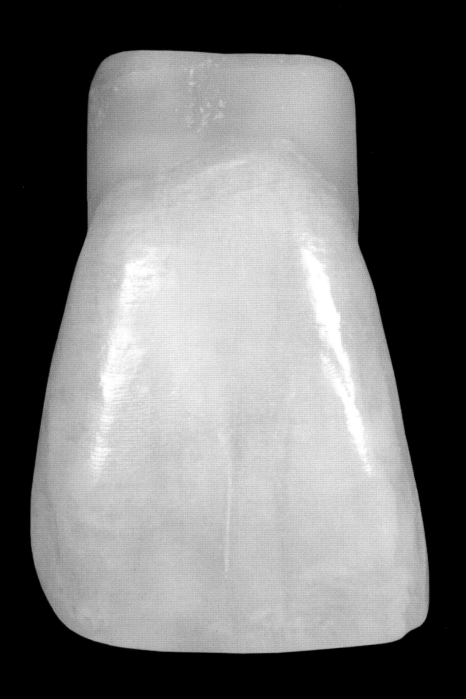

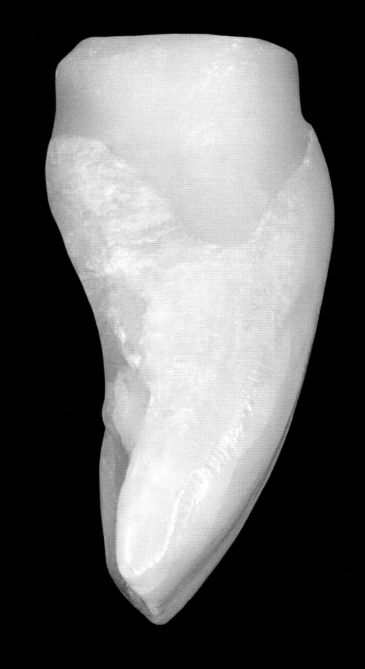

从正面观来看，CEJ的曲线通常是圆形的，但也可以呈其他形状，包括**本案例中**的波浪线形。

从侧面观来看，CEJ的解剖结构显示出轻微的压痕。这个位于牙根上方的冠状区域稳定了靠在牙根上的牙龈。

牙体解剖的术前处理
Presurgical Management of Dental Anatomy

牙体缺损的治疗程序

牙体缺损影响治疗策略（图2-4）。

根面缺损的管理

凹陷的根面缺损不应通过复合树脂或其他修复材料进行补偿。目前可用的材料并不具备充分的生物相容性，它们无法在根面覆盖术后形成生物附着。

如果牙体缺损较浅，手术移植软组织的稳定性不成问题。软组织沿着CEJ自然排列，并在根面覆盖术后的几周内稳定下来。

如果牙体缺损较深，根面覆盖术后根面凹陷处牙龈塌陷的风险很大，可能导致牙龈退缩的复发。在这种情况下，应插入结缔组织移植瓣以充填该空间（图2-5）。如此，在愈合过程中以及随着时间的推移，表面牙龈得到支撑并保持其位置和形状。移植组织瓣的厚度应略大于牙体缺损的厚度，因为必须考虑其在愈合过程中的改建。

冠根面缺损的管理

当冠根面同时发生牙体缺损时，牙冠和CEJ都会发生改变。CEJ是牙冠和牙根之间的过渡区，在边缘龈的定位和解剖结构中起着决定性作用。牙龈严格遵循CEJ的轮廓并略微覆盖它。有缺损的牙冠解剖结构下不可能实现和谐、持久的根面覆盖。因此，必须在术前纠正受影响的牙冠区域（图2-6）。复合树脂通常用于此目的，因为它们具有美观且光滑的表面。牙冠和牙根之间过渡区的复合树脂重建（假性CEJ）要特别关注，因为它的解剖结构和位置对确保根面覆盖至关重要。

由于前面提到的原因，根面缺损不能用复合树脂材料重建。如果冠根面缺损很深，应使用结缔组织移植瓣来补偿根面凹陷，并支撑和稳定表面组织。

图2-4 牙体缺损的管理: 保存齿科和牙周整形手术中的决策树。

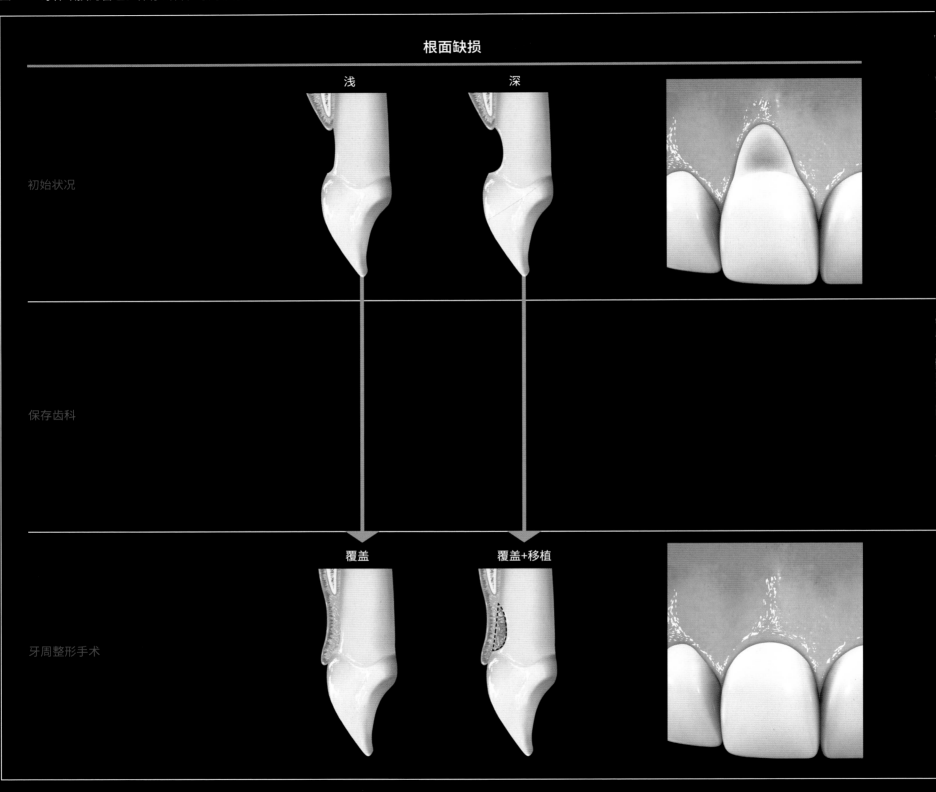

根面缺损

浅　　　　深

初始状况

保存齿科

牙周整形手术

覆盖　　　覆盖+移植

浅　　　　　　深

覆盖　　　　覆盖+移植

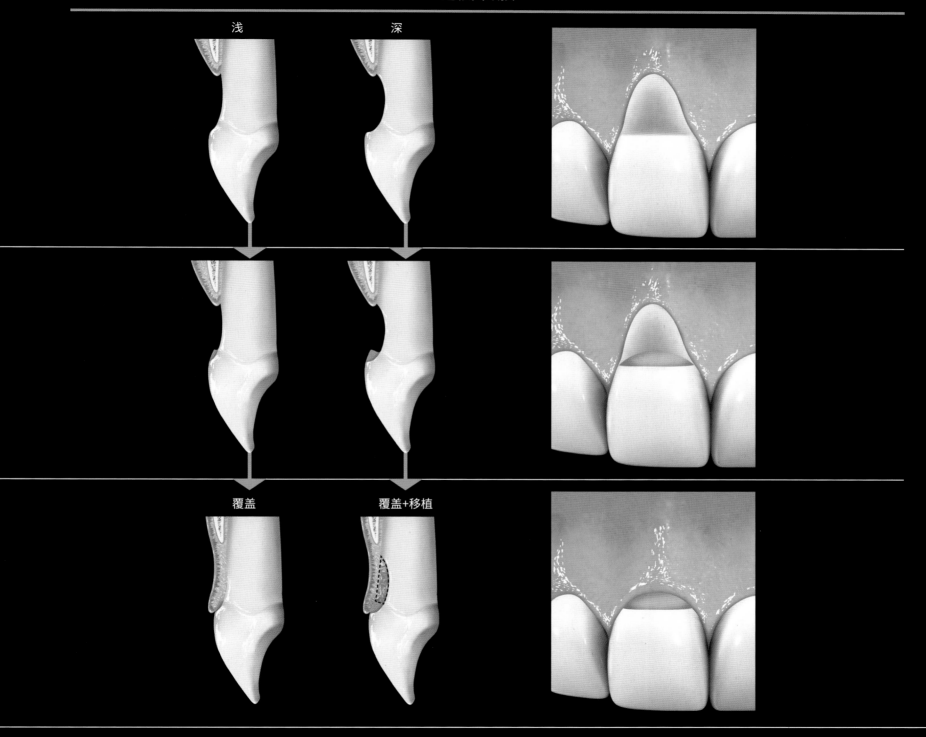

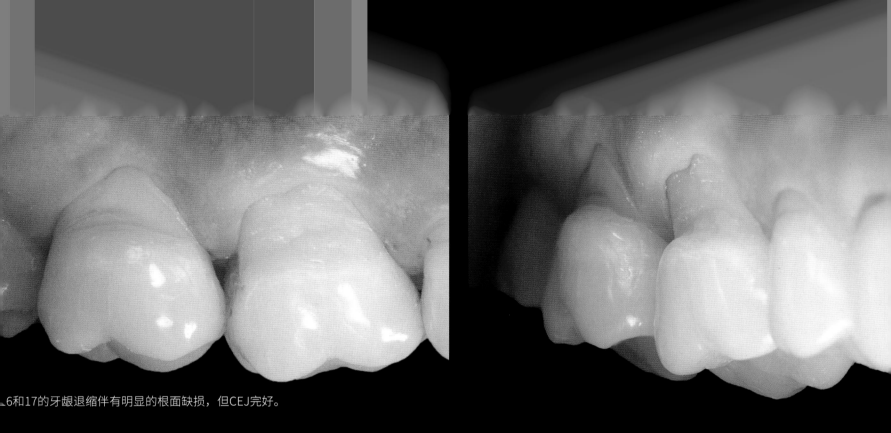

6和17的牙龈退缩伴有明显的根面缺损，但CEJ完好。

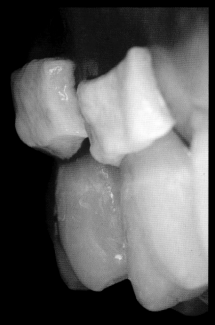

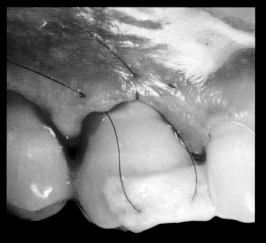

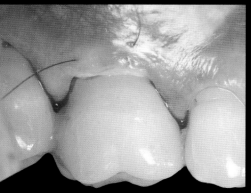

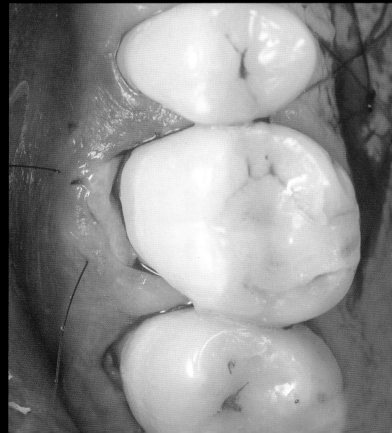

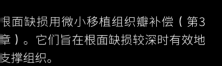
根面缺损用微小移植组织瓣补偿（第3章）。它们旨在根面缺损较深时有效地支撑组织。

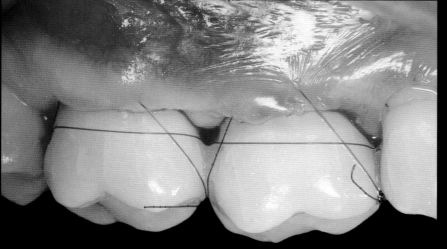

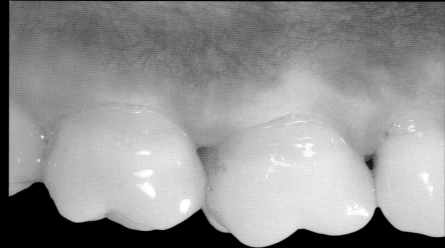

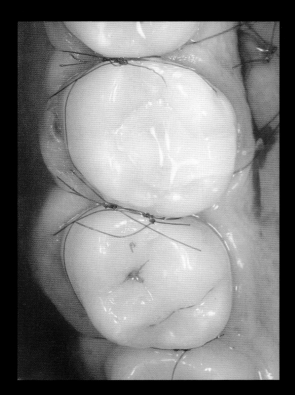

在牙周整形手术结束时，隧道瓣和下方的微小移植组织瓣向冠方移位。

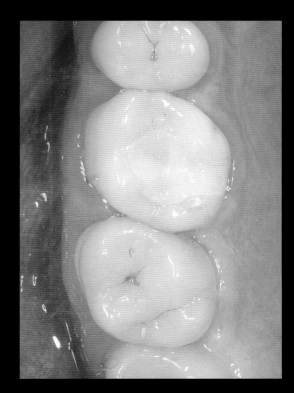

愈合后的状况（＞6个月）。

牙冠颈部的重建：治疗原则和实施

从专业术语角度来看，当牙冠和牙根之间的过渡区保持完整时，被称为CEJ。当过渡区用复合材料树脂重建时，被称为假性CEJ。重建牙冠的颈部解剖结构要确定以下几点：

- 假性CEJ的顶点位置
- 假性CEJ的曲线

根据对侧牙齿的解剖结构，有两种可能的情况。当对侧牙齿完好无损时，完整牙齿的颈部解剖结构可用作重建患牙的参照。当对侧牙齿的颈部解剖结构也有缺损时，就不可能进行镜像观察。确定假性CEJ顶点的准确位置及其曲线的解剖结构要收集线索并对其进行分析。

第一步：定位假性CEJ的顶点

数学分析

从牙齿的宽度，可以确定其理想高度，进而推断顶点的位置。该比例计算使用特定的系数进行（表2-1）。由于这些系数是平均值，所获得的位置不一定与当前的状况完全对应，因此必须使用第二种方法进行调整。

视觉和谐分析

在牙弓中，CEJ顶点相对彼此的排列符合美学标准。例如，在上颌牙列中，侧切牙的龈缘顶点位置通常比尖牙和中切牙龈缘顶点的连线略偏冠方。尖牙、中切牙和侧切牙的顶点也可以在不影响美观的情况下呈对齐状态。这些解剖学概念可以改进调整数学分析获得的结果。

第二步：确定CEJ曲线

要用和谐、对称的曲线连接牙齿两侧仍然可见的CEJ部分；其顶点位置通过第一步中描述的分析方法来估计。

重建步骤如图2-6所示。临床案例显示一名上颌前牙区牙龈退缩的患者。由于涉及尖牙和侧切牙的冠根部磨损，根面平整不可行。牙体组织重建在术前2周进行。为了清楚起见，仅展示了13的重建步骤。

表2-1 上颌牙的平均宽度与高度比率（基于Sterett等的一项研究）

	中切牙	侧切牙	尖牙
男	0.85	0.76	0.77
女	0.86	0.79	0.81

图2-6 牙冠颈部的重建：治疗原则和实施。

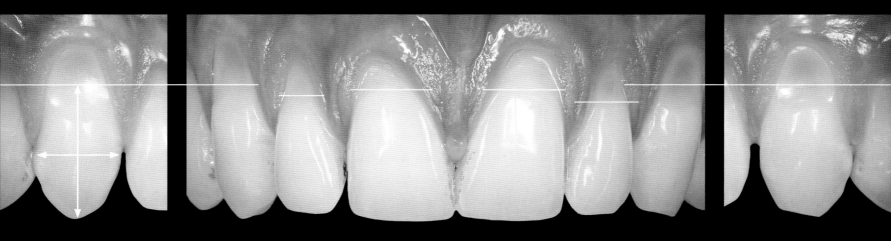

确定CEJ顶点的位置，用于指导冠部的重建。通过牙弓内的视觉和谐分析来改进调整数学分析确定的CEJ顶点位置。

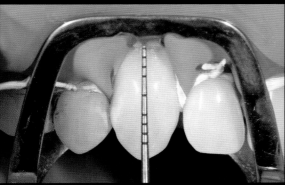

CEJ顶点的定位。

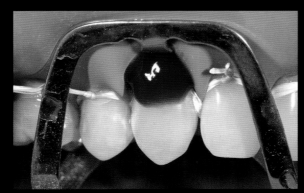

在短暂的氧化铝（27μm）喷砂后，酸蚀粘接区域。

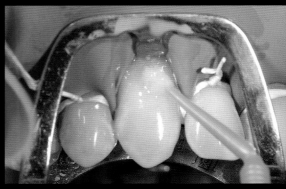

涂布MR3粘接剂（Stabond）。

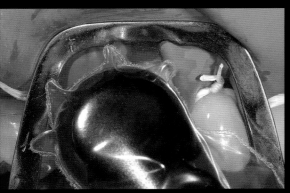

光固化。

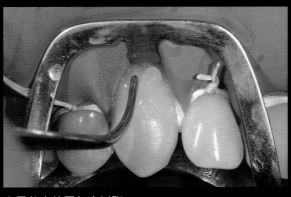

少量分步放置复合树脂。

使用毛刷抛光复合树脂表面。

图2-6（续）

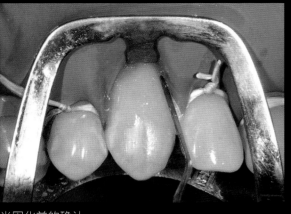

光固化前的确认。

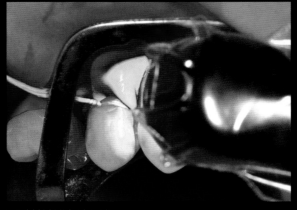

通过甘油进行光固化。

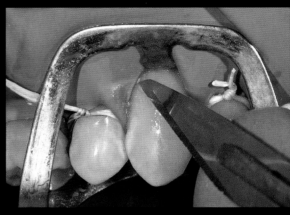

在抛光之前先修整外形，推荐使用11号刀片。

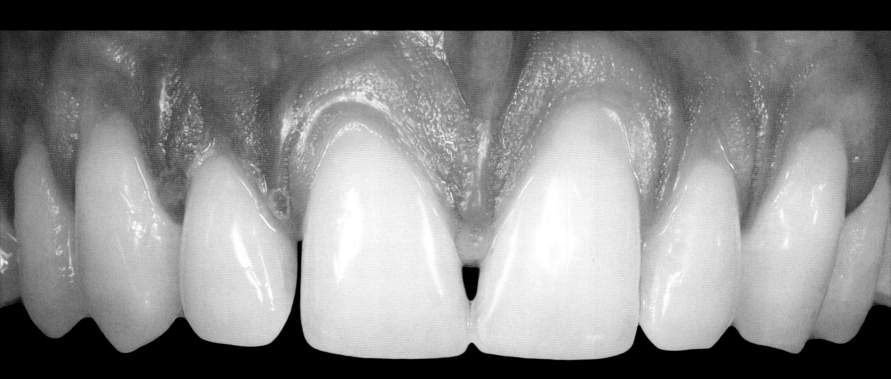

正面观显示尖牙和侧切牙的修复。

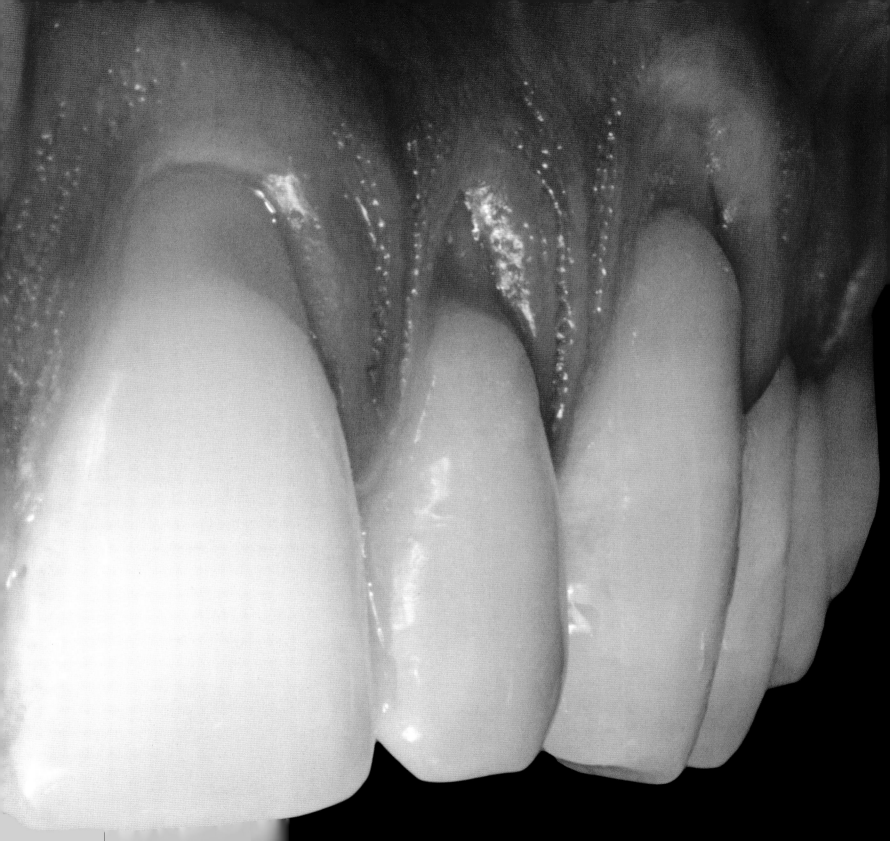

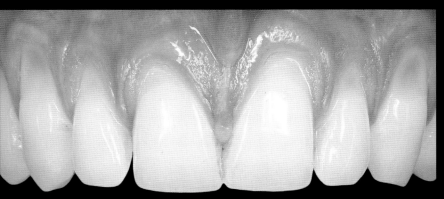

上颌前牙区未修改前的状况。

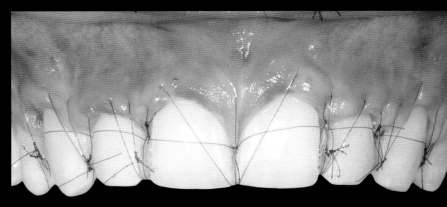

牙周整形手术结束时的状况。根面缺损通过添加完全埋入式微小移植组织瓣来补偿（第3章）。

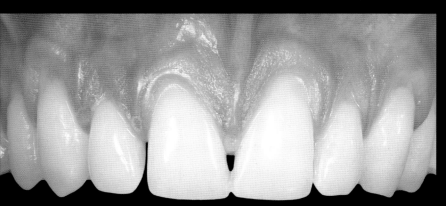

上颌前牙区冠方复使用合树脂充填后的状况。

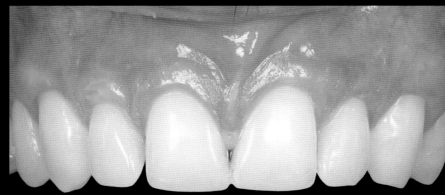

愈合后的状况。

图2-6（续）

牙颈部原有复合树脂充填体的术前处理
Presurgical Management of Preexisting Cervical Composites

根部复合树脂充填体的管理

　　根部的充填体必须被完全去除。然后，用超声器械进行细致的根面处理，以尽可能地去除树脂和残余粘接剂。去除根部充填体可能产生两种不同的情况：

- 缺损不存在或较浅：这种状况对手术实施没有影响
- 缺损较深：在根面覆盖手术期间必须采用移植结缔组织瓣来补偿根面凹陷并支撑移位的牙龈

冠根部复合树脂充填体的管理

　　如果冠根部存在复合树脂充填体，可依据修复材料的质量考虑两种治疗方法：

- 如果原有修复体在美学和密封方面令人满意，则可对其进行修磨，仅保留冠方部分，同时注意创建假性CEJ。去除冠根部复合树脂的根方部分时可能会暴露出较深的缺损。如果是这种情况，可以在手术期间通过移植结缔组织瓣来补偿
- 如果原有的修复体并不令人满意，则将其完全去除并重建冠方部分。深的根面缺损的管理遵循之前描述的方法（图2-7）

图2-7 冠根部复合树脂修复体的管理。

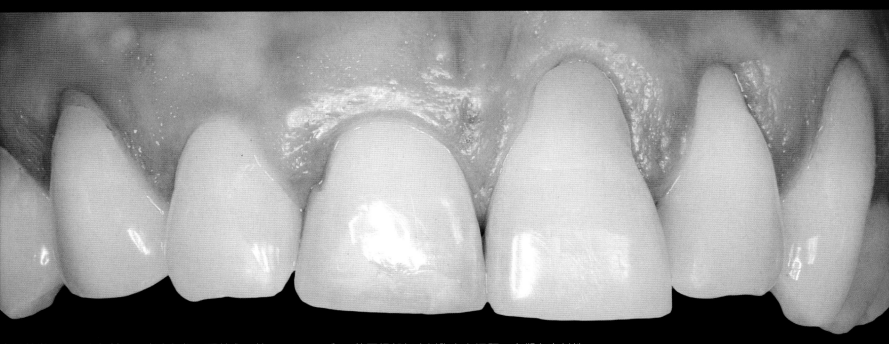

出于美学原因，上颌前牙区考虑行根面覆盖术。然而，21、22和23的冠根部复合树脂存在问题，它们在密封性
和美学方面均不令人满意。

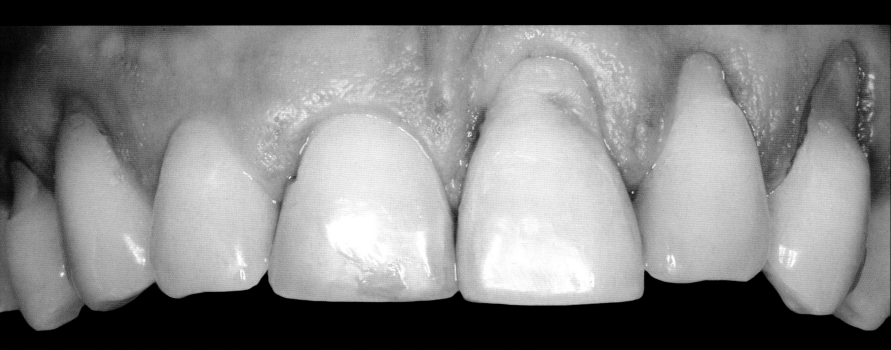

因此，原有复合树脂被完全去除。去除后，根面暴露出深的缺损。此外，21和23的CEJ被改变，而22的CEJ完好
无损。必须完成21和23的复合树脂重新修复，以重建缺损的冠方部分。

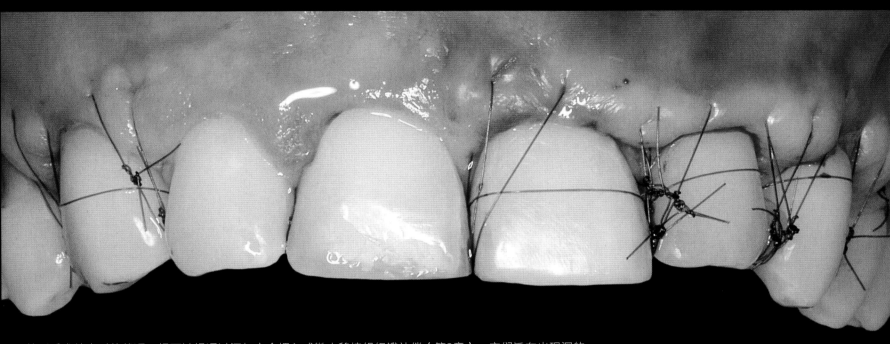

牙周整形手术结束时的状况。根面缺损通过添加完全埋入式微小移植组织瓣补偿（第3章）。它们旨在出现深的
缺损时有效支撑表面组织。

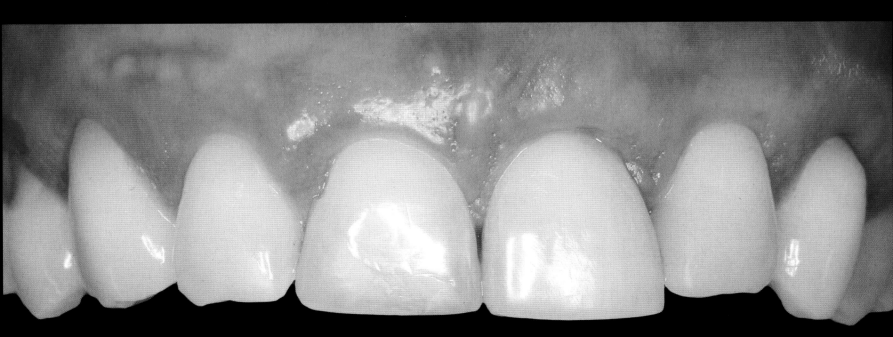

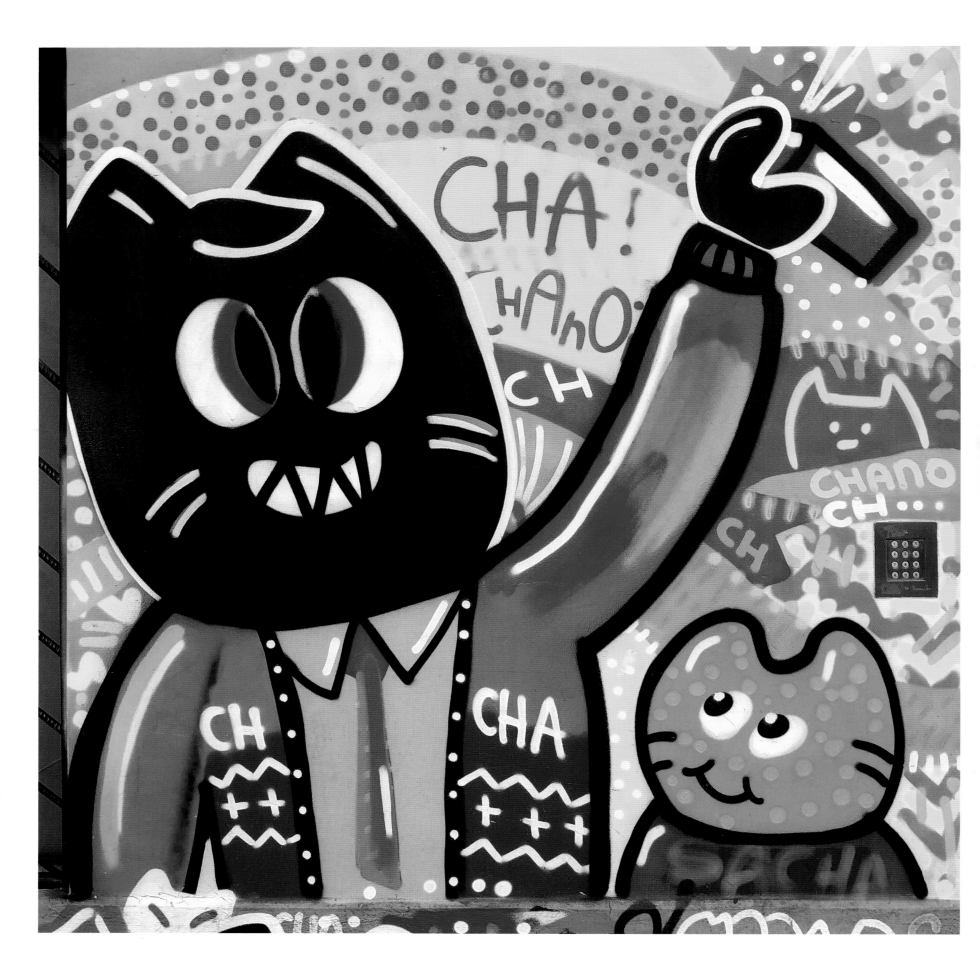

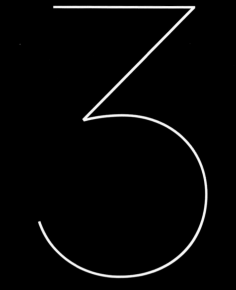

第 3 章

基于隧道瓣的治疗理念
Treatment Concept Based on Tunneling

牙龈退缩的治疗是一个综合治疗过程。在做任何治疗之前，无论是否进行手术，都必须先减少或消除可逆的风险因素。因此，在适当的时候，进行有效的口腔卫生措施宣教、使用抗感染牙周治疗、去除唇舌环、修改不良修复体或调整正畸治疗等都是必不可少的步骤。

非手术治疗

非手术治疗手段非常有限，因为它主要基于涂氟保护漆以及使用复合树脂覆盖暴露的根面，后者通常被称为牙颈部修复体。

应用氟保护漆是牙本质敏感的对症治疗手段，可多次重复使用，但无法彻底缓解疼痛。同时，应用氟保护漆并不能从美学和功能上完美解决问题，因为它无法改变牙龈的解剖结构。

虽然牙颈部修复体消除敏感症状的效果较好，但由于靠近龈沟液，其位置放置要比较精细。牙颈部修复体经常会导致继发龋以及诱发牙龈炎症。此外，从美学和功能角度来看，牙颈部修复体并不是一个令人满意的解决方案。

手术治疗

在过去的40年里，牙周整形手术有了长足的发展。显微外科和微创治疗手段的发展已经显著降低了不良治疗反应的发生率。然而，任何手术治疗，即使是现代的手术方式，仍然比非手术治疗的创伤大。因此，在术前，必须明确治疗获益，认真权衡风险、不良反应和经济因素等。

牙周整形手术通过以下不同的方式改变牙周软组织：改变牙龈附着位置、增加角化组织宽度或增加牙龈厚度等。从绝对意义上讲，它旨在通过恢复牙龈的解剖结构和美学形态以消除牙齿敏感，促进口腔卫生维护和稳定牙周组织。因此，牙周整形手术的潜在适应证非常广泛。

本书中描述的手术概念

牙周整形手术种类繁多，其宗旨均是实现根面覆盖，这在某种程度上是该类术式的"最终目标"，即便不是唯一的治疗目标。隧道瓣技术兼具微创手术和显微外科的特点，明显不同于其他常规术式。熟练掌握隧道瓣技术的医生有可能以非常低的风险获得最佳的美学和功能治疗效果。本书的目标是阐述一个基于隧道瓣技术的原创治疗理念，以用于不同类型牙龈退缩的临床诊疗。

隧道瓣
Tunneled Flap

微创显微外科术式

　　微创手术通过减少切口的数量、长度和可见性来降低手术创伤。在牙周病学领域，微创手术中最具代表性的即为隧道瓣技术。通过沟内切口和适当松解将软组织与牙槽骨分离（图3-1～图3-3）。该操作可使软组织无张力地冠向移动，并可插入结缔组织移植瓣。这种术式源自1985年Raetzke提出的口袋技术，首先由Allen于1994年开创，而后由包括Azzi（2002）和Zuhr（2009）在内的几位专家进行了改良。

　　微创手术（例如隧道瓣技术），由于其操作步骤的精准和特殊精细手术器械的使用，具有典型的显微外科手术的特点。

　　隧道瓣技术在多个方面临床优势明显：减少血管损伤、快速愈合和可重复性好、保护龈乳头、美观效果好及术后反应小等。

手术方案

　　隧道瓣手术要在治疗区域两侧各延伸一个牙位，以确保组织瓣的良好松弛。手术主要包括5个步骤（图3-4）。

1. 根面处理

　　麻醉后，暴露的根面在冲洗下用细超声工作尖去除玷污层，但不进行根面平整。这种机械处理在软组织剥离前进行，以保护龈下的牙骨质和附着的胶原纤维。无须对根面进行其他处理。由于文献对使用酸类、四环素类和乙二胺四乙酸（EDTA）等化学方法进行根面处理的临床效果仍存在争论，因此目前并无明确要求使用。

2. 沟内切口

　　手术始于使用隧道刀在所有涉及牙齿的唇颊侧行沟内切口。

3. 连续口袋瓣的制备

　　隧道瓣是由术区所有累及牙齿的多个口袋瓣连接而成。首先通过沟内切口打开一个通道，并以不同角度使用剥离子松解牙龈黏膜。隧道刀是一种特殊的手术器械，兼具骨膜剥离器和手术刀的特点。它有一个面向深部组织的斜面刃部和一个面向浅层组织的"软区"。不同角度的设计使隧道刀在制备隧道时即使遇到解剖变异，依然可以进行组织松解。

　　在牙龈水平，为保证龈瓣充分松弛，理想情况下应做骨膜上分离。然而，如果牙龈生物型为薄龈型，则应以全厚瓣进行分离直至膜龈联合，从而避免撕裂。

　　在黏膜水平，多做骨膜上分离。通过牙龈刀的旋转运动切割分离肌肉附着。即使使用锋利的刀片，这些操作仍会在组织瓣中产生明显的张力。因此，在这步操作结束后才进行薄弱的龈乳头区域制备。构成隧道瓣的口袋瓣是在每颗牙齿上单独制备的，而后将其在同一平面上连为一体。

4.龈乳头的制备

　　龈乳头的制备方法取决于它们的抗力强度，但在所有情况下龈乳头的制备只涉及唇颊侧。龈乳头的抗力强度可以目测评估。强健的龈乳头宽而厚，垂直高度较小；而脆弱的龈乳头窄而薄，呈细长状。

　　对于抗力强的龈乳头可使用非常锋利的剥离子将其以半厚瓣的形式分离至龈乳头顶部。而脆弱的龈乳头多使用骨膜剥离器将其以全厚瓣的形式进行松解以避免撕裂。骨膜剥离器是一种非斜面器械，可以靠着邻牙将龈乳头的唇颊侧松解，类似微型撬棍的使用。

5.检查隧道瓣的连续性

　　在隧道瓣制备的后期，要使用牙周探针检查隧道瓣是否连续，有无残留的附着限制组织瓣的垂直向运动，以及移植组织瓣是否能顺利插入。经过此项检查后，隧道瓣制备完成。

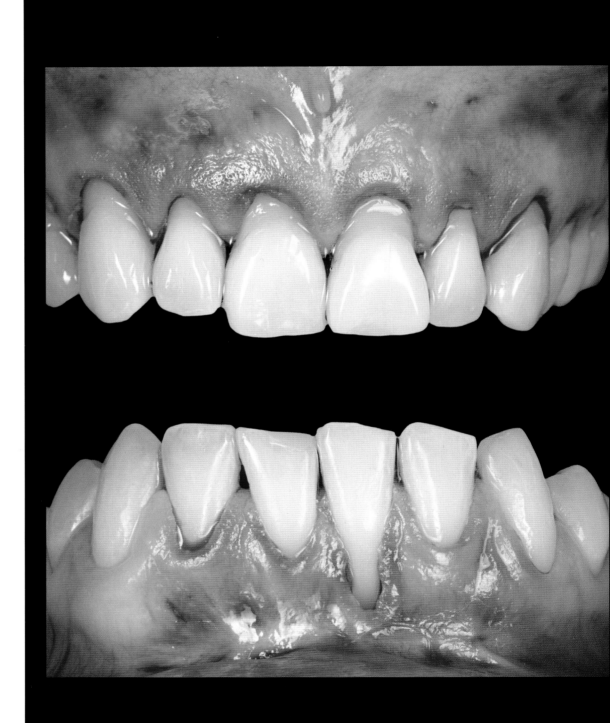

图3-1　上下颌隧道瓣技术示例。通过沟内切口并使用隧道刀和剥离子将牙龈黏膜从牙槽骨分离制备隧道。

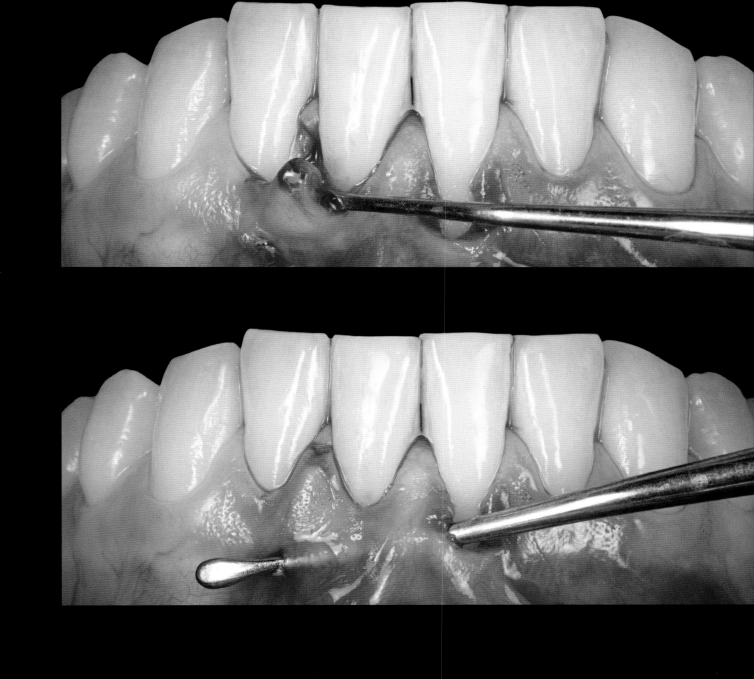

隧道瓣的临床操作存在技术难度，这些示例即为常见的并发症，包括龈乳头撕裂和隧道瓣穿孔。

图3-3　**上下颌隧道瓣技术示例。**

隧道瓣是一种用于将牙龈黏膜从牙槽骨分离的微创外科手术。首选半厚瓣分离，从龈乳头顶部延伸超过膜龈联合。然而，根据角化组织的厚度和抗力，有时也应选择全厚瓣分离。从实用的角度来看，隧道瓣是由术区所有累及牙齿的多个口袋瓣连接而成。

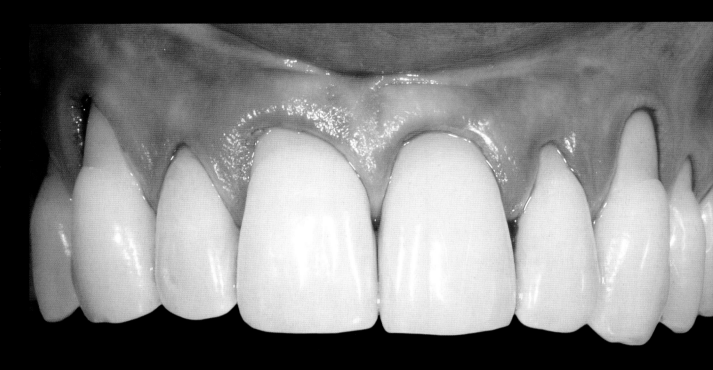

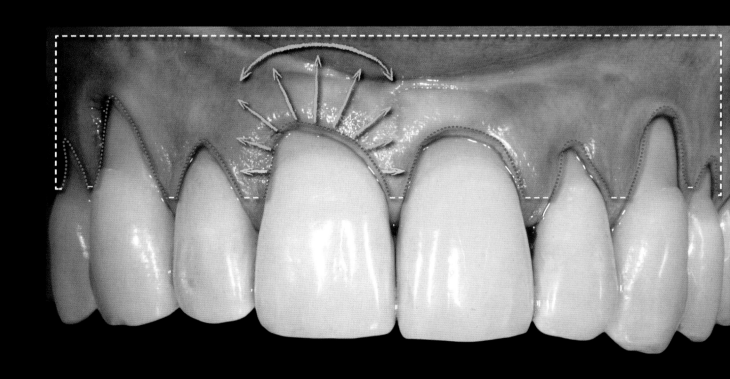

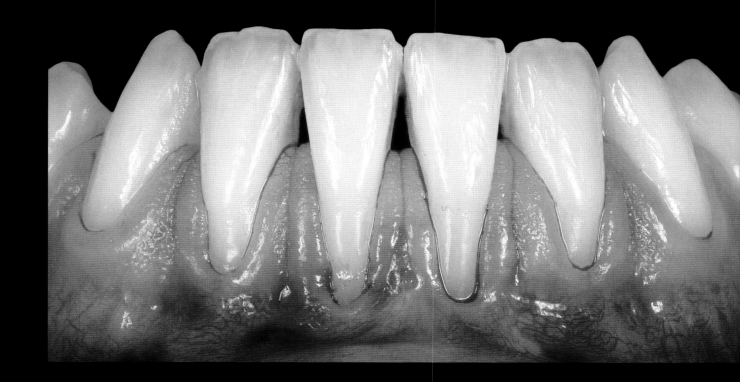

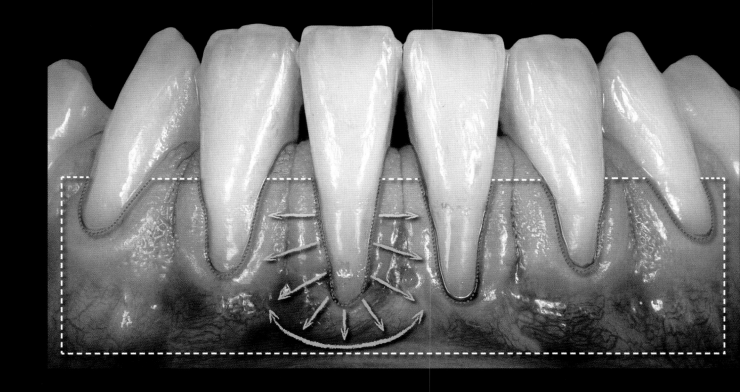

隧道瓣制备区域限制在白色虚线标记范围内。所有沟内切口应在手术开始时先行操作，由红色虚线表示。然后，使用轴向剥离子（蓝色箭头）和牙龈刀（橙色箭头）的旋转分别制备每个口袋瓣。当所有的口袋瓣连接后，龈乳头区域依据抗力大小使用剥离子或骨膜剥离器（黄色箭头）进行分离。

图3-4 隧道瓣手术步骤的示例。

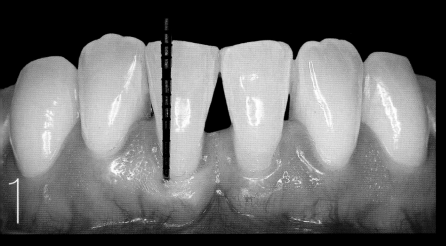

根面处理。

麻醉后，暴露的根面在冲洗下用细超声工作尖去除玷污层，然后用牙周探针评估牙龈厚度，以确定用于沟内切口剥离子的类型和尺寸。

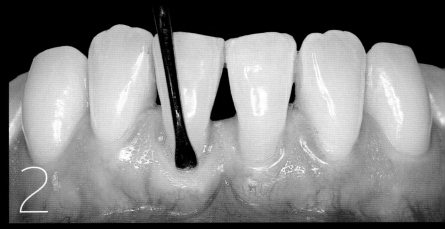

沟内切口。

手术始于使用隧道刀在所有涉及牙齿的唇颊侧行沟内切口。隧道刀兼具骨膜剥离器和手术刀的特点，它有一个面向深部组织的斜面刃部和一个面向浅层组织的"软区"。

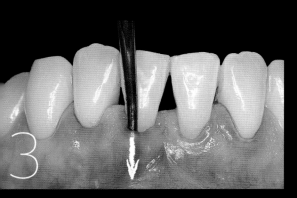

连续口袋瓣的制备。

从概念上讲，隧道瓣是由术区所有累及牙齿的多个口袋瓣连接而成。因此，对隧道瓣的描述应从这些

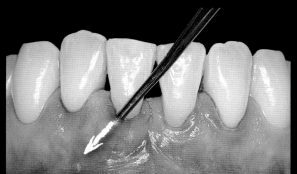

以沟内切口为入路，进入上皮下水平。使用剥离子分离每颗累及牙齿的牙龈黏膜，剥离子以线性方式小心地向根向推进，重复这一动作直至形成口袋瓣。这组照片显示这一过程从3个方向完成。

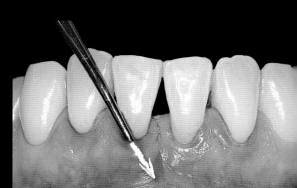

在牙龈水平，为保证龈瓣充分松弛，理想情况下应做骨膜上分离。然而，如果牙龈生物型为薄龈型，则应以全厚瓣进行分离直至膜龈联合，从而避免撕裂。在黏膜水平，多做骨膜上分离。

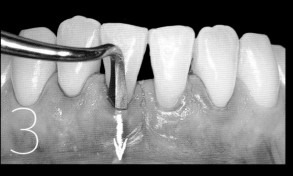
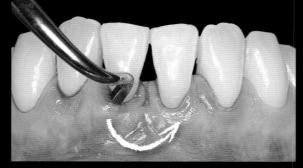
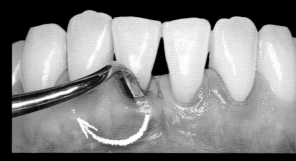

而后利用牙龈刀的旋转运动切割分离肌肉附着。确保所有分离的口袋瓣连接在同一平面上。这组照片显示牙龈刀深入口袋瓣中，然后进行旋转运动。即使使用锋利的刀片，这些操作仍会在组织瓣中产生明显的张力。因此，在这步操作结束后才进行薄弱的龈乳头区域制备。

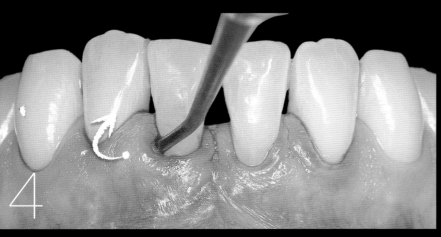
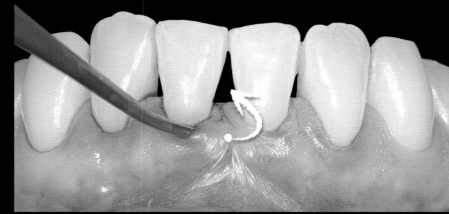

龈乳头的制备。

龈乳头的制备方法取决于它们的抗力强度，但在所有情况下龈乳头的制备只涉及唇颊侧。龈乳头的抗力强度可以目测评估。强健的龈乳头宽而厚，垂直高度较小；而脆弱的龈乳头窄而薄，呈细长状。对于抗力强的龈乳头可使用非常锋利的剥离子将其以半厚瓣的形式分离至龈乳头顶部。而脆弱的龈乳头多使用骨膜剥离器将其以全厚瓣的形式进行松解以避免撕裂。骨膜剥离器是一种非斜面器械，可以靠着邻牙将龈乳头的唇颊侧松解。

图3-4（续）

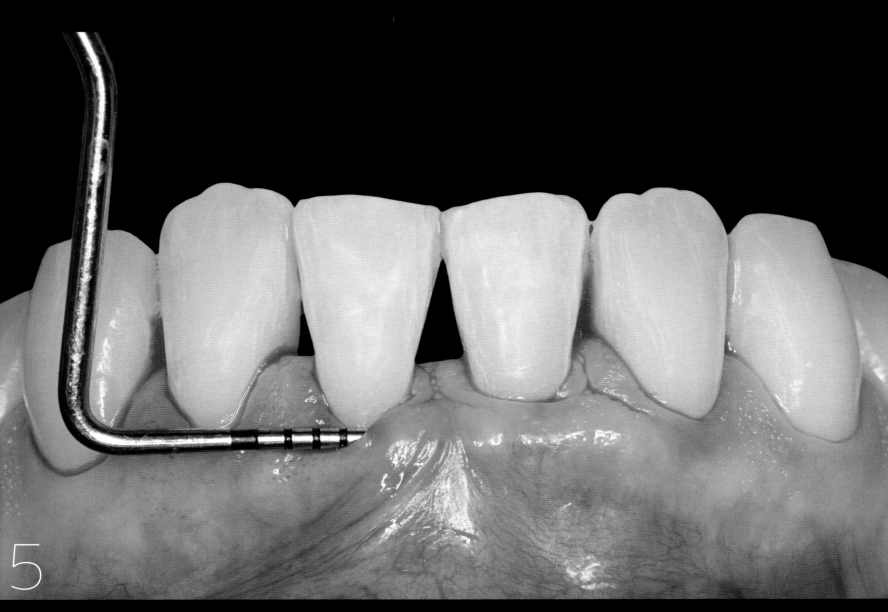

5

检查隧道瓣的连续性。

使用牙周探针检查隧道瓣是否连续，有无残留的附着限制组织瓣的垂直向运动，以及移植组织瓣是否能顺利插入。经过此项检查后，隧道瓣制备完成。

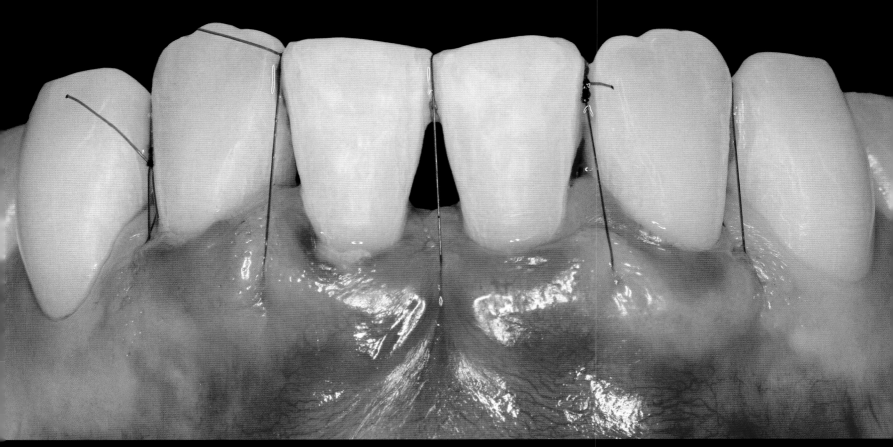

手术步骤完成时的状况。在这个临床案例中，隧道瓣技术用于正畸治疗前的牙龈移植。在41上可以看到一小块实际从42延伸到32的移植组织瓣。

治疗理念
Treatment Concept

概述

在科学文献中，隧道瓣通常被描述为一种允许插入并完全埋入大块移植结缔组织瓣的术式。本书中提出的治疗理念在于使用隧道瓣进行多种不同术式的操作（图3-5）。隧道瓣作为一种外科术式，可依据定义、生物学行为、临床效果和适应证的不同分为4种截然不同的术式：

- 暴露式移植组织瓣（图3-6和图3-7）
- 埋入式常规移植组织瓣（图3-8）

- 埋入式微小移植组织瓣（图3-9）
- 复位瓣（图3-10）

除上述4种术式外，我们还必须增加一种复合术式（图3-11），它将上述几种术式组合在一个手术中。这些复合术式因为基于隧道瓣的核心理念，在临床上都具有良好的可行性。

因为具有微创显微外科手术的优势，隧道瓣的治疗理念在临床上具有非常广泛的应用前景。

移植结缔组织瓣

埋入式移植组织瓣

常规移植组织瓣　　微小移植组织瓣　　暴露式移植组织瓣

复位瓣

复合术式

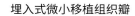

移植结缔组织瓣　　　　　　　　　　　　　　　复位瓣

埋入式常规移植组织瓣　　埋入式微小移植组织瓣　　暴露式移植组织瓣

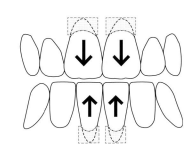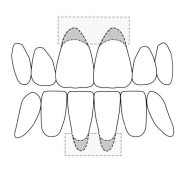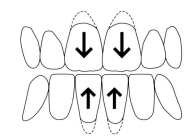

复合术式

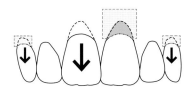

图3-5　基于隧道瓣的治疗理念。

暴露式移植组织瓣

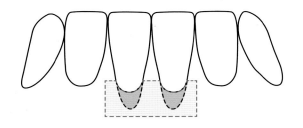

移植组织瓣的暴露

在这个治疗理念中，移植的结缔组织瓣被故意暴露在牙龈退缩的整个高度上。由于黏膜比牙龈更松弛，因此移植组织瓣具有自然向下滑动的趋势。缝合固定用来在愈合过程中保持移植组织瓣的既定暴露。

移植组织瓣的营养

由于根面无血管结构，因此移植组织瓣的暴露部分最初是通过埋入部分获取营养支持。移植组织瓣与受床的毛细血管初次吻合直至术后第3天才会发生。在此期间，移植组织瓣由血浆循环供给营养。这种扩散现象允许营养物质沿浓度梯度在原有自体组织和移植组织之间移动。移植组织瓣（及其暴露部分）的存活取决于这些生物学现象。尽管非常少见，但部分或全部移植组织瓣的暴露部分有可能发生坏死。

愈合类型和角化组织的生成

术后前3周内，暴露的移植组织瓣表面可实现二期愈合，从而形成牙龈。角化组织宽度与暴露的移植组织瓣高度直接相关。由于移植结缔组织瓣不会影响在其表面形成的角化组织的质地或颜色，因此重建组织的美学整合效果通常较好。

根面覆盖和膜龈联合的移位

根面覆盖完全来自新生组织。没有原有自体组织的冠向复位。因此，膜龈联合（MGJ）仍保持在原位，前庭沟的深度不会因手术而减少。

牙龈生物型的变化

鉴于该术式基于添加了移植结缔组织瓣，逻辑上手术区域的牙龈生物型术后会增厚。

B3-6 采用暴露式移植组织瓣治疗的临床案例。

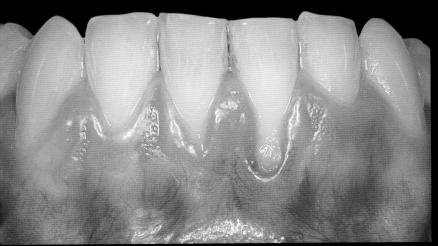

初始状况：41和31分别为Ⅰ类和Ⅱ类牙龈退缩。

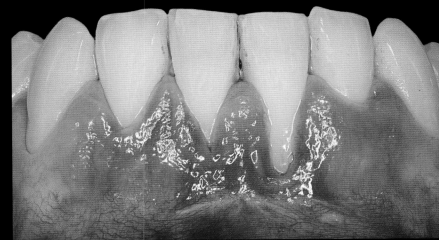

使用超声器械进行根面处理后，在切牙区域制备隧道瓣。

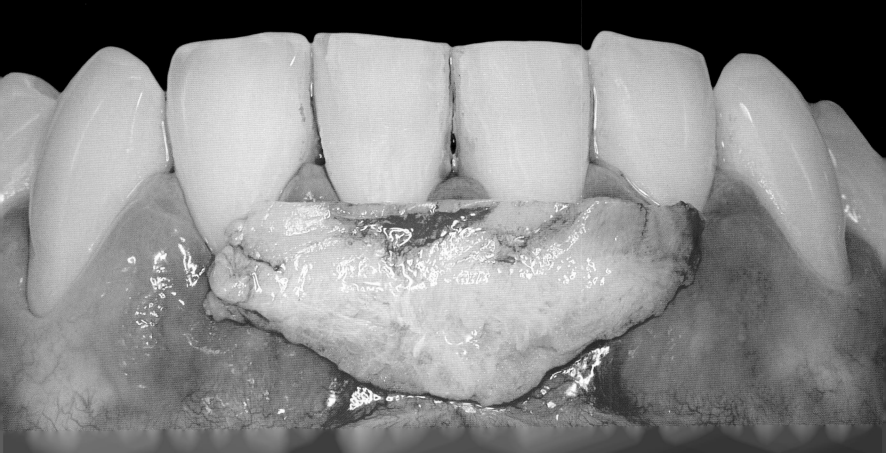

图3-6（续）

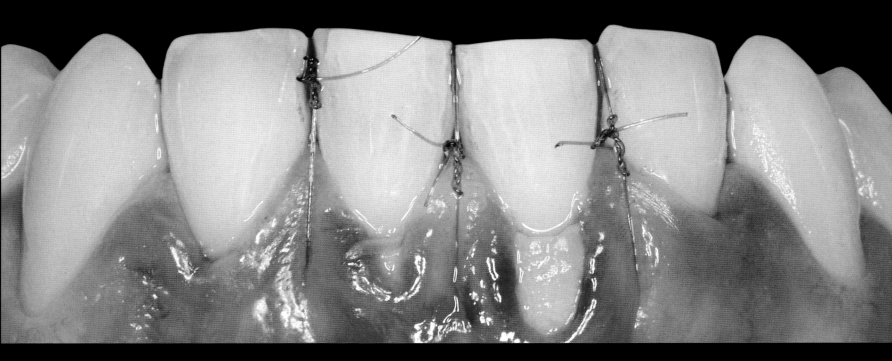

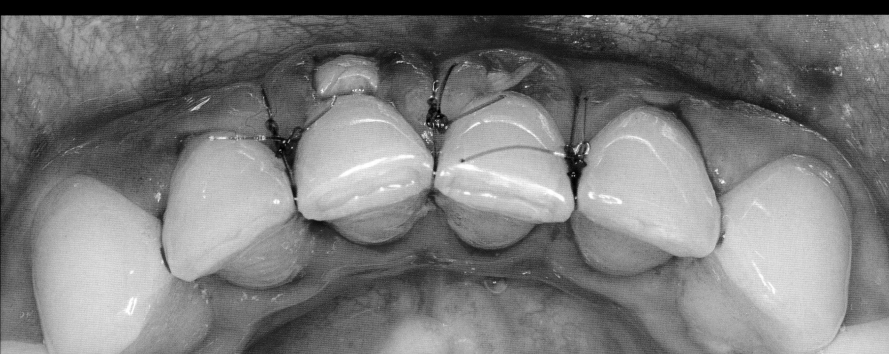

正面观和咬合面观显示移植组织瓣暴露且膜龈联合无移位。在退缩最严重的区域，移植组织瓣被插入隧道内，并通过借助牙间接触点的缝合进行固定。移植组织瓣的暴露范围由固定缝线精确调控。原有自体组织没有冠向复位。

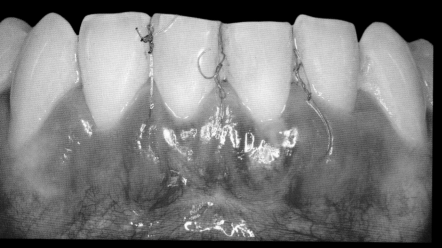

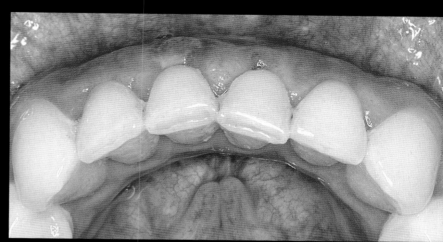

术后1周准备拆除缝线，正面观和咬合面观显示移植组织瓣的暴露部分逐渐被埋入部分再血管化。

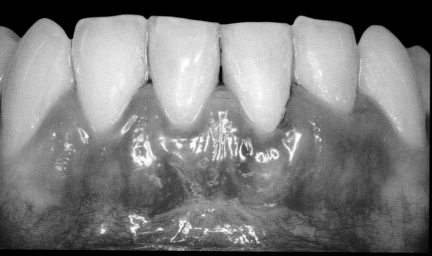

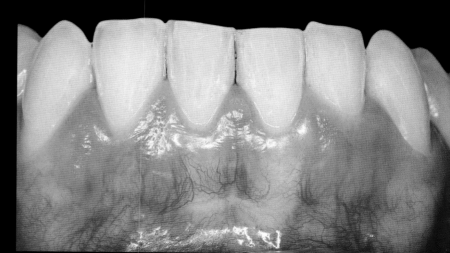

术后2周的愈合状况。移植结缔组织瓣暴露部分的表面正在进行二期愈合。

术后1个月的愈合状况，二期愈合已完成。

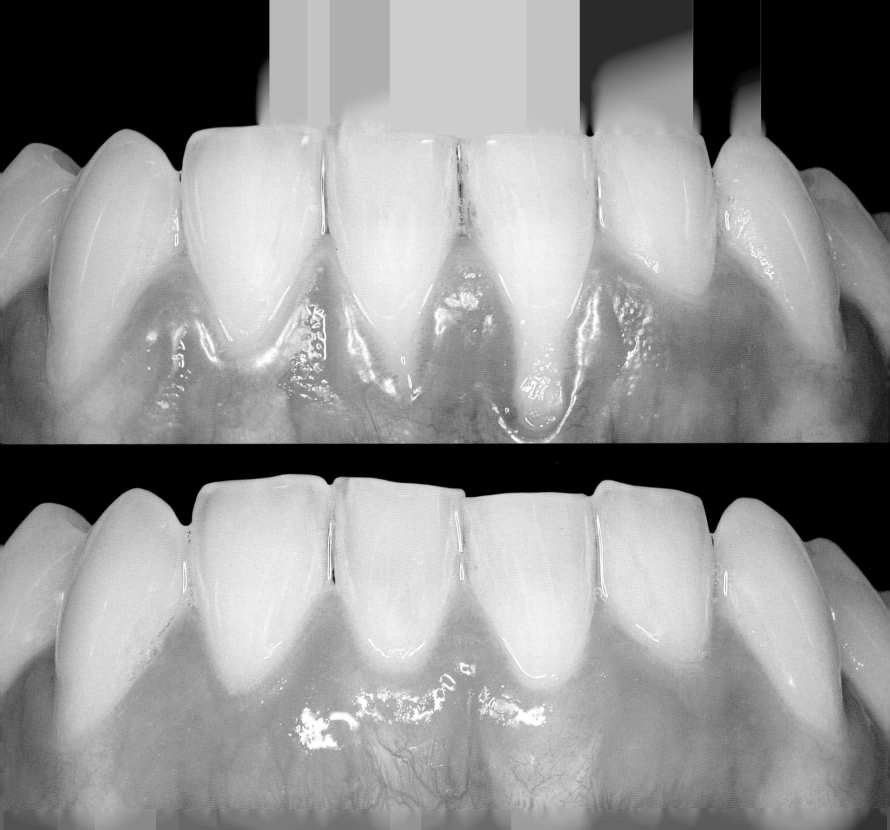

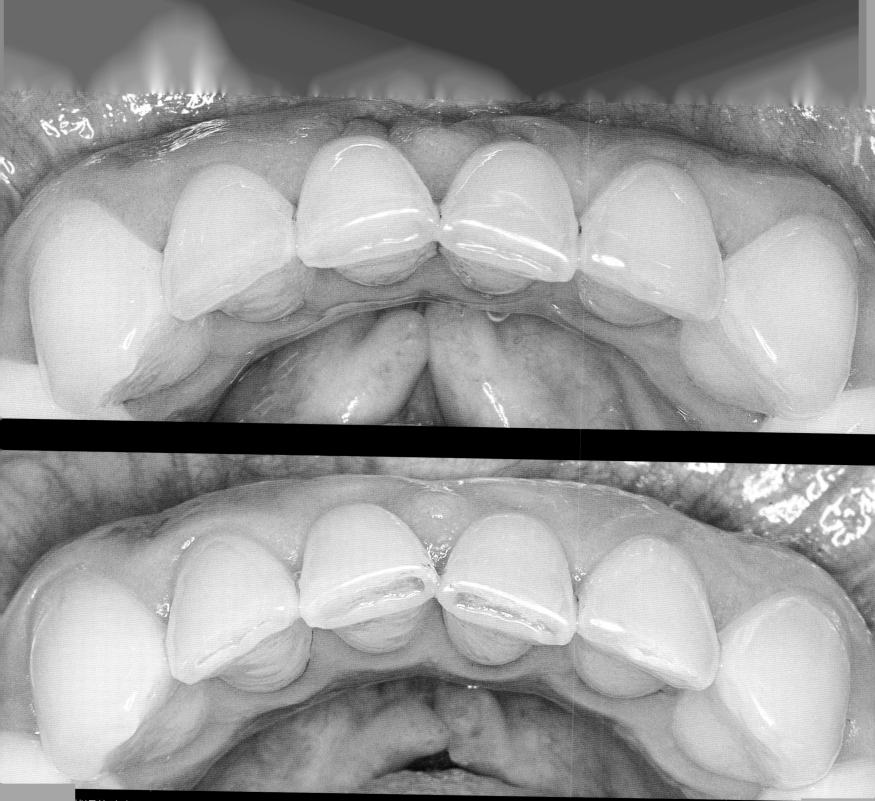

状况的咬合面观

个临床案例说明移植组织瓣的血供不仅来源于根方，还来源于侧方。事实上，这块移植组织瓣尽管高度较低（几乎未超过牙龈退缩的高度），但已完全重新血管化。

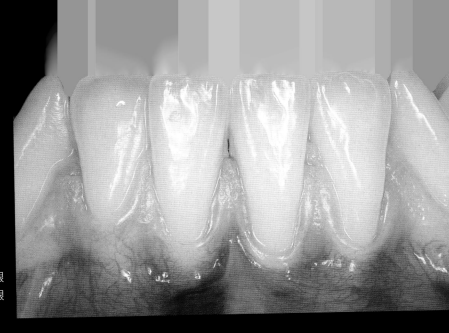

初始状况：41出现Ⅰ类牙龈退缩，31和32出现Ⅱ类牙龈退缩。

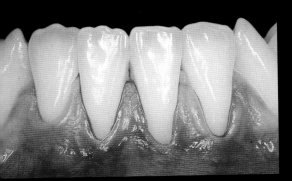

准备从42至33的隧道瓣。

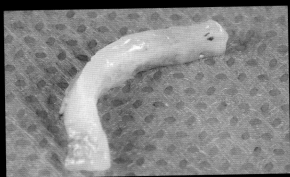

移植组织瓣的切取。

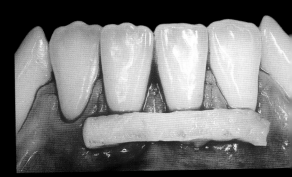

移植组织瓣的高度几乎未超过牙龈退缩的高度。

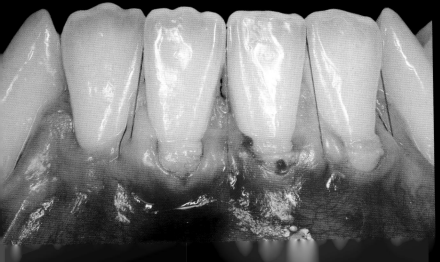

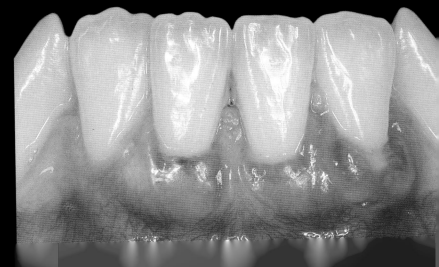

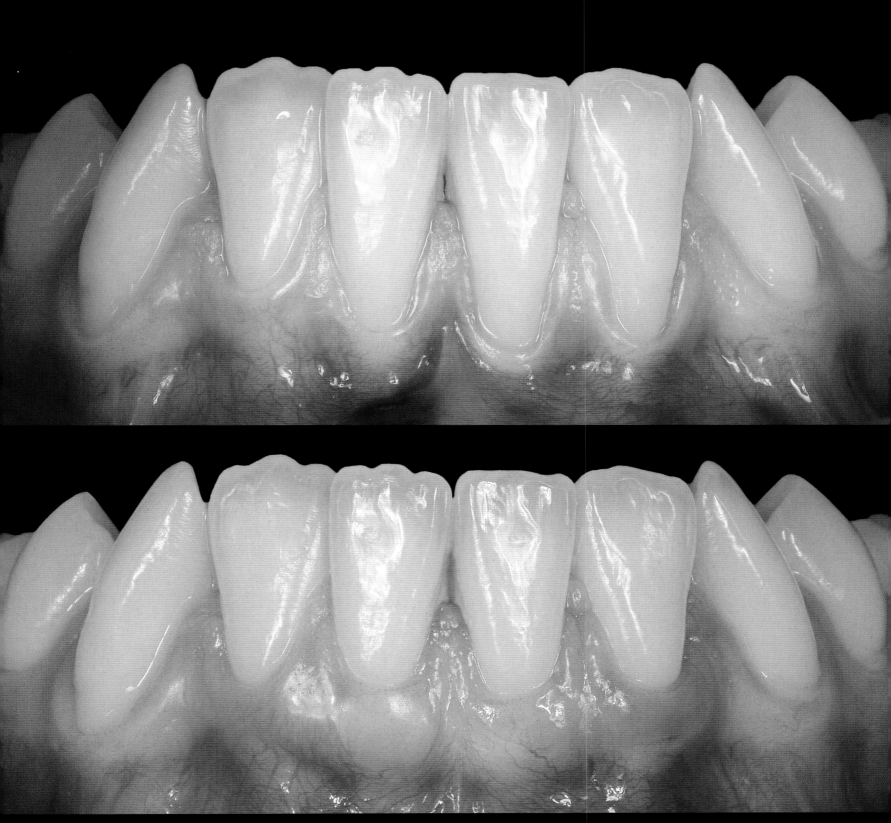

对比术前、术后状况的正面观（＞1年）。

埋入式常规移植组织瓣

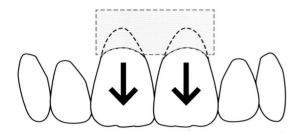

移植组织瓣的暴露

在这个治疗理念中，移植的结缔组织瓣完全埋入在隧道瓣中。移植组织瓣具有滑入黏膜区域的自然趋势，因为牙龈区域组织具有更大的阻力。通过固定隧道瓣及其下方的移植组织瓣，缝线可以使移植组织瓣的冠缘与龈缘保持一致，避免了移植组织瓣的暴露或埋入太深。

移植组织瓣的营养

移植组织瓣与受床的毛细血管初次吻合直至术后第3天才会发生。在此期间，移植组织瓣由血浆循环供给营养。考虑到移植组织瓣完全埋入隧道瓣这种极其有利的愈合环境，该术式中移植组织瓣的存活较为确定。

愈合类型和角化组织的生成

由于移植组织瓣根本没有暴露，手术部位可实现一期愈合。因此，不会生成新的角化组织，也不会增加角化龈宽度。

根面覆盖和膜龈联合的移位

根面覆盖完全是通过原有自体组织和下方移植组织瓣的冠向复位来实现的。这导致膜龈联合的冠向移位和前庭沟深度的减少，变化幅度等于恢复的牙龈退缩的高度。

牙龈生物型的变化

植入移植结缔组织瓣可以增加牙龈生物型的厚度。这种广泛性增厚不仅涉及退缩区域的牙龈，也包括邻面区域的牙龈。

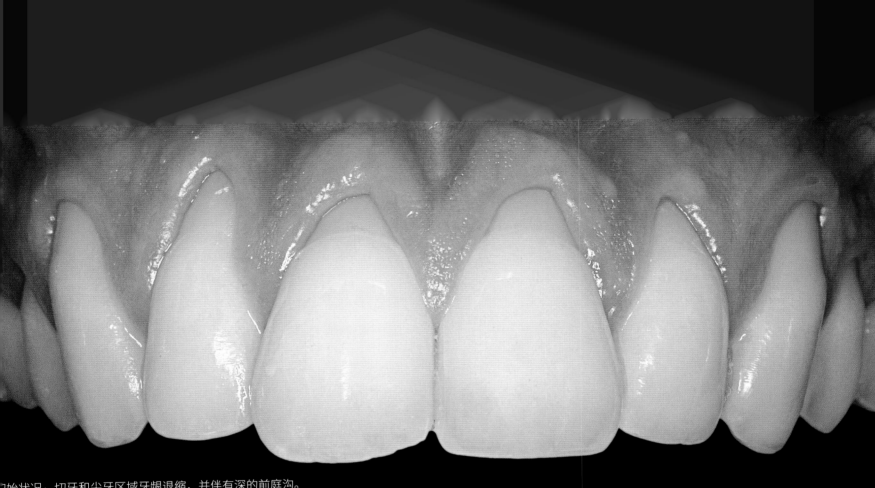

初始状况：切牙和尖牙区域牙龈退缩，并伴有深的前庭沟。

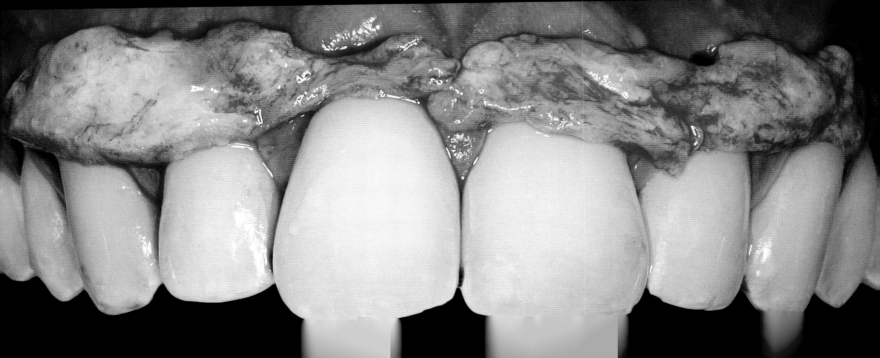

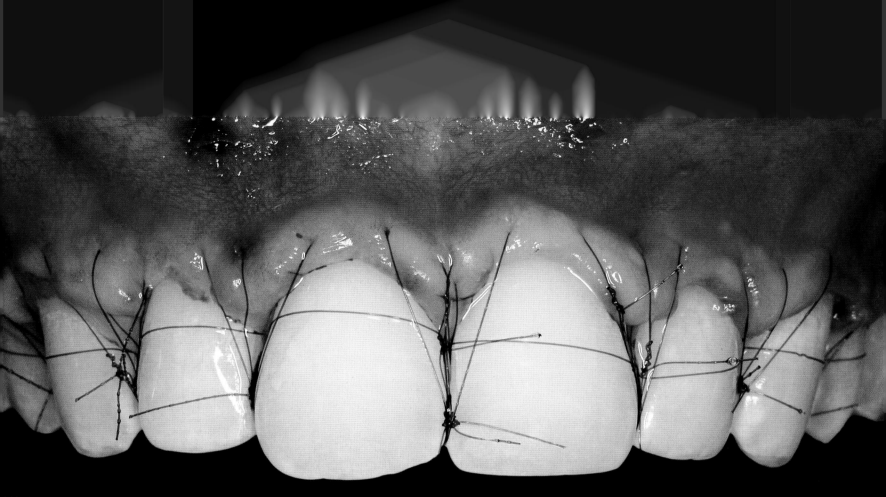

移植结缔组织瓣固定在隧道瓣内，与龈缘保持一致，注意不要暴露移植组织瓣。原有自体组织、下方的移植组织瓣通过腰带和背带缝合方法进行复位及固定（第4章）。

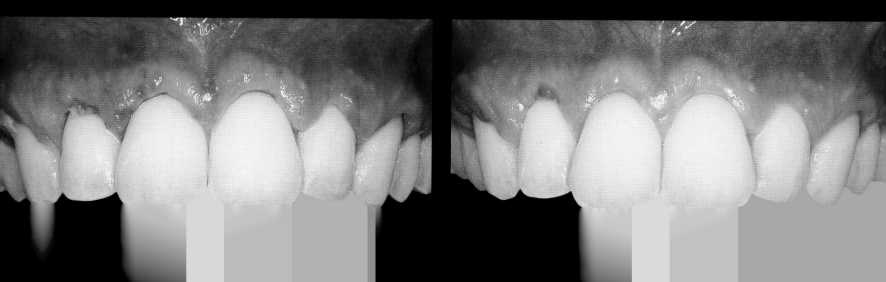

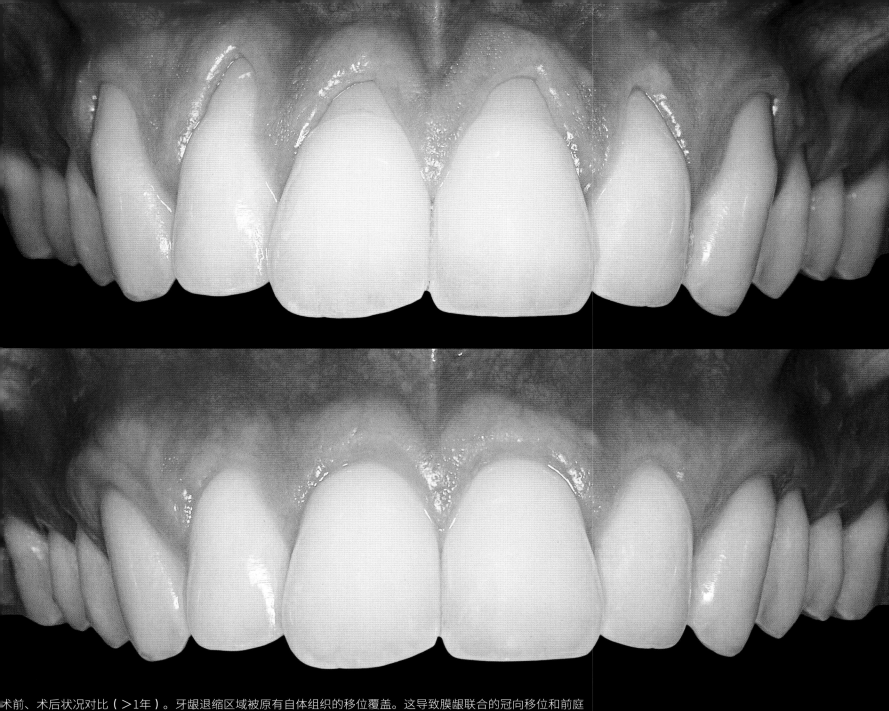

术前、术后状况对比（＞1年）。牙龈退缩区域被原有自体组织的移位覆盖。这导致膜龈联合的冠向移位和前庭沟深度的轻微减少，后者的变化一般难以发现。由于这种术式的特点，其愈合多为一期愈合，一般不会诱导角化组织的新生，但牙龈生物型由于移植结缔组织瓣的使用而增厚。

埋入式微小移植组织瓣

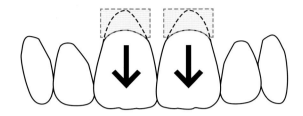

埋入式微小移植组织瓣是之前描述的埋入式常规移植组织瓣的改良术式。使用非常小的移植组织瓣的优点是多方面的。可以实现小范围区域内牙龈生物型的厚度增加。例如，允许在不增厚整体牙龈生物型的情况下补偿局部的根面缺损。它还可以增厚患牙的牙龈生物型，而不会增厚与其相邻的龈乳头唇侧区域。微小移植组织瓣的使用也减少了供区的范围，可以使用上颌结节作为供区以减少腭部的创伤，这种移植组织瓣切取方式的术后风险非常小。

微小移植组织瓣的暴露

在这个治疗理念中，微小移植结缔组织瓣要完全埋入在隧道瓣中。

微小移植组织瓣的营养

微小移植组织瓣与受床的毛细血管初次吻合直至术后第3天才会发生。在此期间，移植组织瓣由血浆循环供给营养。当完全埋入时，如此小的移植组织瓣的血运重建不是问题，但暴露在外时就变得不可预测。因此，这种类型的移植组织瓣要求完全埋入使用。

愈合类型和角化组织的生成

由于微小移植组织瓣根本没有暴露，手术部位可实现一期愈合。因此，不会生成新的角化组织，也不会增加角化龈宽度。

根面覆盖和膜龈联合的移位

根面覆盖完全是通过原有自体组织和下方微小移植组织瓣的冠向复位来实现的。这导致膜龈联合的冠向移位和前庭沟深度的减少，变化幅度等于恢复的牙龈退缩的高度。

牙龈生物型的变化

微小移植组织瓣不会增加整体牙龈生物型的厚度，增厚常局限于小范围区域。

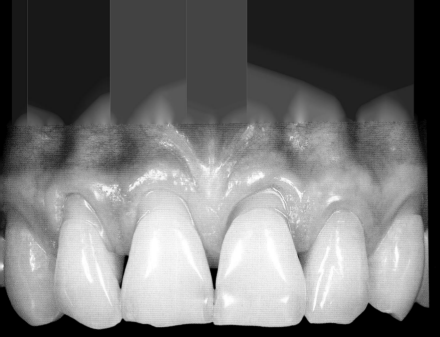

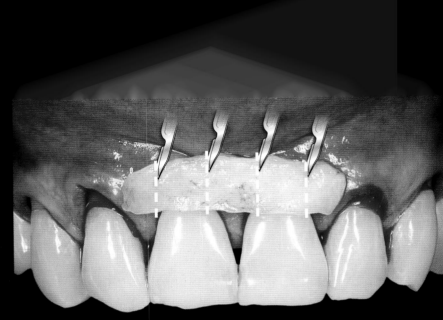

在厚龈生物型和深前庭沟的情况下，出现多个牙位的Ⅰ类牙龈退缩。13、12、□、21和23存在明显的根面缺损，应在手术过程中对其进行补偿。釉牙骨质界可□楚识别。

制备从14至24的隧道瓣后，从腭侧切取的移植组织瓣通常仅够2个牙位牙龈退缩的治疗。但是，将这种常规移植组织瓣切成5块微小移植组织瓣，就可以用于治疗5个牙位的根面缺损。

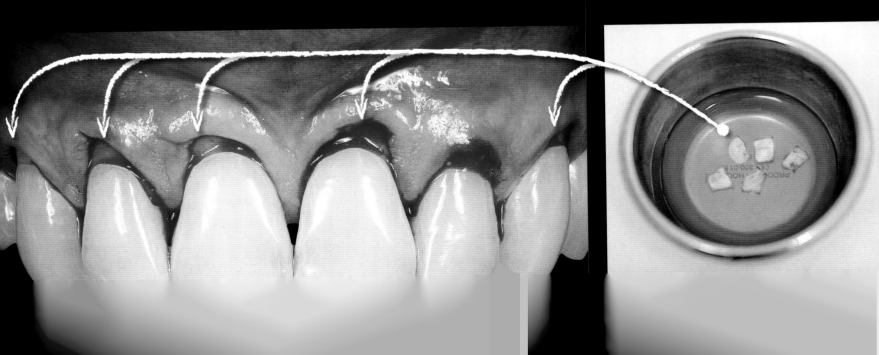

图3-9（续）

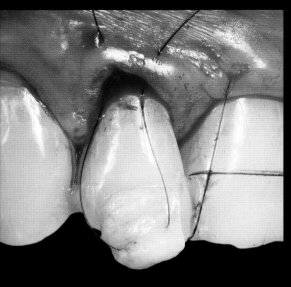
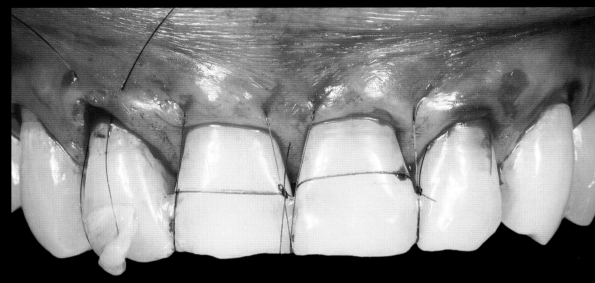

微小移植组织瓣的埋入和原有自体组织的复位。用于引导微小移植组织瓣埋入的缝线在微小移植组织瓣顺利埋入后，可立即转化用于微小移植组织瓣垂直向复位。

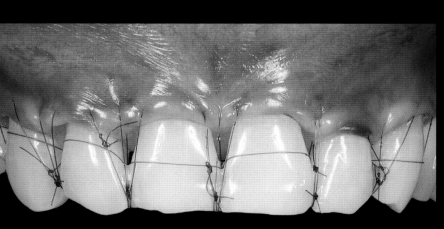
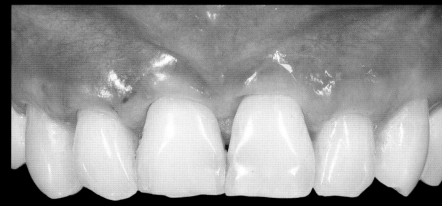

所有的改良腰带和背带缝合完成后的状况（第4章）。　　　　　　　　　　　术后1周拆除缝线时的愈合状况。达到了一期愈合。

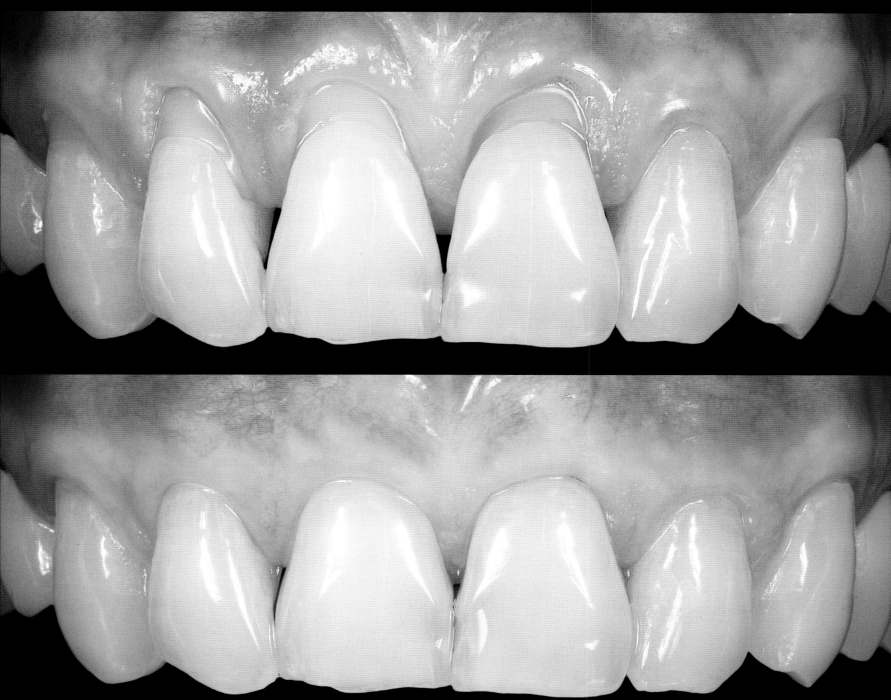

术前、术后状况对比（＞1年）。牙龈退缩区域被原有自体组织的复位覆盖，这导致膜龈联合的冠向移位和前庭沟深度的轻微减少，后者的变化一般难以发现。这种术式主要为一期愈合，并不诱导角化组织的新生。牙龈生物型仅在埋入微小移植组织瓣的根面缺损处局部增厚。

复位瓣

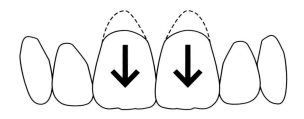

该术式不是移植手术，而是如其名所述的组织瓣复位手术，不涉及组织瓣移植，而只是将原有自体组织瓣进行复位以达到和谐的外观。

愈合类型和角化组织的生成

手术部位可实现一期愈合。因此，不会生成新生组织，也不会增加角化龈宽度。

根面覆盖和膜龈联合的移位

根面覆盖完全是通过原有自体组织的冠向复位来实现的。这导致膜龈联合的冠向移位和前庭沟深度的减少，变化幅度等于恢复的牙龈退缩的高度。

牙龈生物型的变化

鉴于该术式并不涉及移植组织瓣，牙龈生物型的厚度在愈合后保持不变。

图3-10 采用复位瓣治疗的临床案例。

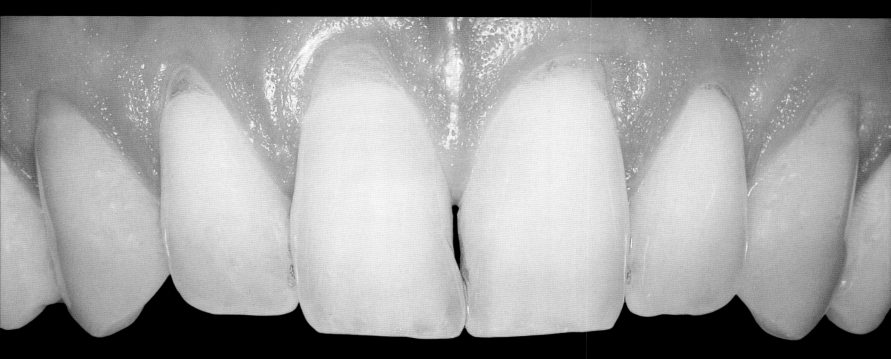

在厚龈生物型和深前庭沟的情况下，出现多个牙位的Ⅰ类牙龈退缩。前牙区牙根无结构缺损。

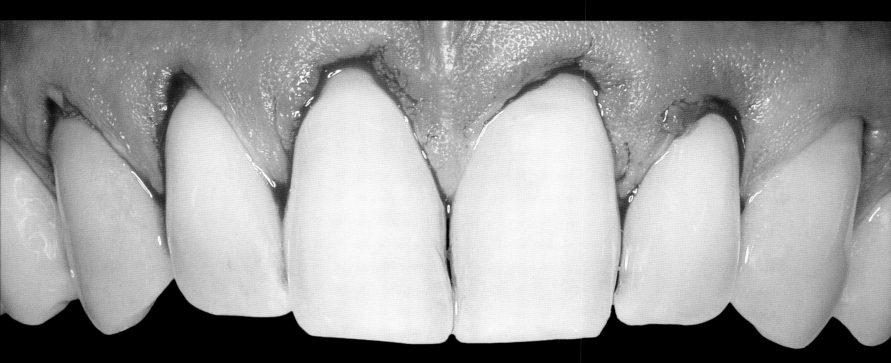

隧道瓣从一侧前磨牙区域延伸到对侧前磨牙区域。

图3-10（续）

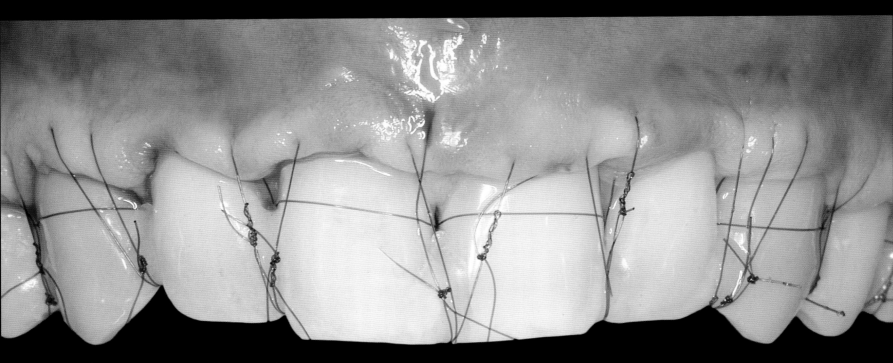

使用腰带和背带缝合方法（第4章）达到软组织的冠向复位。

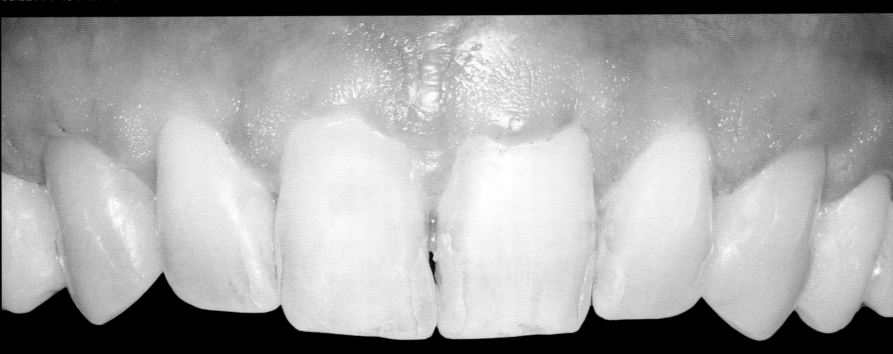

术后1周的愈合状况。

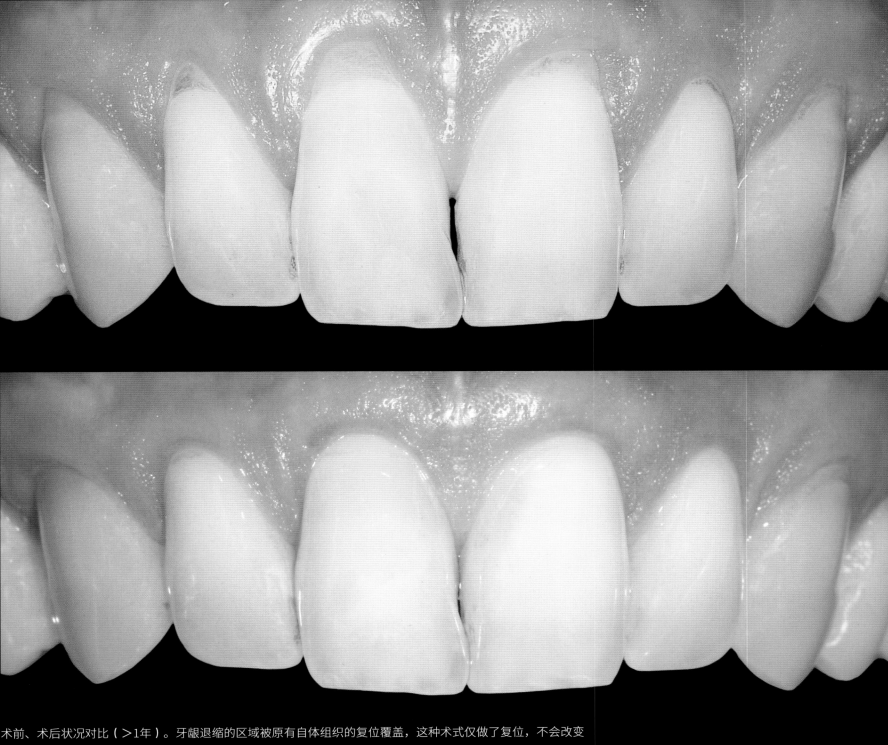

术前、术后状况对比（＞1年）。牙龈退缩的区域被原有自体组织的复位覆盖，这种术式仅做了复位，不会改变软组织结构。

复合术式

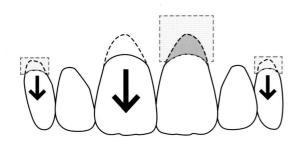

临床实际的复杂性

并非所有手术治疗区域的牙龈退缩都具有相同的特征，因此无法全部采用同一种术式。为满足每个治疗位点的特定需求，在单个手术中常要组合使用多种类型的术式。

多功能的手术理念

本章前面描述的所有术式都有一个共同的核心：隧道瓣。因此，很容易将它们组合成一个手术。在复合术式中，暴露式移植组织瓣、埋入式常规移植组织瓣、埋入式微小移植组织瓣和复位瓣可以组合使用，以制订能够满足每个位点特定需求的治疗方案。

图3-11　采用复合术式治疗的临床案例。

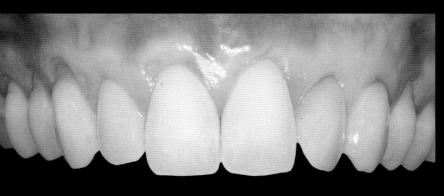 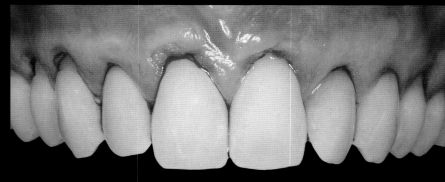

在厚龈生物型和深前庭沟的情况下，出现多个牙位 I 类牙龈退缩。13、14和24存在　　制备从16至26的隧道瓣。
较深的根面缺损，21缺乏角化组织。11和21可见先前移植术失败并发症的痕迹。

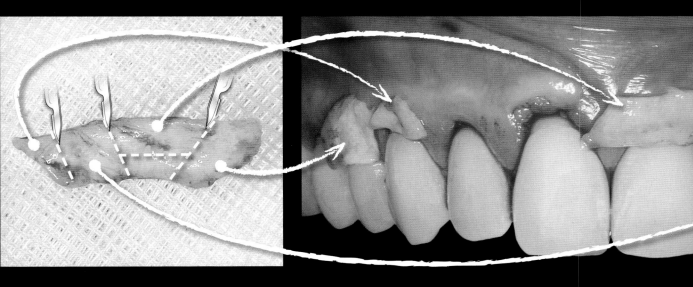

移植结缔组织瓣被切分为多个不同尺寸，根据每个位点的具体需求进行分配。13、14和24的根面缺损通过埋入
式微小移植组织瓣进行补偿。21角化龈宽度不足，通过使用较大的暴露式移植组织瓣治疗。11、15和25的牙龈
退缩通过简单的复位瓣进行处理。

图3-11（续）

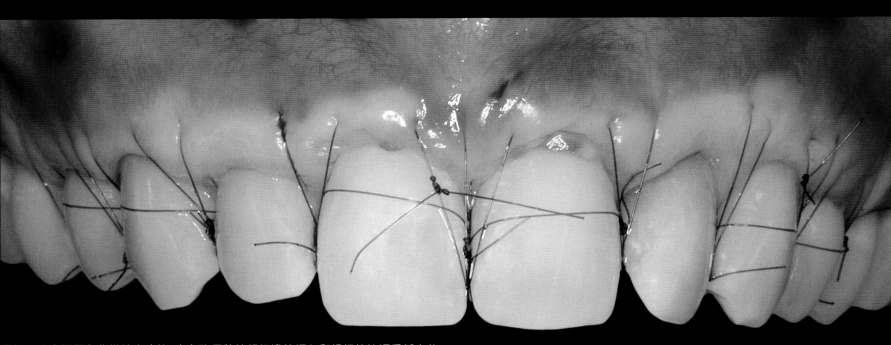

常规及改良腰带和背带缝合（第4章）确保移植组织瓣的埋入和组织的协调重新定位。

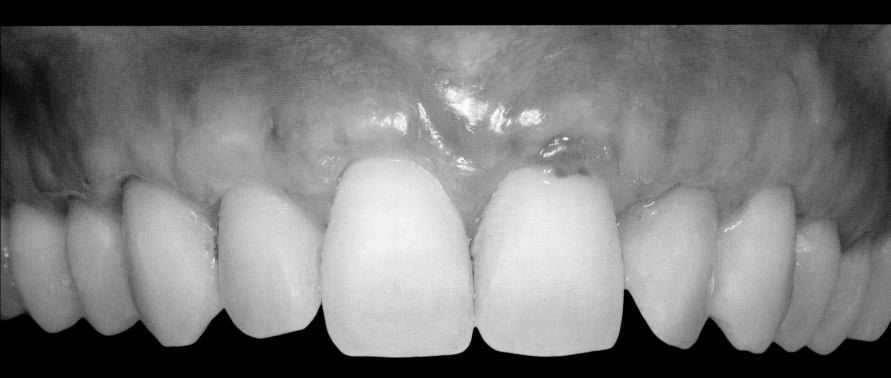

术后1周拆除缝线时的愈合状况。除21存在二期愈合外，其余部位均达到了一期愈合。

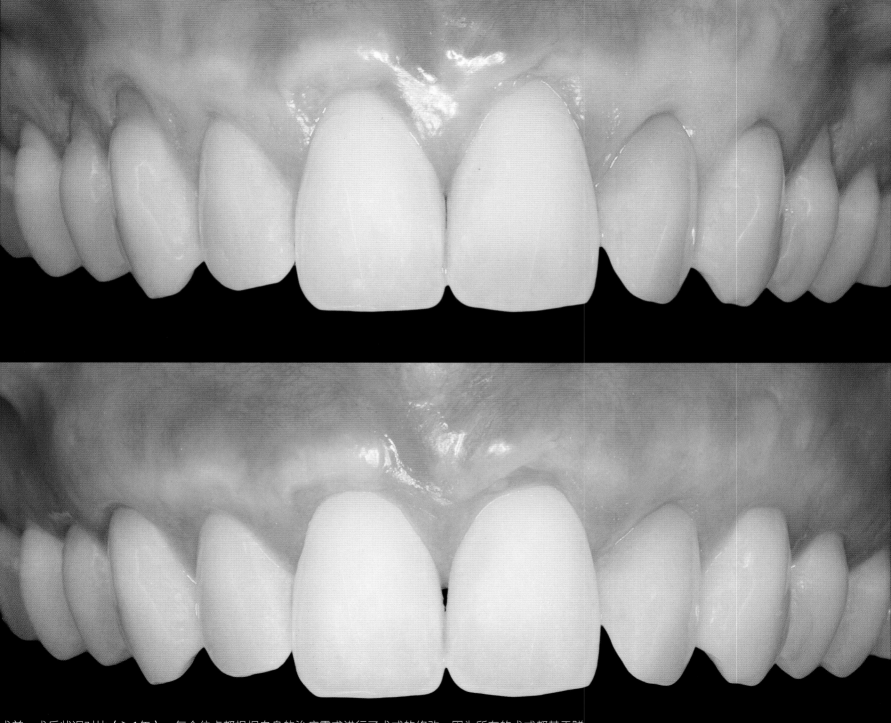

术前、术后状况对比（＞1年）。每个位点都根据自身的治疗需求进行了术式的修改。因为所有的术式都基于隧
道瓣演化而来，所以这种个性化的术式改良是可行的。

适应证
Indications

适合条件

所有 Miller I 类、II 类或 III 类牙龈退缩都可以治疗，无论是单个牙位或多个牙位，连续的还是孤立的。

决策树

在明确手术干预的临床效果后，其适应证就合乎逻辑地出现了。决策过程非常简单，即按照确定的顺序考虑4个易于识别的临床参数：

1. 余留角化龈宽度
2. 前庭沟深度
3. 牙龈生物型
4. 根面缺损（是否存在及其深度）

根据观察到的参数，使用决策树（图 3-12）指导临床医生确定最合适的术式。

临床效果

表 3-1 从以下方面总结了之前描述的干预手段产生的临床效果：

*   形成角化组织
*   牙龈增厚
*   根面覆盖
*   膜龈联合的冠向移位
*   前庭沟深度改变
*   效果的可预期性

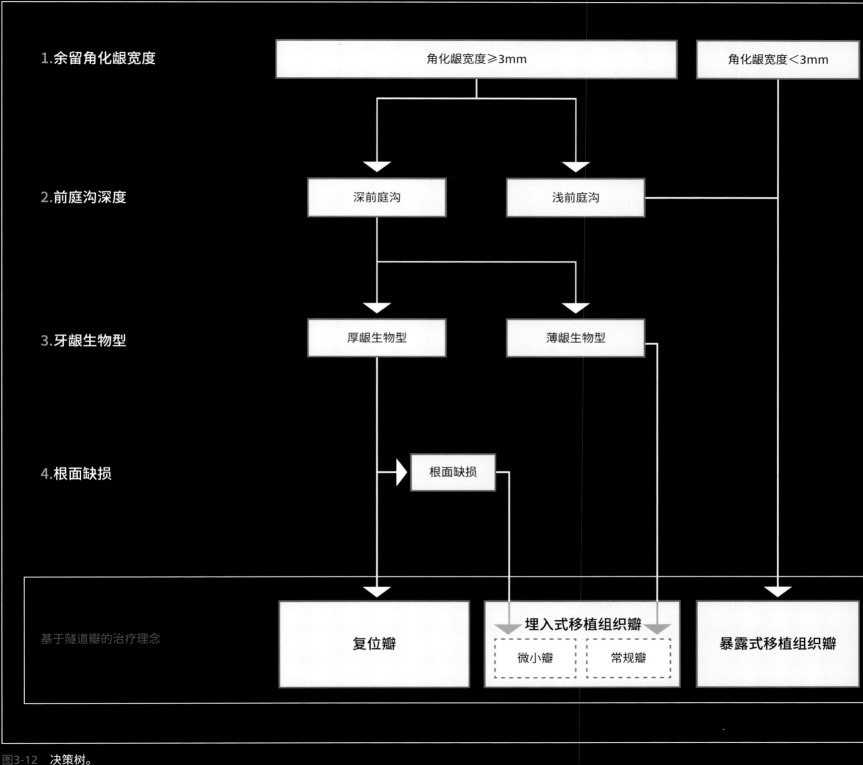

图3-12　决策树。

表3-1　临床效果总结

		愈合	新生牙龈组织	
	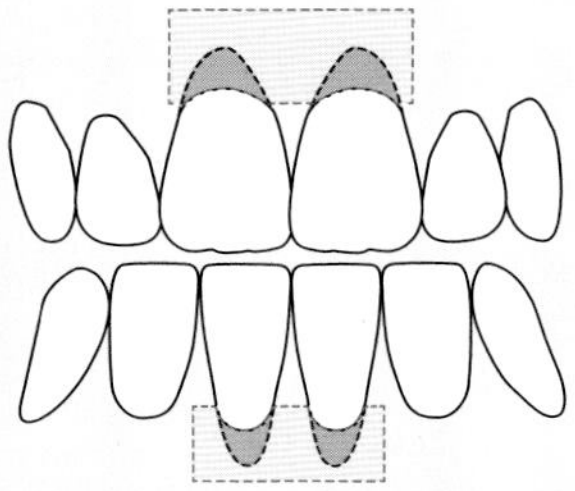 暴露式移植组织瓣	二期愈合	是	
	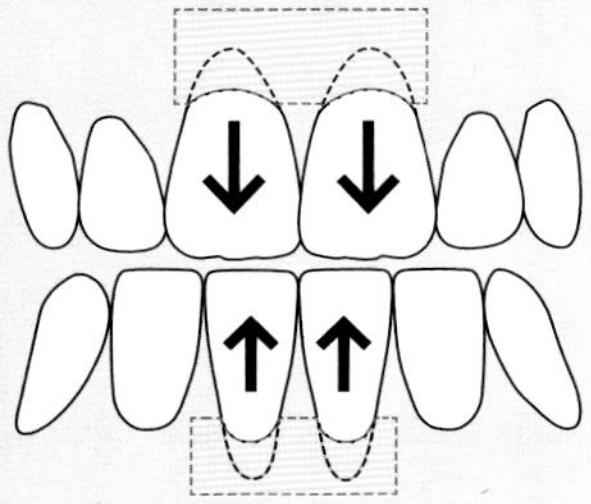 常规移植组织瓣	一期愈合	否	
	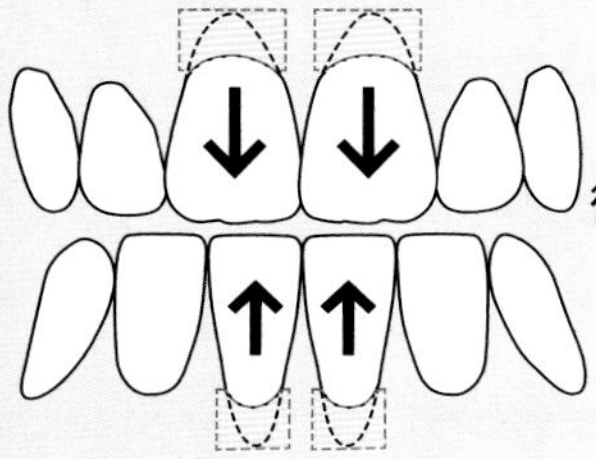 微小移植组织瓣	一期愈合	否	
	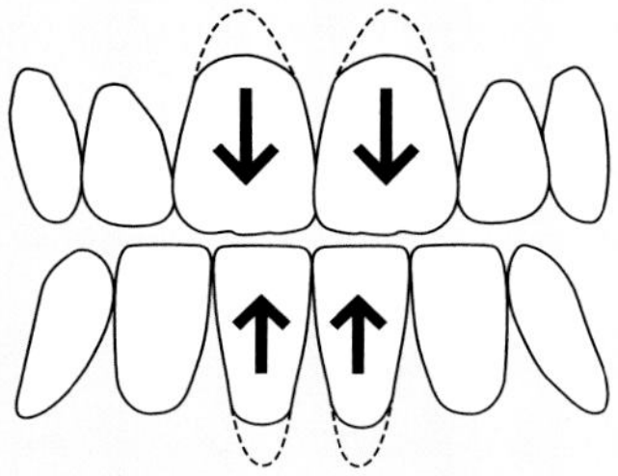 复位瓣	一期愈合	否	

埋入式移植组织瓣

牙龈增厚	覆盖方式	前庭沟深度	膜龈联合的冠向移位
广泛	新生组织	不变	否
广泛	原有自体组织的复位	减少	是
局限	原有自体组织的复位	减少	是
否	原有自体组织的复位	减少	是

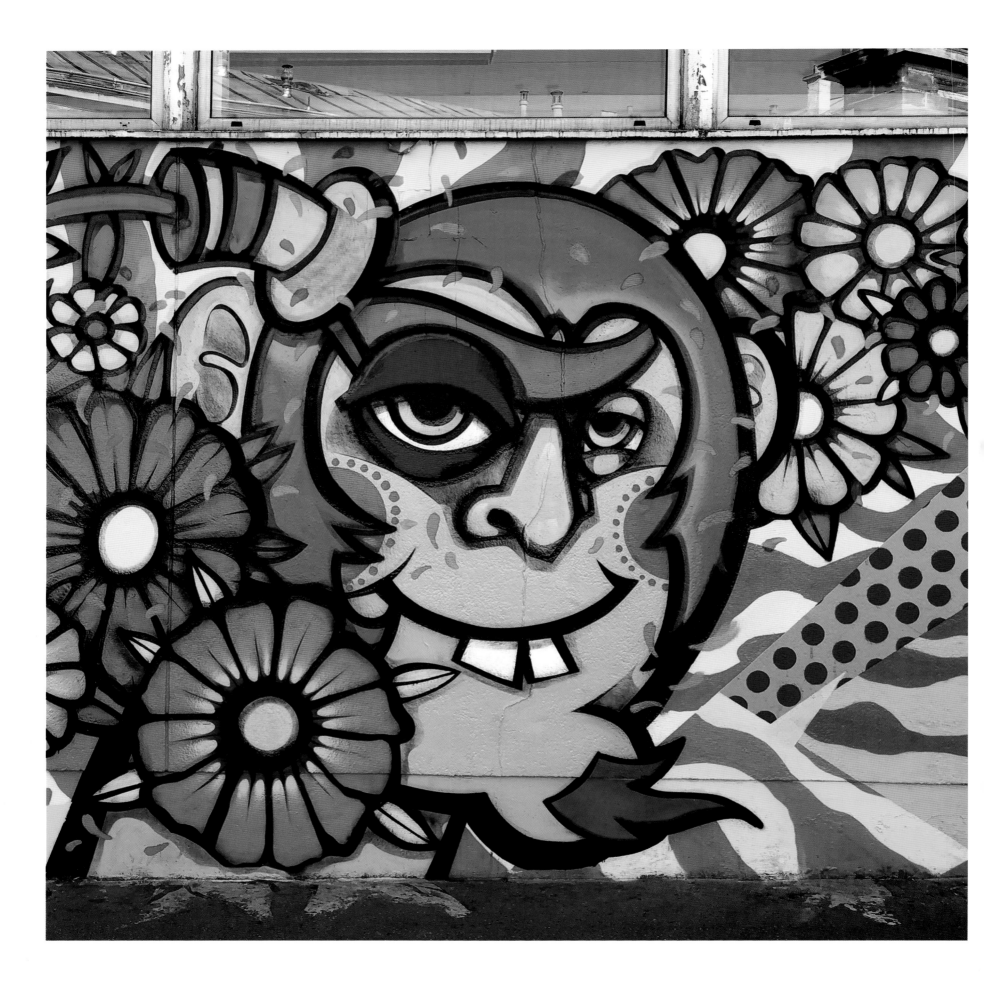

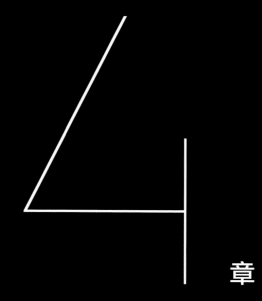

第 4 章

缝合
Sutures

牙间接触点的锚定
Anchoring at Interdental Contact Points

为了对牙周组织提供支撑并最终复位至所需的位置，要在手术位点的冠方进行锚定缝合。之前已经有几种方法，包括临时放置正畸托槽或将缝线直接粘接到牙体唇面。这些方法有明显的缺点（例如实施起来比较难、要进行粘接和只能进行单一方向的牵引等）。而另一种更简单、快捷而有效的替代方法是在牙间接触点进行锚定缝合（图4-1）。

实施

牙间接触点的压力通常足以固定牙周整形手术中常用的6-0或7-0缝线（图4-2）。

当无法固定时，可以通过放置流体树脂改善接触点（图4-3）。由于位于倒凹区域，无须对牙体表面进行酸蚀和粘接处理。直接进行光固化后，流体树脂可以依靠倒凹固位。由于没有进行粘接，可以轻而易举地进行树脂的放置和去除，同时又不会损伤相关的牙齿。

当完全没有接触点时，建议使用传统复合树脂（图4-4），可以应用自酸蚀粘接剂（不要使用磷酸酸蚀）。拆除缝线后，使用超声器械可以相对比较容易地去除这些过渡性树脂。

术式的临床价值

牙间接触点位于手术位点的冠方偏后。该位置特别利于缝线在冠向垂直地以及在腭舌向水平地施加双向牵引力。所产生牵引力的方向在牙周整形手术中是最理想的，因为它不仅对软组织提供冠向的支撑甚至使软组织冠向复位，而且使软组织与牙槽骨、骨膜和牙根的位置协调。软组织和牙根之间的紧密接触稳定了血凝块。这种缝合的稳定性有利于复位组织产生快速、有效的黏附，这在牙周手术中非常重要。组织瓣移植时，血凝块的稳定性也在结缔组织的血运重建中发挥作用，尤其当移植组织瓣暴露时，这一作用尤为关键。

图4-1　**牙间接触点位置的外科意义。**

牙间接触点位于手术位点的冠方偏后的位置。这个位置特别利于缝线施加双向牵引力（Bidirectional traction，BT）：

– 冠向的垂直牵引（Vertical traction，VT）

– 腭舌向的水平牵引（Horizontal traction，HT）

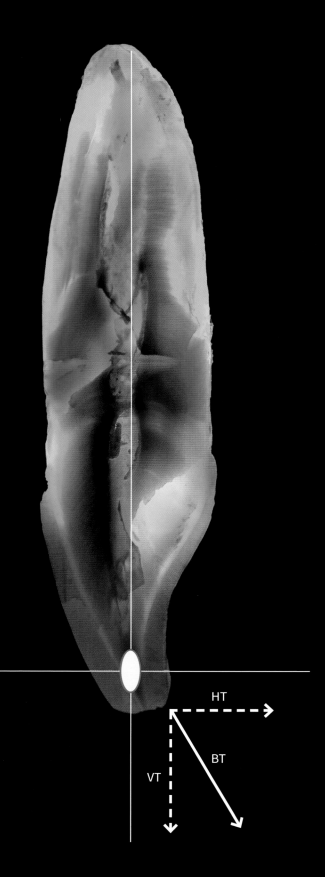

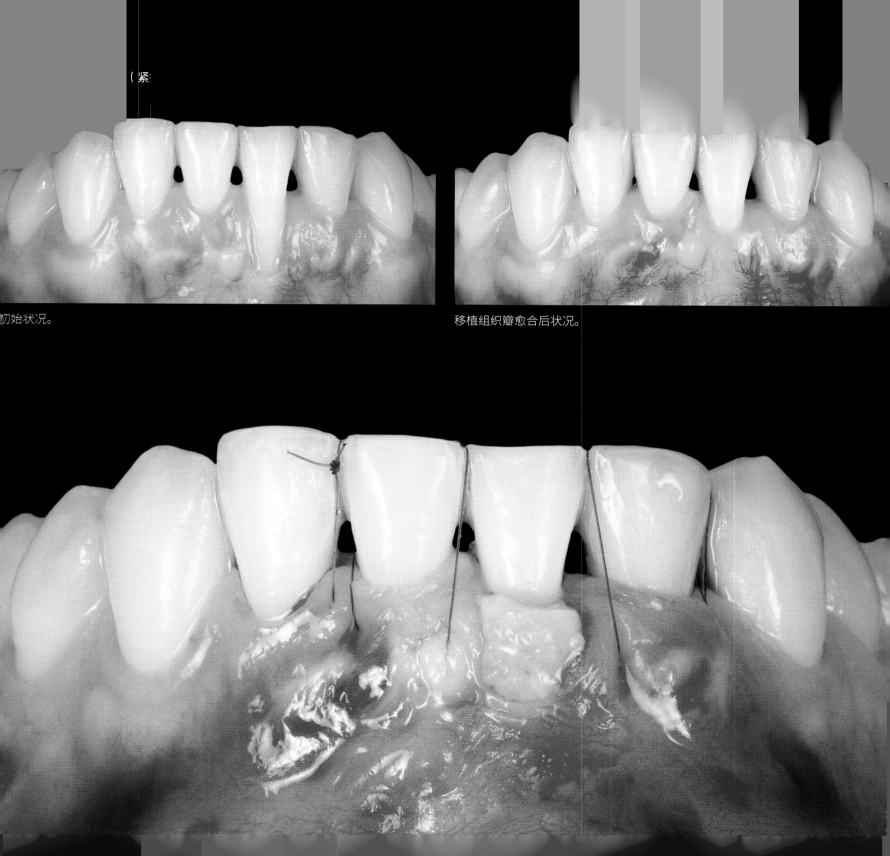

（紧

刃始状况。

移植组织瓣愈合后状况。

图4-3　对于牙间接触点（轻接触）的临床处理。

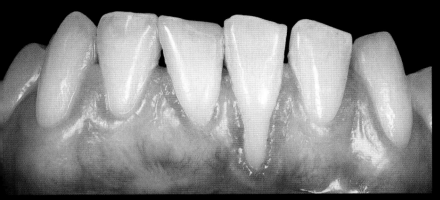

初始状况。

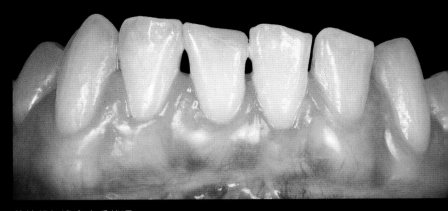

移植组织瓣愈合后状况。

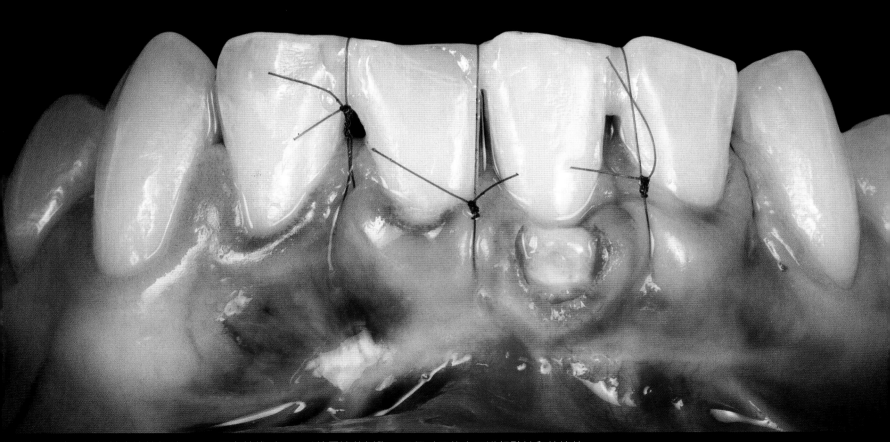

术中状况：当牙间接触点比较松弛不足以固定缝线时，可以放置流体树脂，无须对牙体表面进行酸蚀和粘接处理就可以固定缝线。直接进行光固化后，流体树脂可以依靠倒凹固位。由于没有进行粘接，可以轻而易举地进

图4-4　对于无牙间接触点的临床处理。

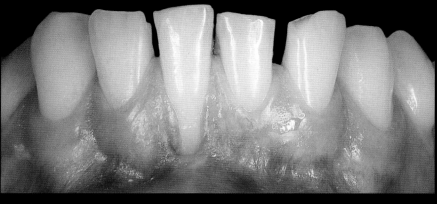 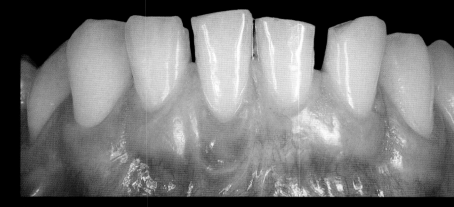

初始状况。　　　　　　　　　　　　　　　　　　　移植组织瓣愈合后状况。

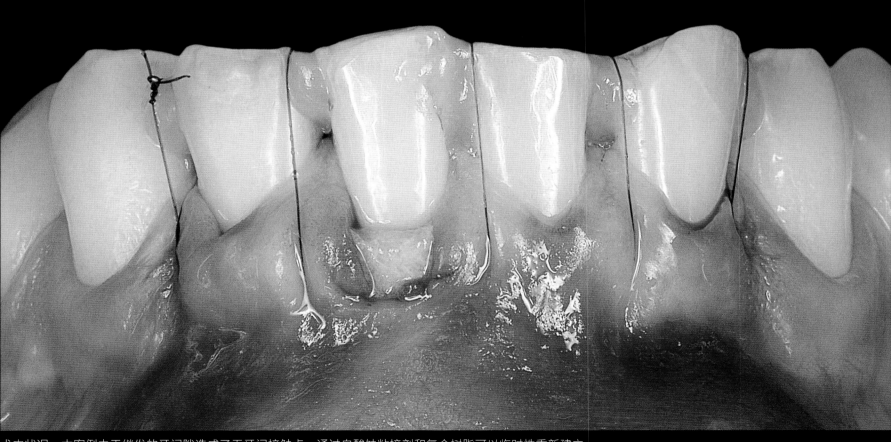

术中状况：本案例由于继发的牙间隙造成了无牙间接触点。通过自酸蚀粘接剂和复合树脂可以临时性重新建立牙间的接触面。这样在愈合期间缝线可以固定于此。随后可以通过超声器械去除复合树脂，这个过程并不困

暴露式移植组织瓣的缝合
Suturing the Exposed Graft

治疗目标

- 将结缔组织瓣插入隧道瓣内并稳定固定
- 选定并维持移植组织瓣的暴露区域
- 提供对隧道瓣-移植组织瓣复合体的支撑，但无组织瓣的冠向复位

缝合技术

- 移植组织瓣插入时采用改良的U形缝合
- 垂直褥式缝合

缝合步骤

图4-5描述了暴露式移植组织瓣的缝合步骤，其重点是缝线的位置。

图4-5　暴露式移植组织瓣的缝合步骤。

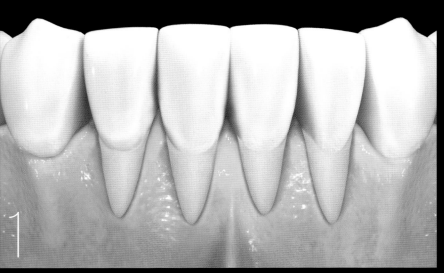

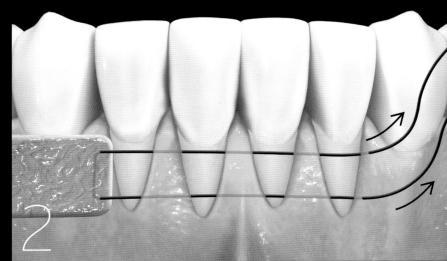

这样的临床状况要应用暴露式移植组织瓣。制备从33至43的充分松弛的隧道瓣。

将移植组织瓣插入隧道瓣的缝合方式源于U形缝合。同时牵引U形缝线的两端，将移植组织瓣轻轻牵入隧道瓣的一端。

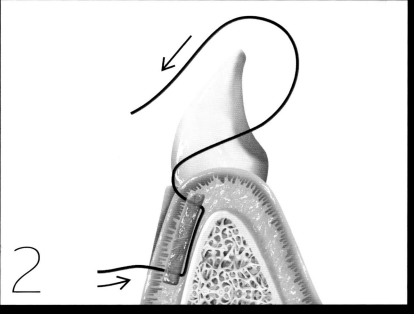
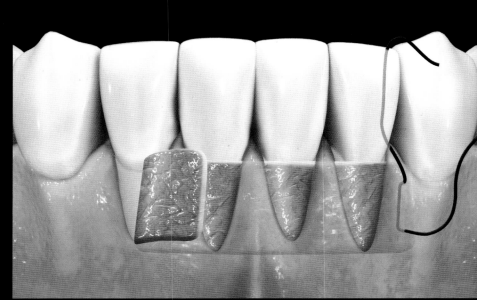

2

移植组织瓣就位后，U形缝合就转变为垂直褥式缝合；针尾通过邻间隙进入舌侧，然后绕过接触点冠方回到唇侧。

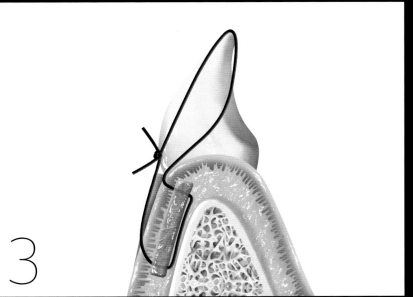
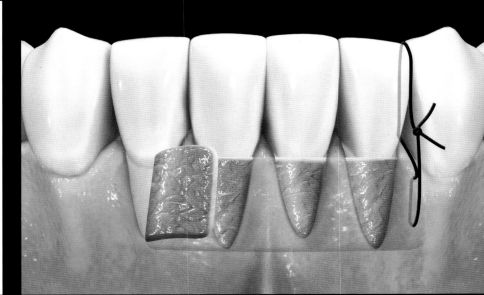

3

收紧线结时不用进行垂直牵引，因为该移植组织瓣的治疗理念中并不以组织的垂直向移位为目标。

图4-5（续）

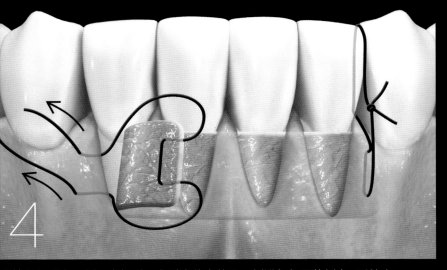

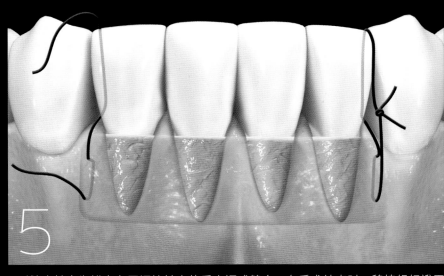

移植组织瓣在一侧固定好后，在手术位点的另一侧进行相同的侧向U形缝合。

U形缝合转变为锚定在牙间接触点的垂直褥式缝合。在手术结束时，移植组织瓣无张力地延伸并覆盖整个受植区域。

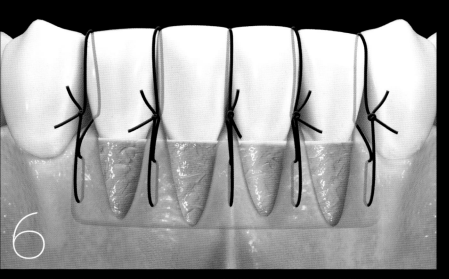

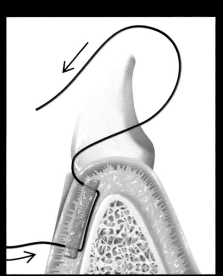

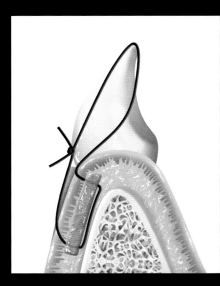

每个牙间隙都要进行垂直褥式缝合，以支撑隧道瓣并保持移植组织瓣的暴露。缝合从膜龈联合附近的牙龈进针，穿过移植组织瓣，从龈乳头尖端附近出针。然后，针尾通过邻间隙进入舌侧，然后绕过接触点冠方回到唇侧。

组织瓣的冠向复位
Coronal Displacement of Tissues

注意事项

垂直褥式缝合的局限性

如前所述，由于没有组织移位，牙间隙的垂直褥式悬吊缝合非常适合暴露式移植组织瓣。该缝合对组织提供了基本的支撑。但当组织瓣要冠向复位时，这种缝合方法的局限性就显露出来了（图4-6）。埋入式常规移植组织瓣、埋入式微小移植组织瓣以及组织瓣的冠向复位都要对原有自体组织进行冠向移位以实现根面覆盖。

不同于 Miller 分类，可以根据根面覆盖的解剖难度将牙龈退缩分为4类：

- 简单退缩：窄而浅
- 中度退缩：窄
- 复杂对称性退缩：宽而深，退缩轴向与牙长轴一致
- 复杂非对称性退缩：宽而深，退缩轴向与牙长轴不一致

通过垂直褥式悬吊缝合使组织移位来纠正简单退缩是可能的，但并不适合纠正中度或复杂退缩。

这种缝合方法术后牙龈退缩的中心区域没有被充分覆盖，如果术后即刻就存在这种缺陷，远期会发生更大的问题，因为理想状况下应该在手术结束时达到轻微的过矫正。

超过釉牙骨质界的过矫正

在术后几周内，愈合过程中会出现组织收缩的现象。在牙周整形手术中，过矫正 [即龈缘冠向移位盖过釉牙骨质界（CEJ）] 可改善组织稳定后的预后效果。术后牙龈最初的位置可能过于偏冠方，但由于其无法附着在牙釉质上，在愈合过程中会自然地重新定位。龈缘通常在术后3个月左右才能达到最终的位置。

龈缘覆盖在 CEJ 冠方意味着需要一种无论遇到何种解剖结构的牙龈退缩，都能够均匀移动和支撑软组织的缝合技术。正是考虑

到这一点，腰带和背带缝合方法应运而生。

腰带和背带缝合

腰带和背带的缝合方法是一种悬吊在牙间接触点的缝线组合（图 4-7），采用垂直褥式缝合与水平褥式缝合相结合的方法（图 4-8）。水平褥式缝合的特殊性有两个：锚定在牙间接触点；方向沿牙龈退缩长轴而非牙长轴。这种缝合方法有几个目标：

* 在患牙唇颊面的整个面宽上平均、协调地支撑移位的牙龈

* 通过多个牵引点的分配减少每根缝线的张力

* 无论牙龈退缩的形状如何都可以将牙龈移位到 CEJ 的冠方

* 调整并保持下方埋入移植组织瓣的位置

顾名思义，改良腰带和背带缝合方法是对之前描述的方法的改良（图 4-9）。它是专门为埋入微小移植组织瓣而开发的，有助于在隧道瓣内放置和固定微小移植组织瓣。

血供并发症

这个缝合理念显然会令人想到由于缝线的增加可能引发血供方面的并发症。虽然此缝合方法在每颗患牙上的缝线数量确实很多，但施加在每根缝线上的张力却很低。由于移动软组织所需的力量被分布到所有缝线上，由此产生的毛细血管收缩和局部缺血与缝线的数量无关，而是与施加在每根缝线上的张力有关。此外，由于采用悬吊缝合，缝线不会直接压迫软组织。

缝针针头穿过组织总会产生创伤。采用这种缝合方法，每颗患牙都会受到不少于 6 次的穿刺冲击，因此必须使用超细缝线（6-0 或 7-0，取决于牙龈生物型的厚度）。

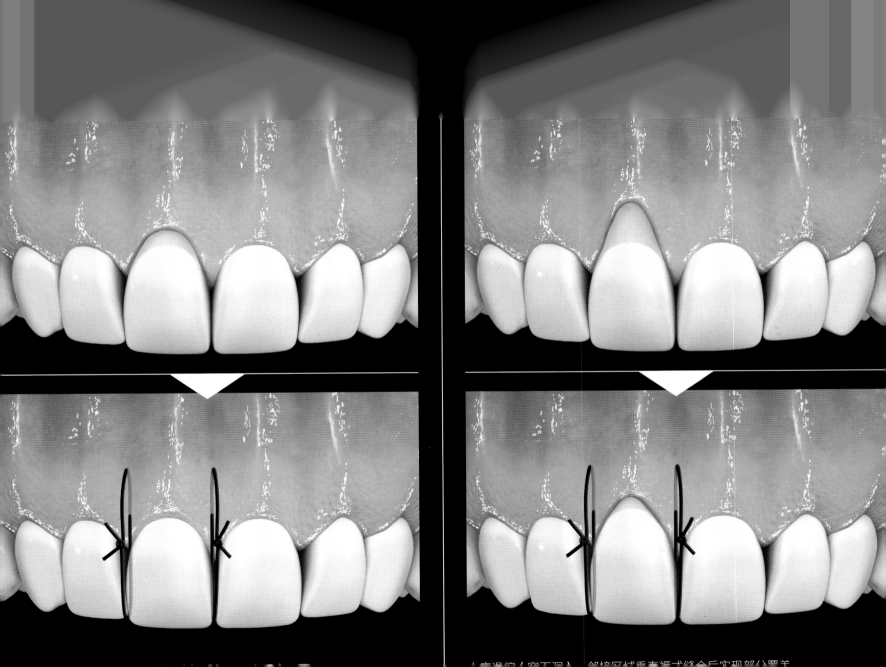

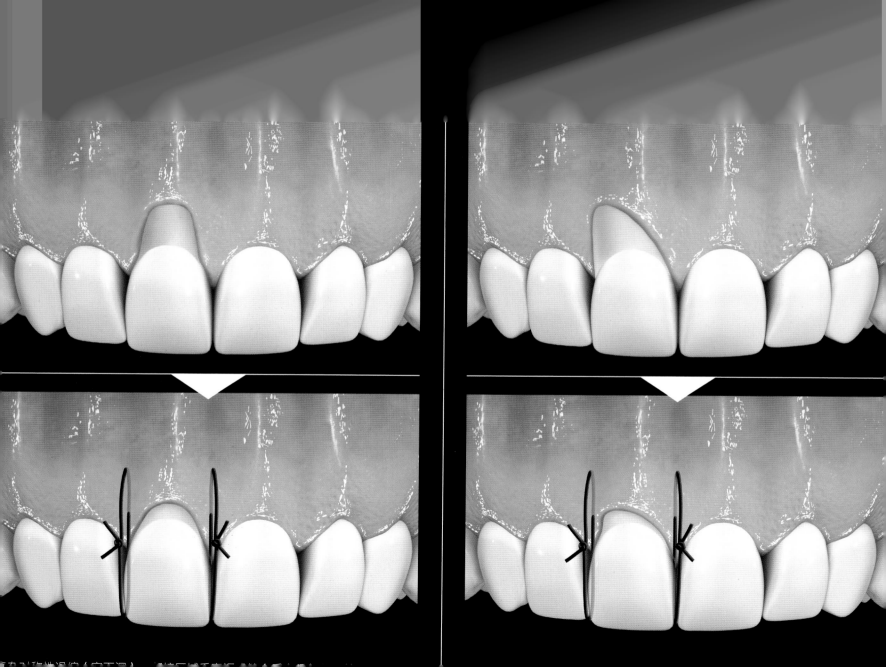

腰带和背带缝合方法

描述

该缝合方法是基于锚定在牙间接触点的缝合组合：位于邻接区域的垂直褥式悬吊缝合和位于中心区域的水平褥式缝合相组合（图4-7和图4-8）。后者锚定于牙间接触点处，并沿退缩轴向。这种特殊的设计在牙龈移位过程中限定了龈缘的形态，并纠正了不对称性。

这种方法之所以使用"腰带"和"背带"这个名字，有两个原因。首先，这个视觉上的类比很恰当，垂直缝线形成"背带"，水平缝线形成"腰带"。其次，术语"腰带"和"背带"通常用于描述为了保证效果而附加的安全措施。这正是这种缝合方法的意义所在。

相关手术过程

- 埋入式常规移植组织瓣
- 组织瓣移位

缝合步骤

缝合步骤分3个阶段，如图4-7所示。

阶段1：在邻接区域使用悬吊在接触点的垂直褥式缝合首先将组织瓣向冠向复位。

阶段2：将缝针于距离龈缘约2mm的位置，从牙龈退缩中轴远中的隧道瓣入针（1），然后从中轴的近中方向穿出（2）。如果下方有结缔组织移植瓣，此针可以固定并保持其位置。缝线在近中接触点冠方从唇侧绕至腭侧（3），然后针尾通过近中接触点下的邻间隙穿至唇侧（4）。之后用持针器夹住针头从牙齿唇侧送至远中邻间隙。接着针尾通过远中接触点下的邻间隙送至腭侧（5）。而后，松开针头并将缝线绕过远中接触点（6）。

阶段3：收紧线结直至软组织达到所需的位置进行打结（7）。

图4-7　腰带和背带缝合的步骤。

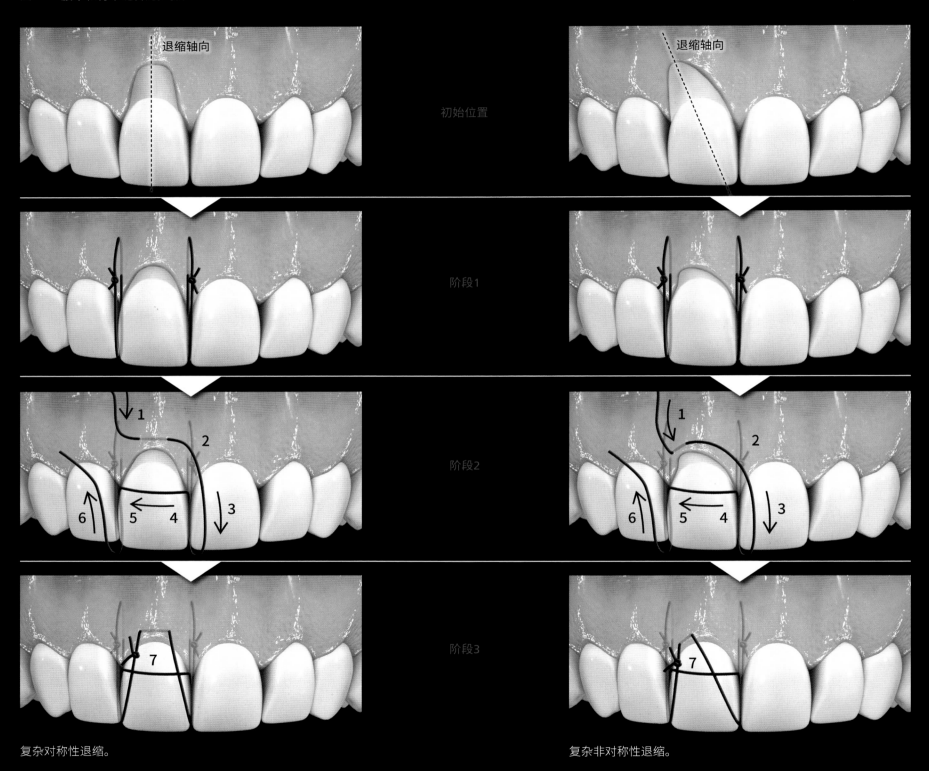

初始位置

阶段1

阶段2

阶段3

复杂对称性退缩。

复杂非对称性退缩。

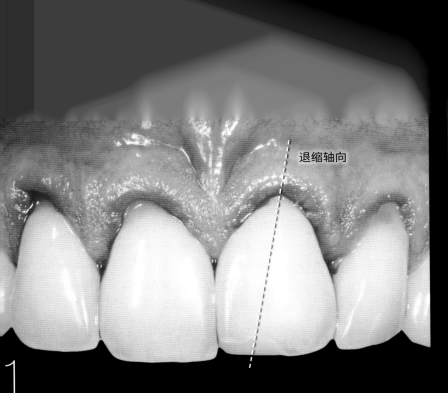

退缩轴向

1

牙龈退缩轴向与牙长轴不一致。

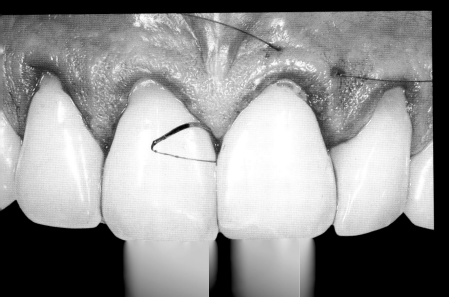

将缝针于距离龈缘约2mm的位置，从牙龈退缩中轴远中的隧道瓣入针，然后从中轴的近中方向穿出。

2

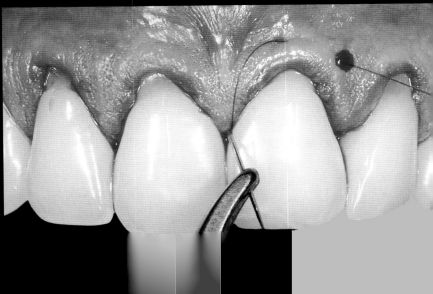

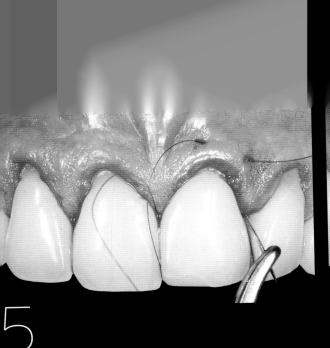

5

尾通过远中接触点下的邻间隙送至腭侧。

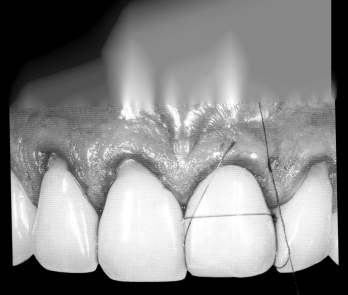

6

松开针头并将缝线绕过远中接触点并开始打结。

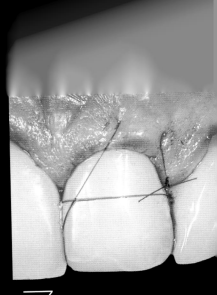

7

收紧结直至软组织达到所需的位置进行打结。

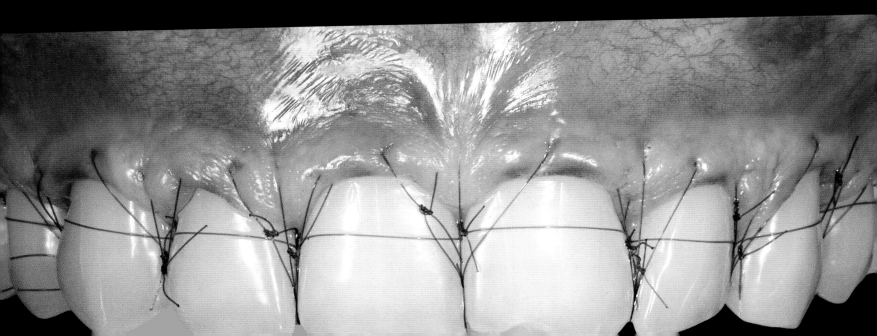

改良腰带和背带缝合

描述

此缝合方法是对前者的改良，目的是将微小移植组织瓣埋入到隧道瓣中（图4-9和图4-10）。由于要切取和放置微小移植组织瓣，它在缝合的时机上有所不同。

目标

- 将微小移植组织瓣置入隧道瓣内
- 保持微小移植组织瓣的埋入状态
- 在患牙唇面的整个面宽上协调地支撑移位的牙龈

- 通过多个牵引点分散并减少每根缝线的张力
- 无论牙龈退缩的形状如何都可以将牙龈移到CEJ冠方

相关手术过程

- 埋入式微小移植组织瓣

缝合步骤

缝合步骤分为3个阶段，如图4-9所示。

阶段1：将缝针于距离龈缘约2mm的位置，从牙龈退缩中轴远中的隧道瓣入针（1），然后立即从隧道瓣穿出。通过U形缝合穿过并固定微小结缔组织移植瓣（2）。针头返回到隧道瓣内侧并从牙龈退缩中轴近中穿出（3）。

阶段2：缝线在近中接触点冠方从唇侧绕至腭侧（4），然后针尾通过近中接触点下的邻间隙穿至唇侧（5）。之后用持针器夹住针头从牙齿唇侧送至远中邻间隙，接着针尾通过远中接触点下的邻间隙穿至腭侧（6）。而后松开针头并将缝线绕过远中接触点（7）。经过这个步骤可以将微小移植组织瓣导入并固定，同时可以实现组织瓣的初期冠向复位。

阶段3：收紧线结直至软组织达到所需的位置进行打结（8）。随后即刻在双侧邻接区域使用悬吊在接触点的垂直褥式缝合。

图4-9　改良腰带和背带的缝合步骤。

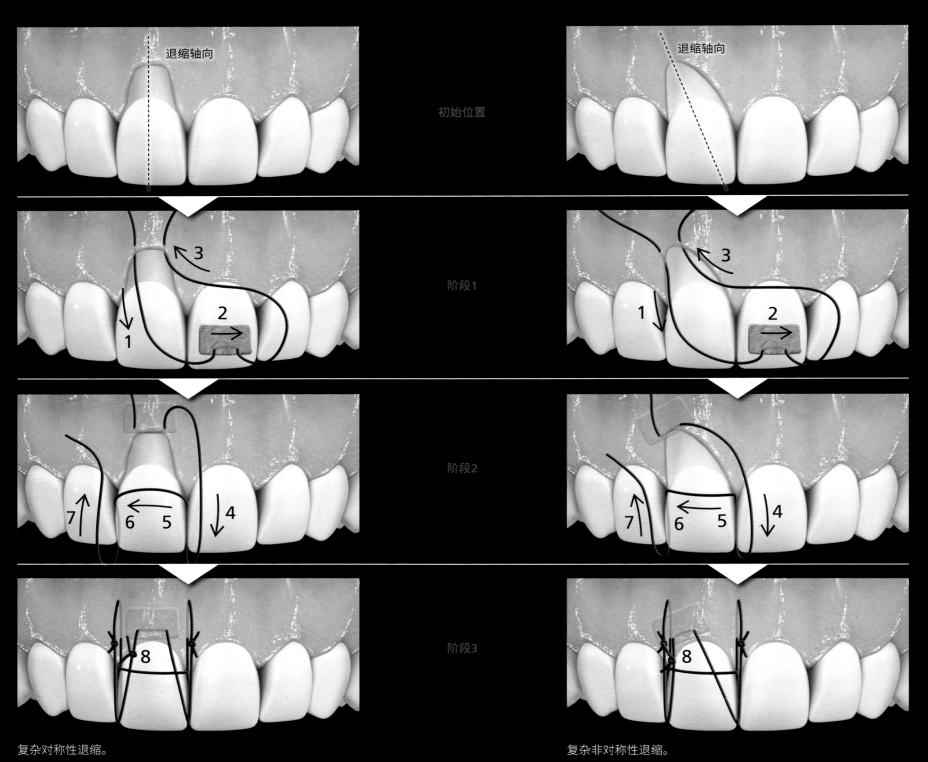

初始位置

退缩轴向

退缩轴向

阶段1

阶段2

阶段3

复杂对称性退缩。

复杂非对称性退缩。

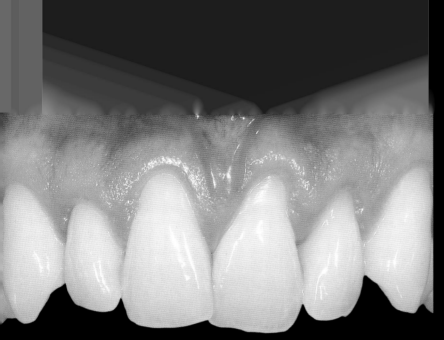

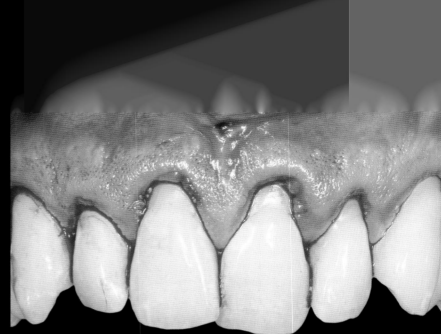

刃始状况：可见11、21、22和23根面退缩病损。

制备从12至24的隧道瓣。

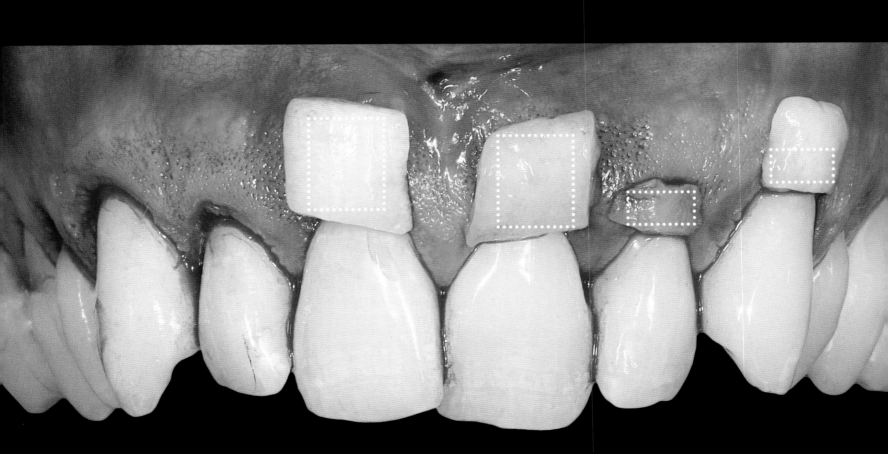

图4-10（续）

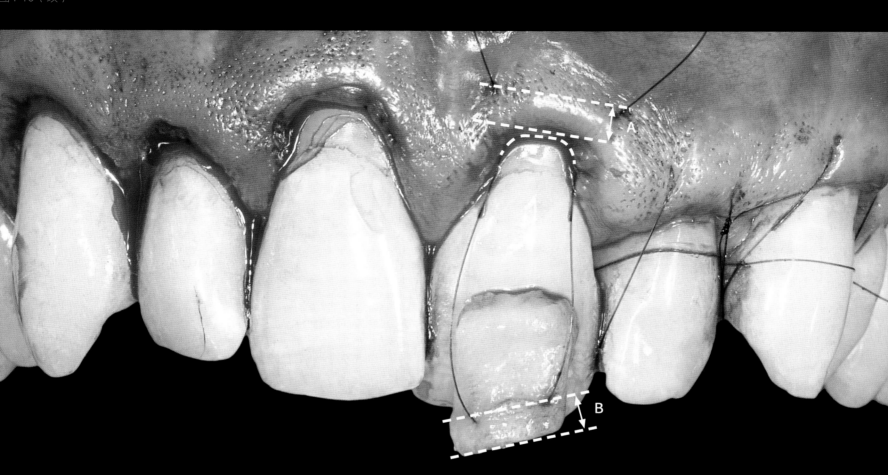

缝合时，距离B必须恰好等于距离A，以便将结缔组织移植瓣完全埋入，其冠方边缘与隧道瓣的龈缘完全对齐。
如果不这样做，将导致埋入太深或太浅而造成暴露，而这两者都是临床上要避免的。

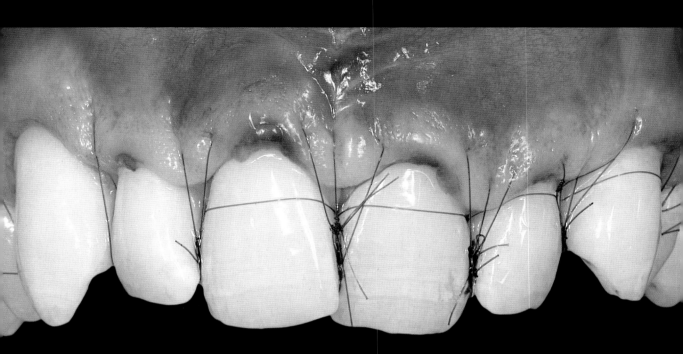

缝合结束后的状况。

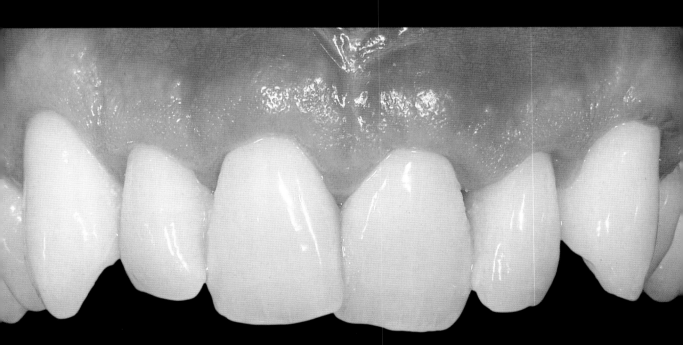

拆除缝线时的状况。

埋入式常规移植组织瓣的缝合
Suturing the Submerged Conventional Graft

治疗目标

- 移植组织瓣插入
- 保持移植组织瓣完全埋入
- 组织瓣的冠向移位对称协调，理想情况下在CEJ处有轻微的过矫正

缝合技术

- 移植组织瓣插入时采用的改良U形缝合
- 垂直褥式缝合（简单退缩）
- 垂直和水平褥式缝合（中度退缩和复杂退缩）

缝合步骤

图4-11描述了埋入式常规移植组织瓣的缝合步骤，其重点是缝线的放置。

图4-11　埋入式常规移植组织瓣的缝合步骤。

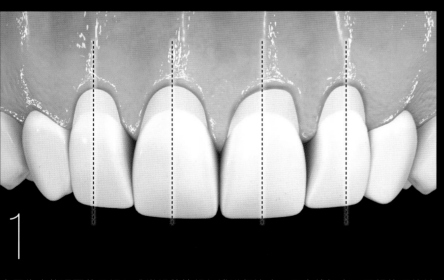

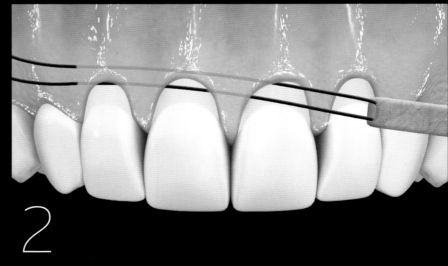

患牙临床状况要使用埋入式常规移植组织瓣进行治疗。用虚线标出了牙龈的退缩轴向。制备从13至23的隧道瓣。

使用U形缝合将移植组织瓣拉入隧道瓣内。缝合后移植组织瓣将被完全埋入。

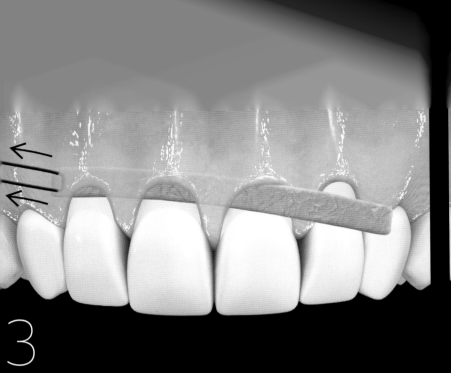

3

同时牵拉U形缝线的两端，将移植组织瓣轻轻牵入隧道瓣的一端。

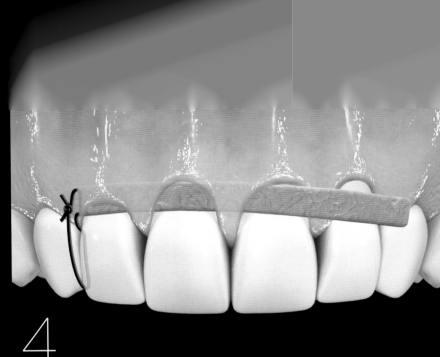

4

当移植组织瓣到达隧道瓣一端时，U形缝合即转变为垂直褥式缝合。

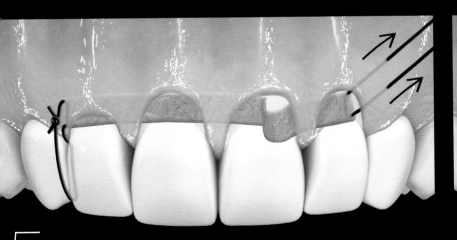

5

⋯⋯⋯组织瓣固定了一端⋯后⋯另⋯端也进行相同的移植组织瓣放置及U形缝合⋯

6

同样，在这一端U形缝合也转变为垂直褥式缝合，悬吊于牙间接触点。最后，移⋯

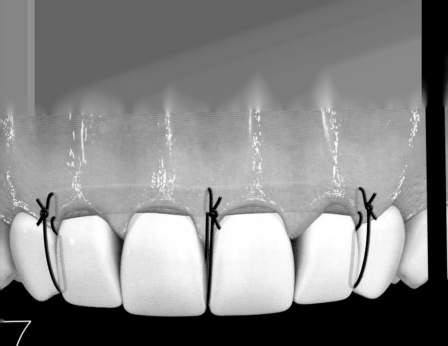

7

通过在中间添加一针垂直褥式缝合来实现隧道瓣和下方的移植组织瓣的冠向移位。缝线使移植组织瓣基本处于埋入状态，但仍会有少量的暴露。

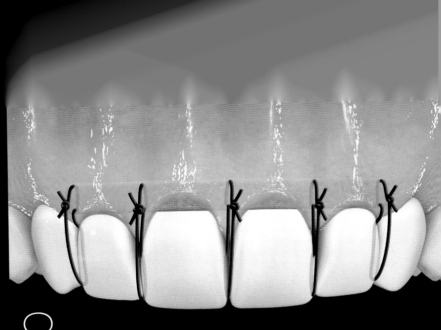

8

所有的垂直褥式缝线都已缝好。在侧切牙位置，移植组织瓣已经被完全埋入，组织瓣移位非常充分，因为此处牙龈退缩并不是很严重。但在中切牙位置，移植组织瓣仍然有部分暴露，组织瓣垂直向的移位不足。

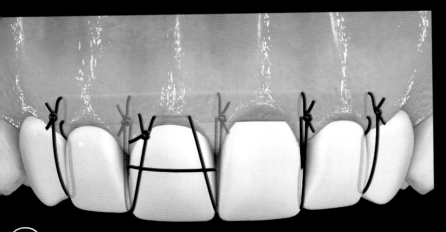

9

于中切牙展面的中心增加水平褥式缝合使根面覆盖的范围超过釉牙骨质界，这样的缝合对组织的支撑更协调，

10

埋入式微小移植组织瓣的缝合
Suturing the Submerged Micrograft

治疗目标

- 微小移植组织瓣插入
- 保持微小移植组织瓣完全埋入
- 组织瓣在冠向的移位对称、协调，理想情况下在CEJ处有轻微的过矫正

缝合技术

- 垂直和水平褥式缝合

缝合步骤

　　图4-12描述了埋入式微小移植组织瓣的缝合步骤，其重点是缝线的放置。临床案例（图4-13）显示此缝合方法也可用于种植位点。

图4-12　埋入式微小移植组织瓣的缝合步骤。

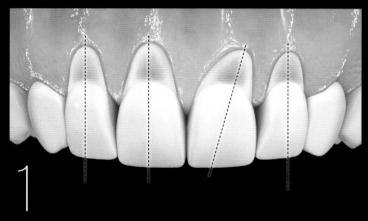

患牙临床状况要使用埋入式微小移植组织瓣进行治疗。根面有缺损且牙龈为厚龈生物型。用虚线标出了牙龈的退缩轴向。

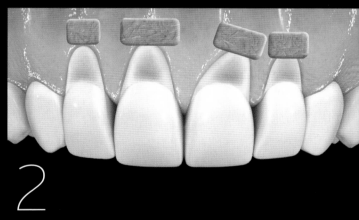

微小移植组织瓣的试排。

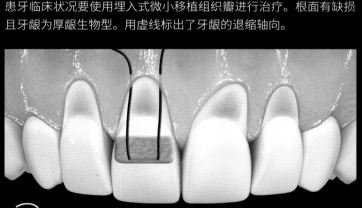

当采用微小移植组织瓣进行移植时，采用改良腰带和背带缝合方法逐个处理相应位点。在11处用U形缝合穿过微小移植组织瓣。

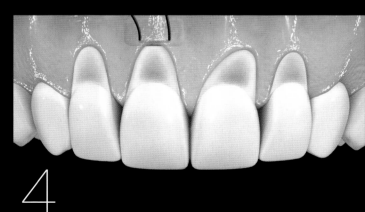

通过同时拉动U形缝线的两端，将微小移植组织瓣轻轻拉入隧道瓣内。可以使用剥离子之类的器械辅助将微小移植组织瓣推入隧道瓣内。

图4-12（续）

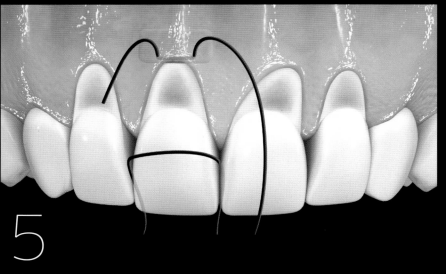

5

在插入微小移植组织瓣后，之后用持针器夹住缝线在近中接触点冠方从唇侧绕到腭侧，然后针尾通过近中接触点下的邻间隙穿至唇侧。之后针头沿牙齿唇侧送至远中邻间隙，针尾通过远中接触点下的邻间隙穿至腭侧，松开针头并将缝线在远中接触点冠方从腭侧绕到唇侧。

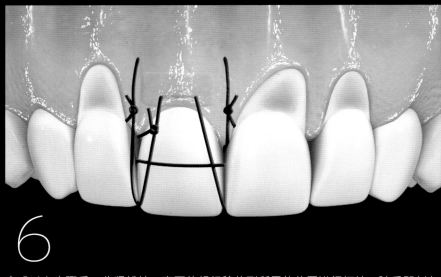

6

完成以上步骤后，收紧线结，直至软组织移位到所需的位置进行打结。随后即刻在双侧增加垂直褥式缝合，但其并不起固定微小移植组织瓣的作用。

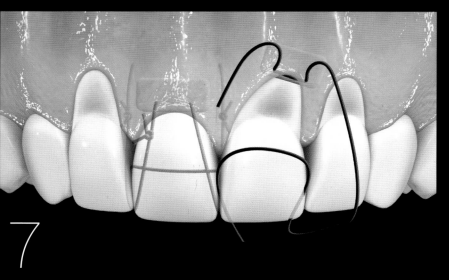

7

然后，在每个牙龈退缩的患牙重复相同的缝合步骤。牙龈的退缩轴向可能因牙齿而异，在确定缝线的方向时必须考虑到这一点，例如本案例中的21。

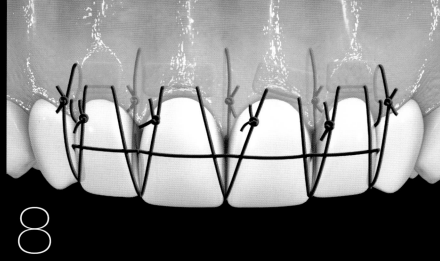

8

手术结束时，要将微小移植组织瓣完全埋入并将软组织移位于根面病损的冠方，以补偿术后的体积收缩。

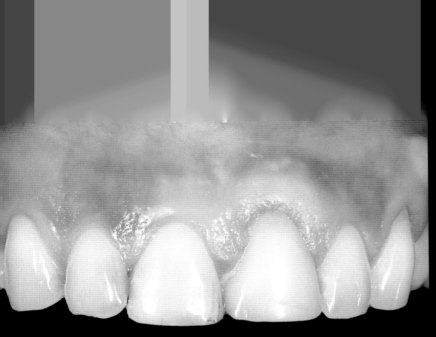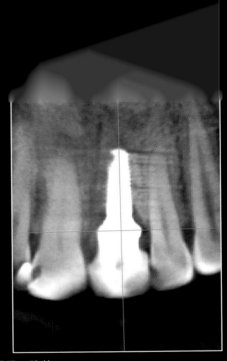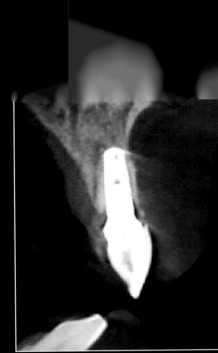

患者不满意21位点种植体的美学效果。21种植体戴有螺丝固位的临时冠，其三维位置是正确的。

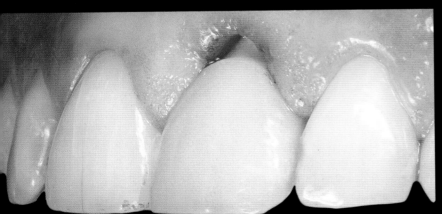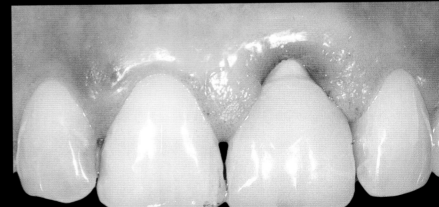

去除旧临时冠更换新临时冠。新临时冠的龈缘设计呈凹陷形，以促进黏膜的自发爬行。然而，由于这种爬行在

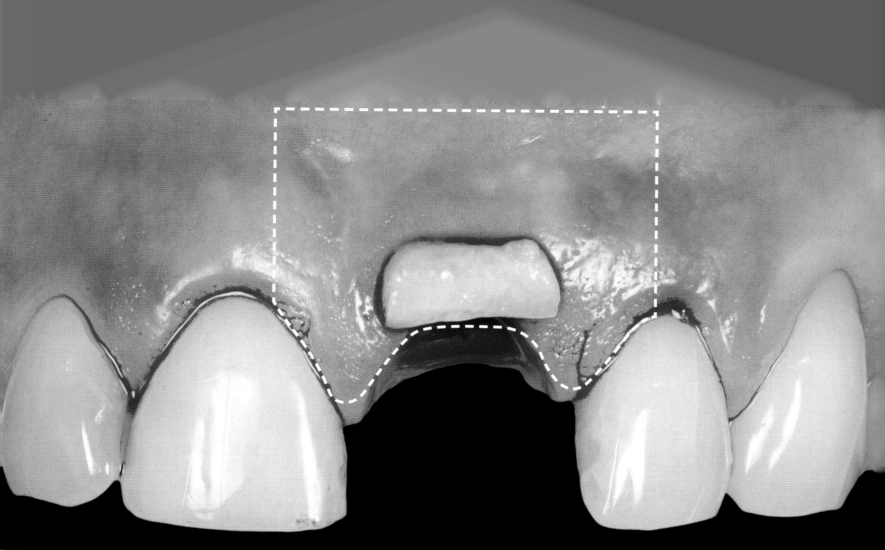

备从11至22位点半厚的口袋瓣。从上颌结节处切取微小移植组织瓣，并将其置于手术部位以验证尺寸。手
指在补偿临时冠在唇侧形成的凹陷。虽然是种植体，但也可以使用牙周整形手术中的缝合方法。

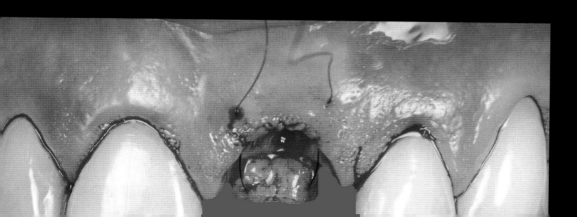

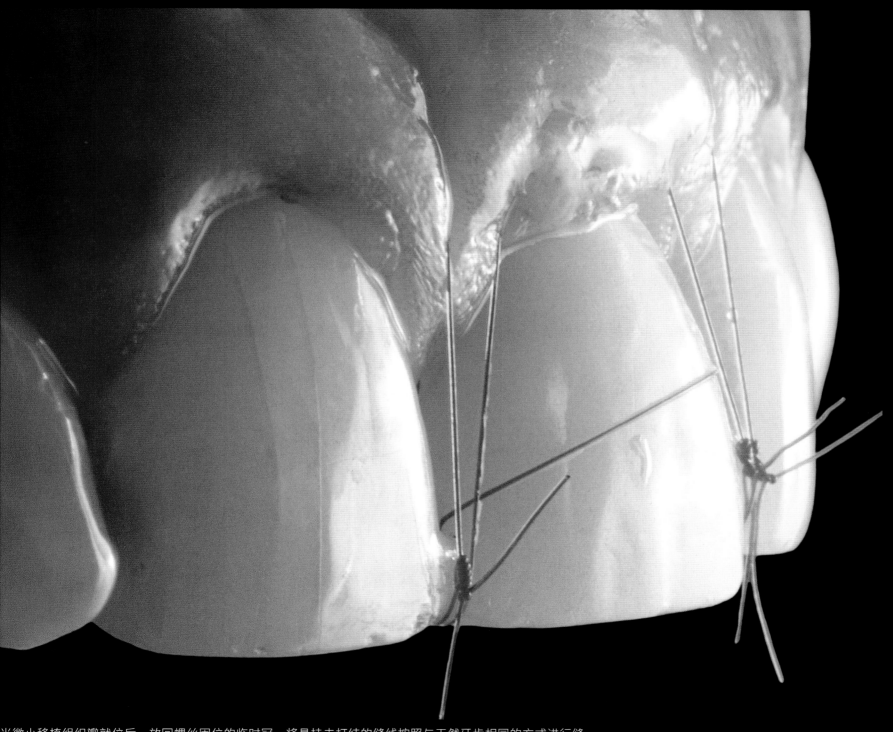

当微小移植组织瓣就位后，放回螺丝固位的临时冠。将悬挂未打结的缝线按照与天然牙齿相同的方式进行缝合。除了水平褥式缝合外，两侧还增加了垂直褥式缝合，但它们并不与移植组织瓣接触。

图4-13（续）

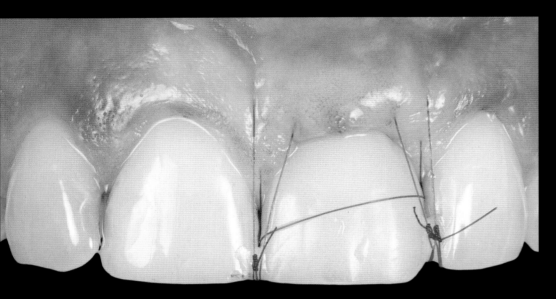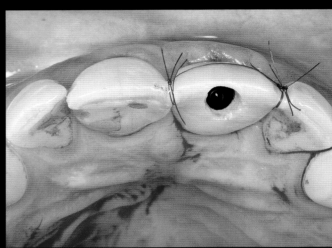

手术结束时的正面观及咬合面观。

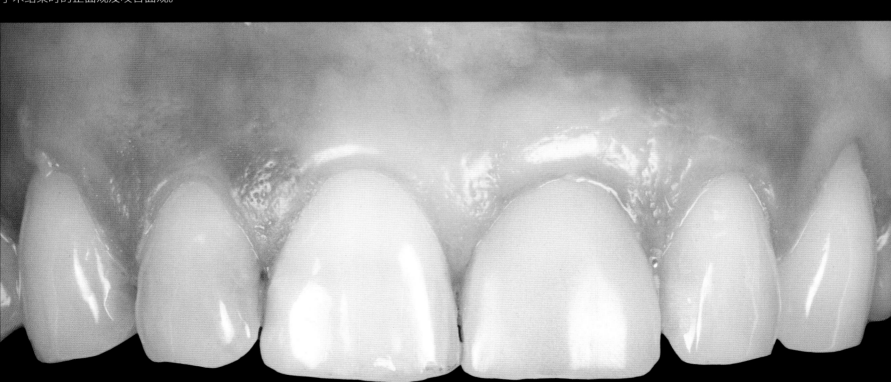

术后6个月佩戴临时冠的状况。软组织稳定可以预约修复医生制作最终修复体。

复位瓣的缝合
Suturing for Displacement

治疗目标

- 组织瓣的冠向移位对称、协调，理想情况下在CEJ处有轻微的过矫正

缝合技术

- 垂直褥式缝合（简单退缩）
- 垂直和水平褥式缝合（中度退缩和复杂退缩）

缝合步骤

图4-14描述了复位瓣的缝合步骤，其重点是缝线的放置。

图4-14 复位瓣的缝合步骤。

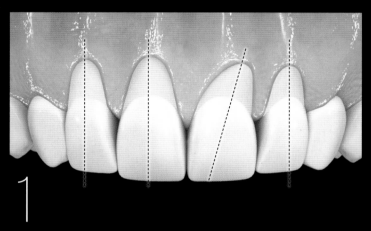

1

临床状况表明要进行软组织冠向复位。牙根完整且为厚龈生物型。用虚线标出了牙龈的退缩轴向。

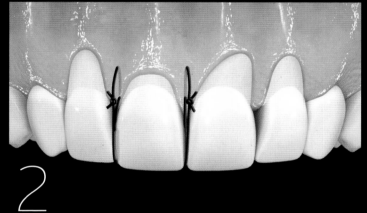

2

软组织复位始于邻接区域的垂直褥式缝合。如果牙龈退缩深而宽，此时并不能实现完全的根面覆盖。

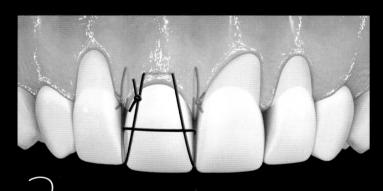

3

通过在退缩轴向中心区域进行水平褥式缝合来纠正根面覆盖不足的问题。收紧线结直至获得所需的软组织移位。此时张力被这些缝线均分。

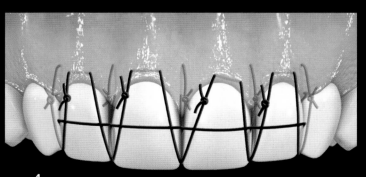

4

然后，在每颗牙龈退缩的患牙重复相同的缝合步骤。牙龈的退缩轴向可能因牙齿而异，在确定水平褥式缝线的方向时必须考虑到这一点。

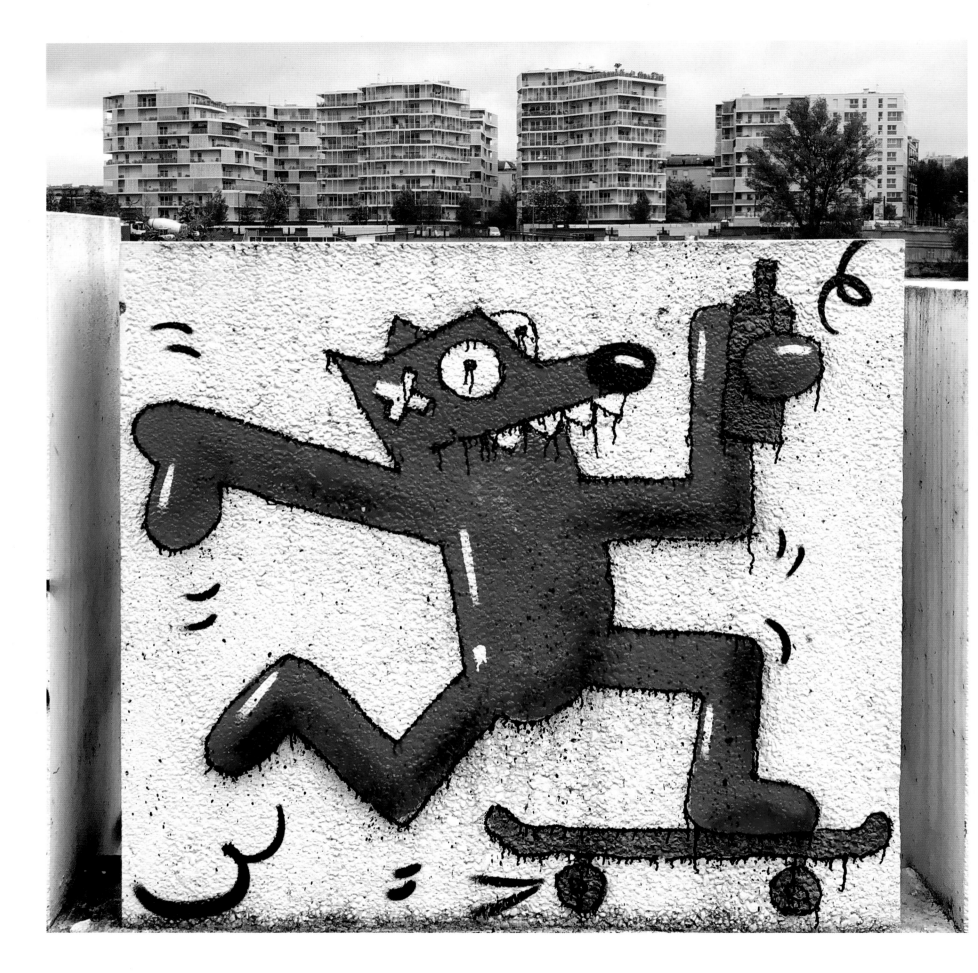

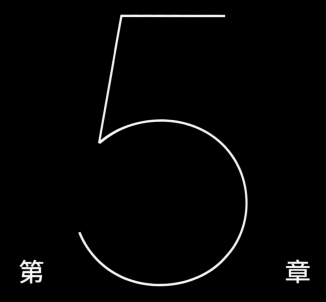

第 5 章

移植组织瓣的切取
Graft Harvesting

移植结缔组织瓣的来源
Sources of Connective Tissue

硬腭黏膜和上颌结节黏膜是移植结缔组织瓣的主要来源。这些部位具有不同的解剖学和组织学特征，对源自它们的移植组织瓣产生多重影响。

硬腭黏膜

数量方面

可切取面积

硬腭区域可提供口腔中最大面积的结缔组织，但可用于切取移植组织瓣的面积有限，并非所有区域都可利用。

在硬腭后部，腭大动脉是手术的主要难点。腭大孔位于硬腭后部，在腭骨和第三磨牙牙槽骨的交界处。腭大动脉经腭大孔穿出，给相应侧的硬腭提供血供。牙齿和动脉之间的距离随着腭穹隆的高度不同而改变。这些动脉因其直径、血流和位置而成为手术的主要难点，一旦损伤，任何压迫止血的方式都难以奏效。牙科常规的影像学检查无法检测到动脉及其主要分支的走向，但是通过CBCT能够很容易地确定腭大孔的位置。

腭前动脉（鼻腭动脉）不是主要的手术难点，术中涉及时不会有大出血的风险。然而，由于腭皱襞的存在，将移植组织瓣供区扩展至切牙区域并不可取。腭皱襞的凹陷伴有深层的上皮突起，将导致移植组织瓣中包含上皮细胞。这些上皮细胞可能在手术几个月后诱导移植部位形成上皮囊肿，因此应避免移植组织瓣中包含上皮细胞。此外，腭皱襞凹凸不平的解剖结构使移植组织瓣的切取变得非常复杂。

可切取厚度

腭黏膜的厚度在个体间及个体内均存在较大差异（图5-1；表5-1）。上皮层和骨膜层的厚度是稳定的，因此差异完全取决于结缔组织的厚度。术前可通过局部麻醉下探诊及调整CBCT三维成像的对比度预测腭黏膜的厚度。

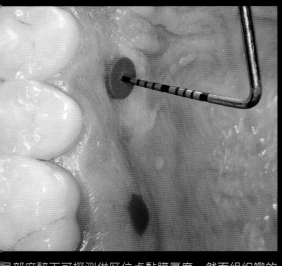

局部麻醉下可探测供区位点黏膜厚度，然而组织瓣的质量无法预估。

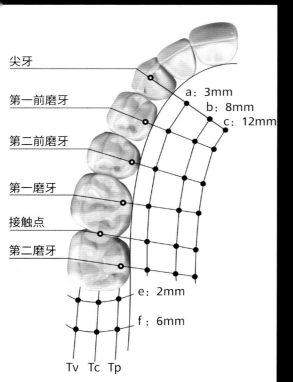

牙位	水平	平均厚度（mm）	标准差（mm）
尖牙	a	2.3	0.6
	b	3.2	0.5
	c	3.3	0.6
第一前磨牙	a	2.4	0.6
	b	3.2	0.5
	c	3.9	0.6
第二前磨牙	a	2.5	0.8
	b	3.2	0.7
	c	3.9	0.8
第一磨牙	a	1.8	0.8
	b	2.2	0.8
	c	3.5	1.3
第二磨牙	a	2.6	0.7
	b	2.6	0.8
	c	3.9	1.5
第三磨牙	a	2.6	0.8
	b	2.7	1.1
	c	3.5	1.2

上颌结节	到第三磨牙的距离	平均厚度（mm）	标准差（mm）
腭侧缘（Tp）	e	4.6	1.7
	f	4.7	1.5
中心（Tc）	e	5.7	1.7
	f	5.4	1.3
颊侧缘（Tv）	e	3.8	1.7
	f	4.1	1.8

*：数据来自studer等的一项研究。该研究测量了31名患者（17名男性，14名女性）的硬腭及上颌结节的黏膜厚度。局部麻醉后使用带刻度的探针探测24个位点，包括18个硬腭位点和6个上颌结节位点（图5-1）。如表5-1所示，为不同位点黏膜的平均厚度和标准差（SD）。

注意：标准差（SD）表示数据的离散程度。例如，该研究中所有研究对象的尖牙区硬腭黏膜的厚度结果相似

质量方面

腭黏膜结缔组织的组成变异较大。胶原纤维的密度和交联程度，以及脂肪和腺体组织的比例均因人而异（图5-2）。结缔组织质量的差异不仅存在于个体间，也存在于个体内。在同一个体中，可以观察到两种结缔组织质量梯度的变化：

- 从表层到深层：结缔组织的密度从上皮下层到骨膜上层逐渐降低
- 从后牙到前牙：结缔组织的密度从磨牙区到尖牙区逐渐降低

上颌结节黏膜

数量方面

可切取面积

上颌结节较小，但在第三磨牙缺失的情况下可利用的面积增大，因此可作为理想的供区。通过改良切口设计，将切口延伸至牙弓末端牙齿腭侧的结缔组织，可进一步扩大移植组织瓣面积。然而，无论采用何种技术，上颌结节可切取的供体长度仍然相对有限。

可切取厚度

另外，上颌结节处黏膜虽然厚度更可观，但存在明显的个体差异（表5-1）。术前可通过局部麻醉下探诊及调整CBCT三维成像的对比度预测上颌结节黏膜的厚度。

质量方面

上颌结节移植组织瓣的成分具有高度一致性，其组织致密，与硬腭处移植组织瓣相比具有更庞大的胶原纤维交联网，因此具有显著的机械耐受性和尺寸稳定性。

上颌结节的血供与缺牙区牙槽嵴类似，由直径较小的骨膜上血管构成。在组织学上，其结缔组织毛细血管的密度低于腭部。当术区条件欠佳（例如移植组织瓣暴露于无血供区域时），上颌结节的移植组织瓣由于难以进行血运重建并不适合应用。因此，在采用上颌结节移植组织瓣的牙周整形手术中，应完全埋入移植结缔组织瓣，以防止其坏死。

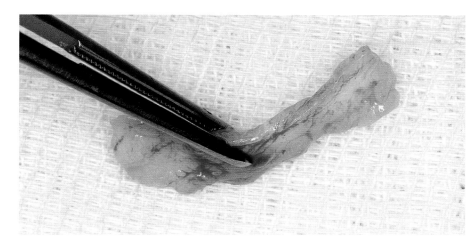
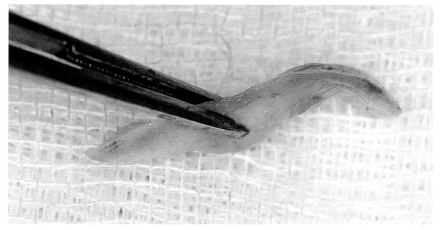

图5-2　**脂肪移植组织瓣与纤维移植组织瓣。**

图中的移植结缔组织瓣由同一术者采用相同的手术技术从两名不同患者的相同区域获得。左图移植结缔组织瓣几乎完全由脂肪组织构成，其胶原纤维排列紊乱，难以形成框架结构。此类型的移植组织瓣质量欠佳：质地脆弱；一旦暴露很快坏死；术后增厚的牙龈生物型极易改建变薄。右图移植组织瓣含有较多纤维组织，其胶原纤维致密且相互交联形成网络结构，脂肪组织所占比例非常有限。此类型的移植组织瓣具有出色的机械性能，表现出很强的抗撕裂性（特别是在进针时），并且能够耐受术中反复地夹取以及穿入隧道瓣时的牵拉。此外，即使移植组织瓣暴露也不易坏死。其改建能力有限，术后增厚的牙龈生物型相对稳定且可预期性好。

腭部移植组织瓣的切取
Harvesting from the Palate

目前有多种技术可用于切取腭部移植组织瓣，本书只介绍两种技术：单切口技术（创伤最小）和原位去上皮的游离龈瓣移植技术（创伤最大）。两者完全不同，却又相辅相成，都要学习者掌握（图5-3～图5-9）。

单切口技术

除非进行纵向切口，否则无法直视到切取区域。切取组织瓣所进行的多个切口均在腭黏膜表层下进行（图5-3）。此技术由Hürzeler和Weng于1999年提出。

优点

采用单切口技术切取移植组织瓣后，供区切口的龈缘密合，这意味着：

- 止血较快且血凝块稳定，因此术区出血风险低
- 术后创口一期愈合，故术后疼痛较轻

迄今为止，研究者开发出多种技术用于切取腭部结缔组织瓣，其中单切口技术创伤最小。

缺点

该技术操作难度较高，要进行专门培训。通过该技术切取的移植组织瓣的尺寸也较为局限：

- 移植组织瓣长度：实际操作中，受腭后部动脉的限制，移植组织瓣的后端通常止于第一磨牙远中邻面水平。当然，切取组织瓣的范围往往要根据腭部的解剖结构重新进行评估
- 移植组织瓣厚度：切取移植组织瓣时并不可以切取腭部组织的全部厚度，故可切取的移植组织瓣厚度有限。切取组织瓣后，腭部上皮必须保留至少1mm厚度，以确保表层组织瓣血供的连续性

此外，移植组织瓣的质量并不受切取方式的影响。

紧贴上皮下方的结缔组织质量最佳，然而单切口技术恰恰无法切取该处组织。

适应证

由于单切口技术的微创性，必须掌握并常规使用。该技术适用于本书中讨论的所有移植组织瓣术式。然而，由于该技术切取的移植组织瓣质量不稳定，当移植组织瓣可能暴露时，最好按部就班使用原位去上皮的游离龈瓣移植技术。

手术步骤

切取移植组织瓣

1. 切取步骤（图5-4）始于使用含肾上腺素的麻药进行腭部局部浸润麻醉，确保手术过程中视野清晰。切口1垂直于骨面，从牙颈部根方约3mm（距龈缘约3mm）的腭侧角化黏膜开始。该切口的近远中向长度应略长于所需的移植组织瓣长度

2. 切口2沿切口1进入，刀片平行于腭黏膜表面，保持表层瓣厚度至少1mm。这种预防措施可防止表面组织在愈合期间坏死。该切口（向根方）的深度应略微超过所需的移植组织瓣宽度

3. 切口3平行于切口2，长度和深度与之相同，虽然更靠近深层但不直达骨面。切口3和切口2之间的距离决定了移植组织瓣的厚度

4. 切口4位于移植组织瓣的近中末端。刀片沿切口2进入，于移植组织瓣近中末端回转90°指向骨面，切至切口3水平

5. 切口5与切口4类似，在移植组织瓣的远中末端进行

6. 切口6将移植组织瓣彻底分离。刀片由切口2进入，于移植组织瓣根方倾斜45°指向骨面，并沿其长轴切至切口3水平

7. 至此，移植组织瓣与腭部组织彻底分离，用镊子将移植组织瓣轻柔地取出，置于生理盐水中

术区关闭与止血

该术式切取移植组织瓣后，供区创缘贴合，简单的缝合即可严密关闭创口（图5-5）。多种缝合技术皆可使用。缝线打结时应稍微压迫表层瓣以确保快速、可靠的止血。这里提出的三角缝合技术符合这些要求，并且更快捷省时。根据移植组织瓣的长度，要缝合1~3针。操作步骤如下：

1. 缝合从供区的根方基底开始。缝合要避开切取移植组织瓣后供区组织最脆弱的，同时又是血供最差、最容易缺血的位置。故缝线从供区根方末端进针，沿供区长轴距进针点约1cm处出针

2. 夹取缝线，缝针尖端指向龈缘黏膜，由牙间区黏膜深处进针，腭侧龈乳头中心出针

3. 缝线打结时适度加压

术区保护

供区创面由上皮层覆盖，为创口提供了有效的保护。该技术可有效降低术后出血和术后疼痛的发生率及程度。也可以使用腭护板，但通常并无必要。

图5-3　使用单切口技术切取移植结缔组织瓣的关键步骤。

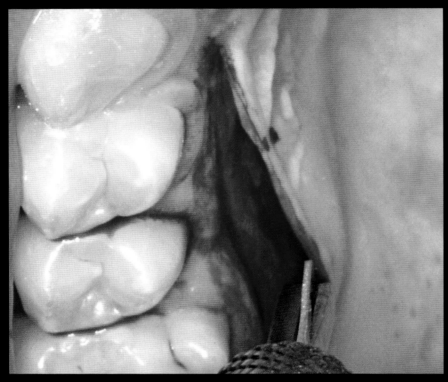

切口2。

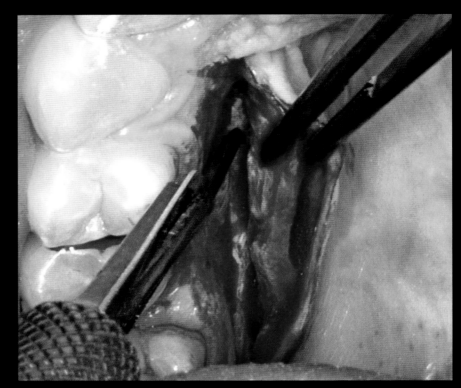

切口3。

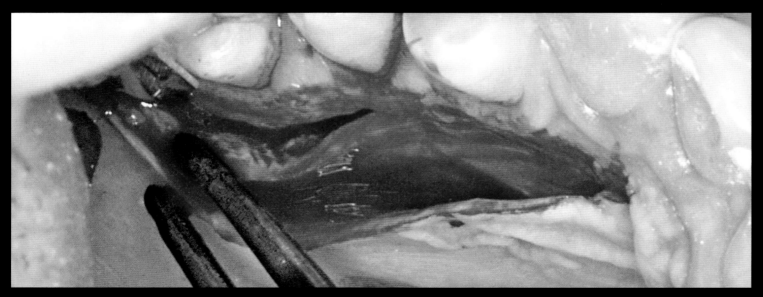

通过切口2、切口3将移植组织瓣与腭黏膜表层和深层进行分离。接下来，还要在近中、远中及根方做切口以完
全剥离移植组织瓣。

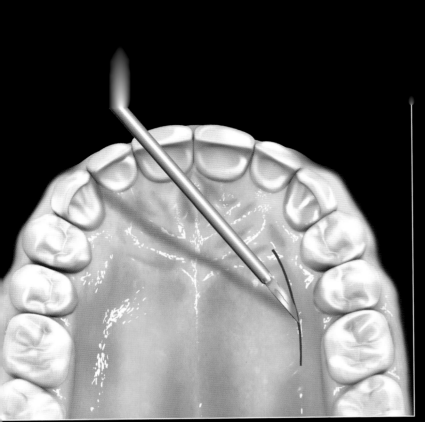
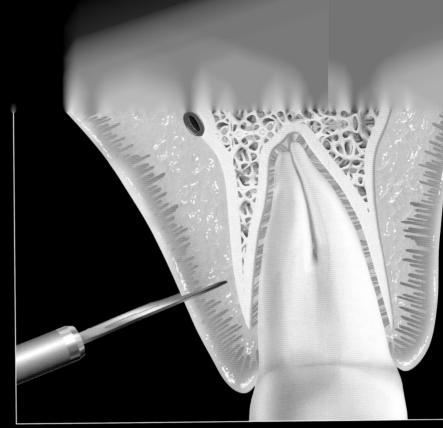

1垂直于骨面，从牙颈部根方纵向延伸约3mm（距龈缘约3mm）的腭侧角化黏膜开始。该切口的近远中向
应略长于所需的移植组织瓣长度。

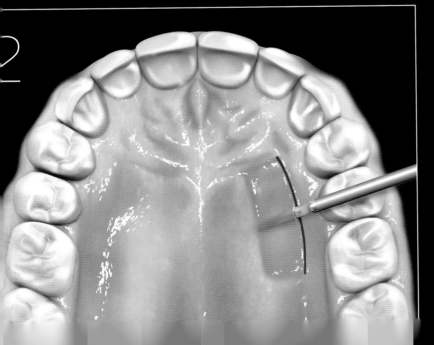
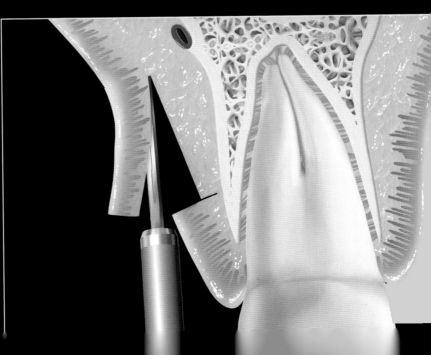

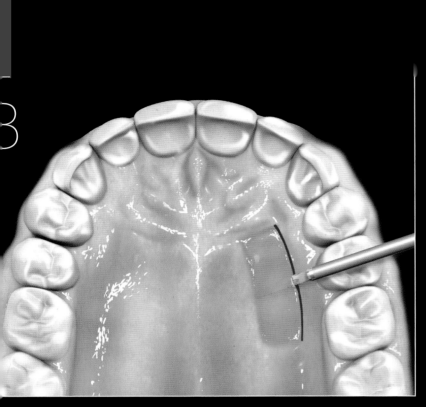

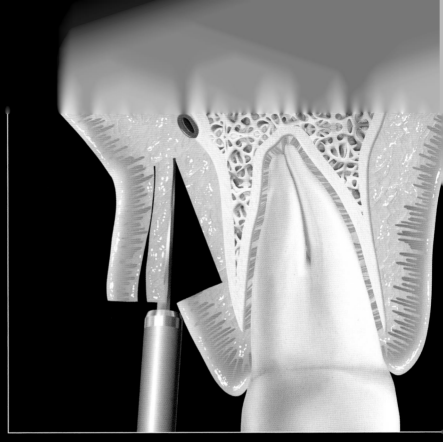

3平行于切口2，长度和深度与之相同，虽然更靠近深层但不直达骨面。切口3和切口2之间的距离决定了移植组织瓣的厚度。

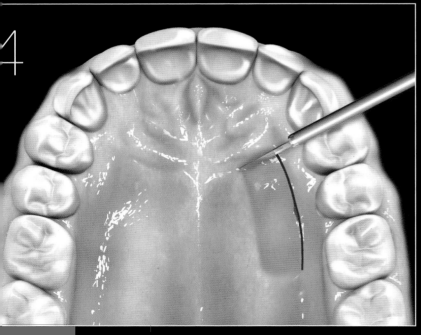

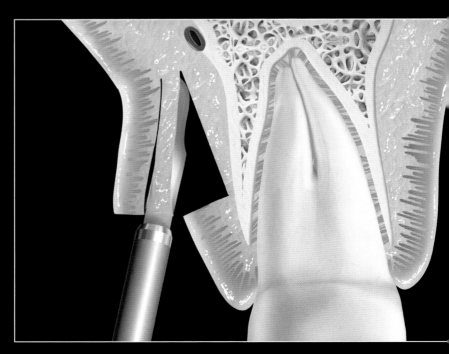

只瓣的近中末端

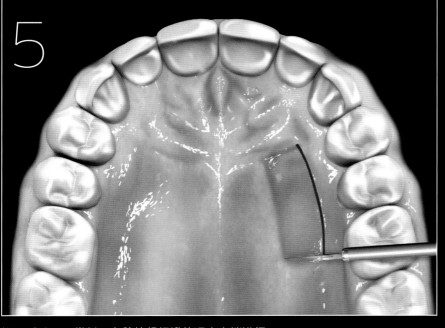

切口5与切口4类似，在移植组织瓣的远中末端进行。

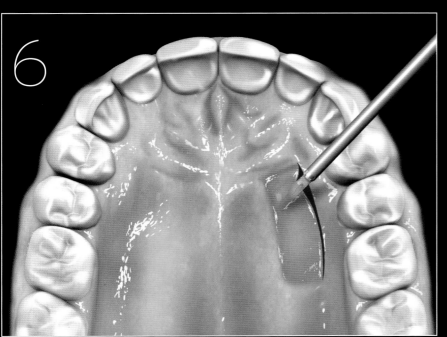

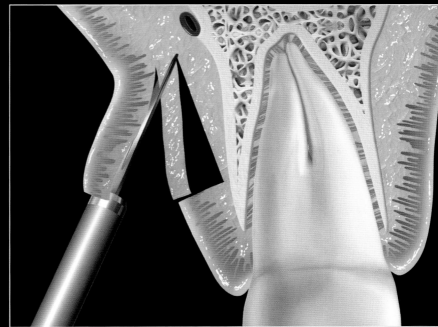

切口6将移植组织瓣彻底分离。刀片由切口2进入，于移植组织瓣根方倾斜45°指向骨面，并沿其长轴切至切口3

图5-4（续）

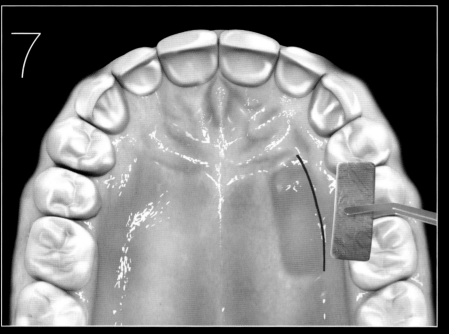

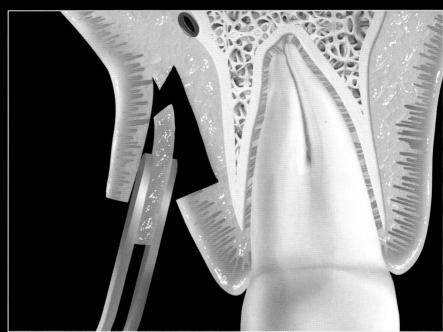

至此，移植组织瓣与腭部组织彻底分离，用镊子将移植组织瓣轻柔地取出，置于生理盐水中。

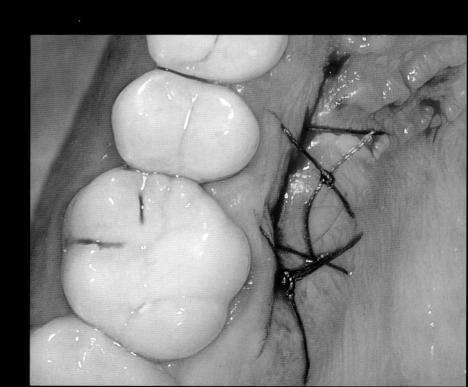

图5-5 单切口技术切取移植组织瓣后供区创口关闭情况。

右图为使用单切口技术从腭部切取移植组织瓣后的供区照片。 可观察到采用三角缝合技术缝合两针后， 供区创缘贴合。此种缝合方式简单、快捷，可实现创口端端愈合。 缝线打结时向深层轻微压迫表层瓣，以避免表层瓣终末端医源性缺血。

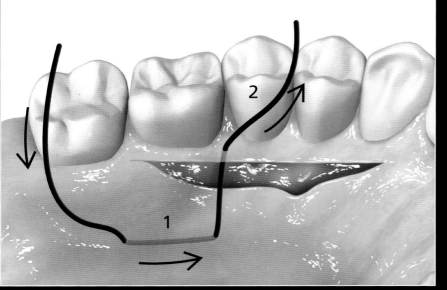
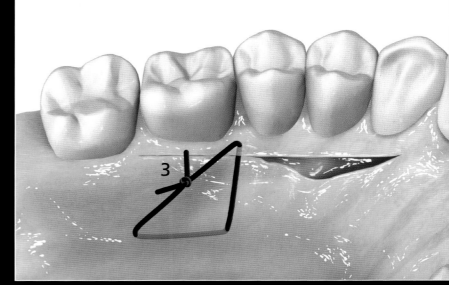
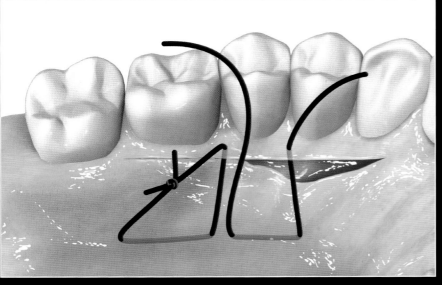
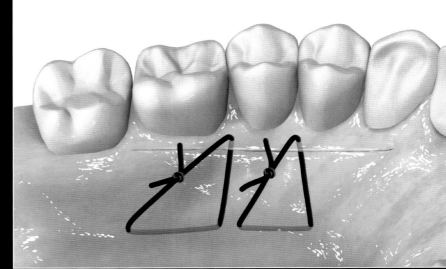

三角缝合技术步骤：

1. 从供区根方末端进针，远离移植组织瓣断端边缘。缝针穿过信封结构表层瓣，沿供区长轴距进针点1cm处出针

2. 夹取缝针，缝针尖端指向龈缘黏膜，由牙间区黏膜深处进针，腭侧龈乳头中心出针

3. 缝线打结时适度加压

原位去上皮的游离龈瓣移植技术

这种移植组织瓣的切取方式类似于经典的上皮结缔组织移植瓣。不同的是，该移植组织瓣须在与供区组织分离前去除上皮，仅保留结缔组织。

优点

- 原位去上皮的游离龈瓣移植技术简单易学。操作基础且手术部位表浅
- 原位去上皮可避免镊子对移植组织瓣的创伤性操作，而在术中去除游离龈瓣的上皮时，必须用镊子牢固地夹持龈瓣
- 由于术中直接切取了上皮下结缔组织，该技术制备的移植组织瓣往往质量最佳。移植组织瓣位置表浅，可适当向后延伸切口以切取更长的移植组织瓣。然而，切口的长度仍取决于移植组织瓣的厚度、宽度以及腭穹隆高度

缺点

- 由于供区创口开放，相比单切口技术，血凝块难以黏附，可能导致止血困难
- 由于创口为二期愈合，术后疼痛的概率较高。为降低术后出血及疼痛的风险，建议使用保护装置（例如腭护板或复合树脂塞治剂）

适应证

该技术切取的移植结缔组织瓣质量可控，预后良好。因此，它尤其适用于需要移植组织瓣高度完整的手术（例如移植组织瓣须暴露的案例）。然而，鉴于术后护理要求更高，不建议常规使用此技术。

手术步骤

切取移植组织瓣

1. 切取前使用不含血管收缩剂的麻药进行局部浸润麻醉。做4个垂直于腭表面的表浅切口，切口深度应恰好到达结缔组织并彼此略微重叠。根据移植组织瓣的目标尺寸设计4个切口的位置和长度，使切口形成的四边形与移植组织瓣形状匹配。这些切口出血量很小，使供区轮廓清晰，便于观察（图5-6）

2. 使用骨膜分离器或在冲洗下使用粗颗粒的大直径金刚砂球钻去除供区表面的上皮组织（图5-7）。肉眼很难判断上皮是否被充分去除，这也是之前使用不含血管收缩剂麻药的原因。在原位去上皮的过程中，整个供区出现弥漫性表面渗血标志着去上皮化已经完成

3. 此时在供区周围注射含肾上腺素的溶液。加深4个初始切口，但不能抵达骨面。如果初始切口过深，移植组织瓣仅靠基底部固定，在去上皮化的过程中可能会轻微晃动

4. 第5个切口平行于腭黏膜表面，经由靠近牙齿冠方的纵向切口进入结缔组织瓣深层向根方移行。此切口相对于腭黏膜表面的位置决定了移植组织瓣的厚度。最后，用镊子将完全分离的移植组织瓣取出

术区关闭与止血

由于该技术去除了腭黏膜上皮层，因此供区创面不可能关闭。故有必要放置加压的牙周塞治剂或保护装置。将复合树脂牙周塞治剂固定于供区创面边缘，是目前较为简单、有效的方法（图5-8）。

术区保护

与前文介绍的技术不同，该技术产生的供区创面没有保护性上皮层。创口在愈合过程中直接暴露于口腔环境，术后疼痛较为明显，并可持续7~15天。除了影响创口愈合的常见因素（例如吸烟和糖尿病）外，疼痛似乎随着切口的加深而显著增加。因此，建议尽可能地保留骨膜上组织。全身使用镇痛药物（必要时可使用可待因），联合局部佩戴保护装置，可有效减轻术后疼痛。因此，术中使用的复合树脂压迫止血装置不仅可以止血，也同时起到镇痛作用。

图5-6 切取原位去上皮的游离龈瓣移植技术的手术步骤。

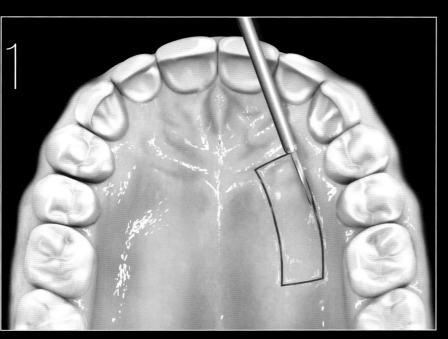
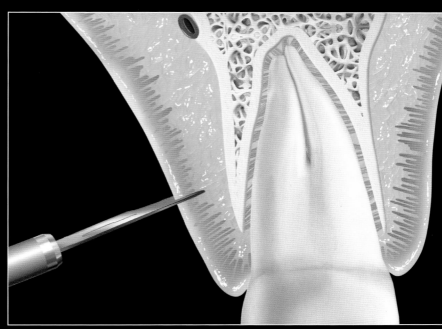

使用不含血管收缩剂的麻药进行局部浸润麻醉。做4个垂直于腭表面的表浅切口，切口深度应恰好到达结缔组织并彼此略微重叠。根据移植组织瓣的目标尺寸设计4个切口的位置和长度，使切口形成的四边形与移植组织瓣形状匹配。这些切口出血量很小，使供区轮廓清晰，便于观察。

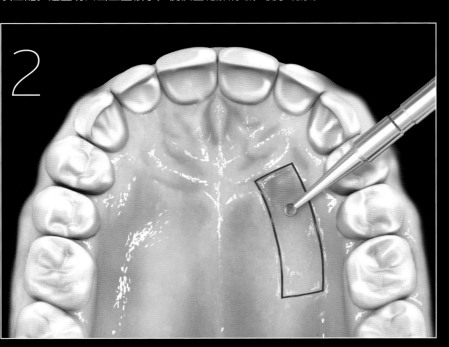
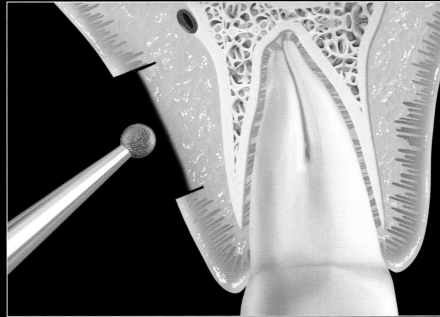

使用骨膜分离器或在冲洗下使用粗颗粒的大直径金刚砂球钻去除供区表面的上皮组织。在原位去上皮的过程中，整个供区出现弥漫性表面渗血标志着去上皮化已经完成。

图5-6（续）

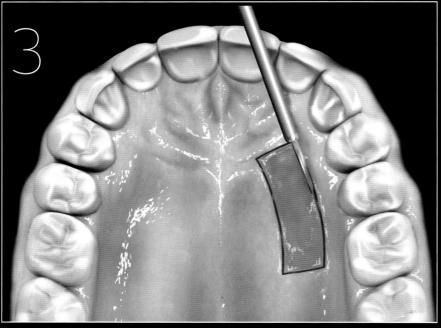

此时在供区周围注射含肾上腺素的溶液。加深4个初始切口，但不能抵达骨面。

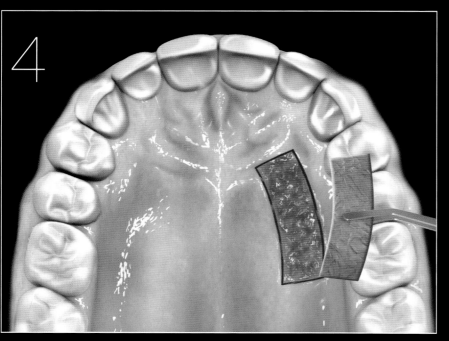

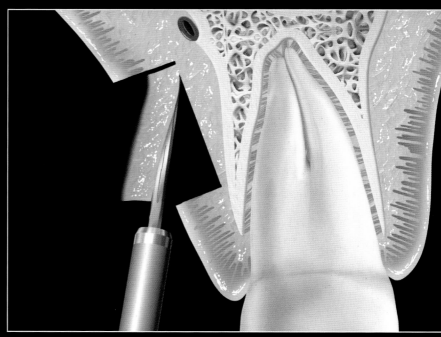

第5个切口平行于腭黏膜表面，经由靠近牙齿冠方的纵向切口进入结缔组织瓣深层向根方移行。此切口相对于腭

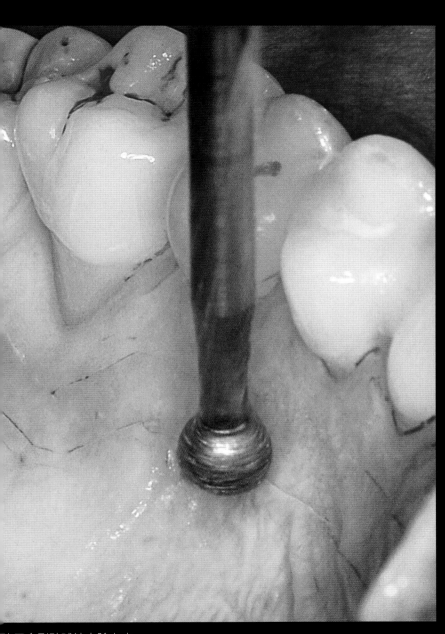

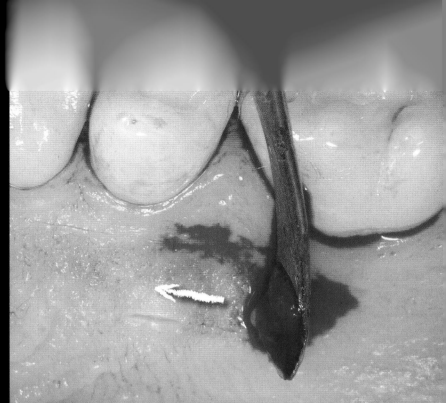

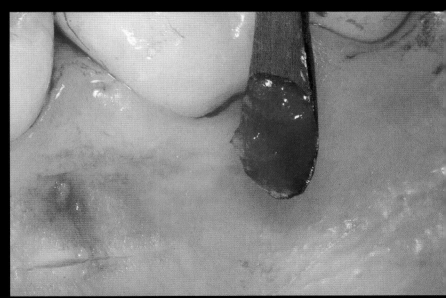

使用金刚砂球钻去除上皮。

使用安装在手机上的粗颗粒金刚砂球钻去除上皮组织，术中需要大量生理盐水冲洗。手机低速旋转，在机械去除上皮的同时减少产热。磨除的上皮组织皮冲洗液冲走，肉眼无法清楚识别。经验表明，当整个供区出现弥漫性渗血

使用骨膜分离器去除上皮。

上图所示为使用骨膜分离器（P24GSP，Hu-Friedy）刮除上皮组织。下图所示为去除的上皮层逐渐堆积在器械的凹陷区。使用这种方法，可以直观量化去上皮的过程。经验表明，当整个供区出现弥漫性渗血时，说明黏膜固有层已经触及，此时即

图5-8 使用固定的复合树脂牙周塞治剂保护腭部供区。

在切取游离龈瓣后，最好对腭部供区施以保护措施，以降低出血风险，同时减轻术后疼痛。患者普遍反映传统的腭护板佩戴不便，难以适应。此外，腭护板还需要术前设计和额外的制作成本。相比之下，用缝线固定的流体树脂敷料可即时制作，简单实用，经济舒适。流体树脂敷料表面光滑，厚度适中，患者体验感较好。右图中叠加显示的锯齿形图案演示了用于固定流体树脂敷料的缝线穿行路径。流体树脂沉积在缝线上下，光固化后实现敷料的真正固定。

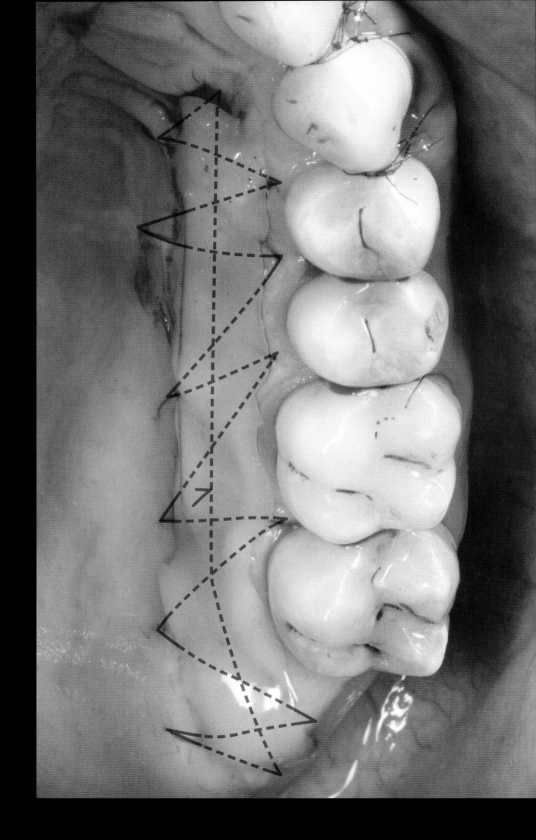

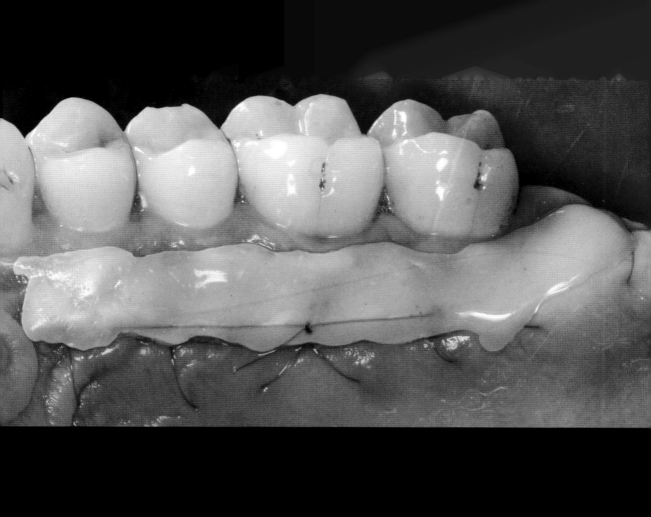
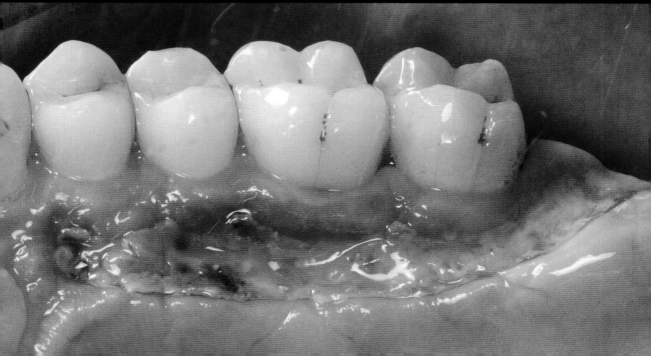

几乎没有胶原组织的脂肪移植组织瓣。

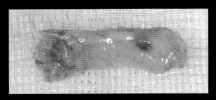

采用单切口技术切取的结缔组织移植瓣。由于个体间的解剖学差异，尽管取自同一区域，移植组织瓣中的脂肪组织及致密胶原纤维的含量也会不同。

胶原纤维网络稀疏、脂肪组织含量极少的移植组织瓣。

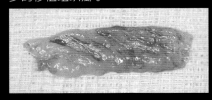

胶原纤维网络致密、脂肪组织含量极少的移植组织瓣。

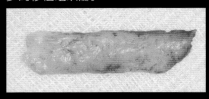

表层瓣

上皮

上皮下结缔组织

结缔组织

移植组织瓣

脂肪区

质量梯度

采用单切口技术制备移植组织瓣时，为避免表层瓣的坏死，必须保留至少1mm厚的表层组织。

谨记，只有在上皮下结缔组织保留血供时，上皮细胞才能存活。因此，供区表层瓣必须保留部分结缔组织。

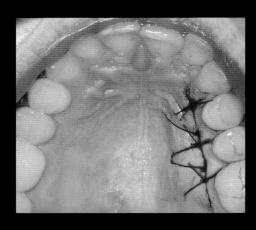

使用单切口技术切取移植组织瓣后的供区状况。

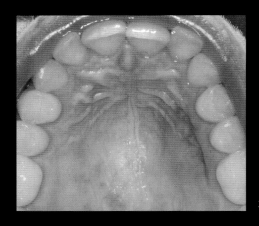

术后1周一期愈合。

图5-9　单切口技术vs原位去上皮的游离龈瓣移植技术。

原位去上皮的游离龈瓣移植技术

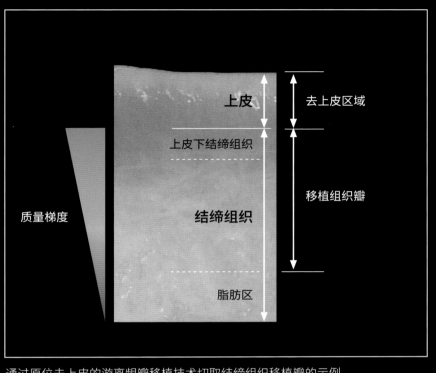

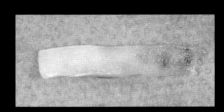

采用原位去上皮技术切取移植组织瓣，可切取最优质的结缔组织层，同时保留质量较差的深层组织。

通过原位去上皮的游离龈瓣移植技术切取结缔组织移植瓣的示例。

通过这种方式切取的移植组织瓣都具有明显的特性：脂肪组织含量少、胶原网络致密。

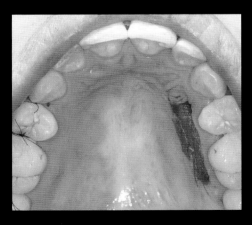

切取移植组织瓣后的供区状况。创面覆盖胶原基止血材料，并应用交叉缝合进行固定。并未使用额外保护措施。

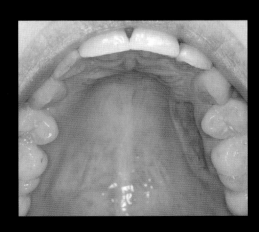

术后1周二期愈合。供区底部由肉芽组织和纤维蛋白凝块充填。在没有保护装置的情况下，术后疼痛较为明显。

上颌结节移植组织瓣的切取
Harvesting from the Tuberosity

取自上颌结节的软组织类似于上皮-结缔组织瓣；不同的是，其在分离前去除上皮仅保留结缔组织。

优点

- 取自上颌结节的移植结缔组织瓣富含致密的纤维组织，可维持长期的尺寸稳定性，具有明显的优势
- 术后疼痛轻微，明显轻于腭部
- 上颌结节的血供与缺牙区牙槽嵴类似，由直径较小的骨膜上血管构成；在组织学上，其结缔组织的毛细血管密度低于腭部，因此较少发生出血性并发症

缺点

- 即使第三磨牙缺失，上颌结节表面积依然较小。通过改良切口设计，将切口延伸至牙弓末端牙齿腭侧的结缔组织，可以扩大移植组织瓣面积。然而，无论采用何种技术，上颌结节可切取的供体长度仍然相对有限
- 上颌后部区域手术入路困难，通常要使用带角度的显微刀片

适应证

上颌结节移植组织瓣因其解剖结构的特殊性，更适合被分割为微小移植组织瓣。鉴于其大小及组织学特征，应避免移植组织瓣的暴露。由于上颌结节结缔组织中血管明显少于腭部，在术区条件欠佳时（例如移植组织瓣暴露），其血运重建能力较差。因此，应绝对避免移植组织瓣的暴露。

手术步骤

切取移植组织瓣

1. 使用含血管收缩剂的麻药进行局部麻醉。对于简单上颌结节移植组织瓣的切取，仅需要垂直于上颌结节表面做4个略微重叠的表浅切口。在改良上颌结节移植组织瓣的切取中，纵向切口延伸至最后一颗磨牙远中面的腭侧。腭部的切口不再垂直于骨面，而与骨面成30°（图5-10）

2. 在上颌结节区使用金刚砂球钻操作困难，且可能会损伤牙弓末端磨牙的牙冠，因此仅使用骨膜分离器去除供区表面的上皮。因为上颌结节结缔组织血管化程度很低，所以很难肉眼评估去上皮化是否充分。一般刮除厚度约为1mm

3. 加深初始切口，但不能抵达骨面。如果初始切口过深，移植组织瓣仅靠基底部固定，在去上皮过程中会轻微晃动，这会增加手术难度，降低手术精确度

4. 沿纵向切口向深层做平行于骨面的第5切口，彻底分离移植组织瓣

术区关闭与止血

术区无须关闭。如果出血较多，可放置止血剂并用交叉缝合固定。

术区保护

无须保护。

图5-10　上颌结节结缔组织瓣切取的简单切口及延长切口。

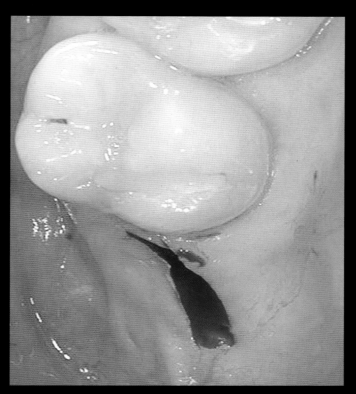

简单的上颌结节结缔组织瓣切取。

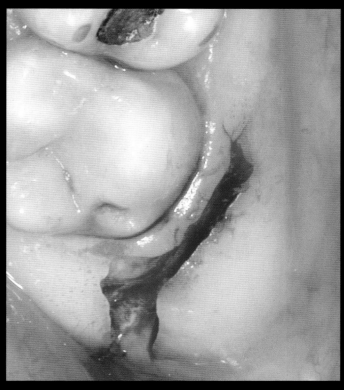

改良的上颌结节结缔组织瓣切取。

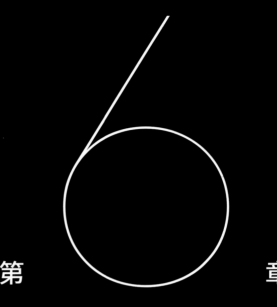

第6章

扬帆启航，稳步前行
Getting Started and Forging Ahead

手术设计与治疗程序
Designing and Sequencing the Treatment

治疗方案设计

首先将椅旁检查和术前照片等临床资料进行收集并分析，以确定治疗步骤及治疗程序。术前评估表（图6-1），用以指导临床医生完成以下步骤：

- 收集相关临床细节
- 确定治疗目标
- 选择最合适的干预手段
- 确定治疗程序

术前处理

术前处理的选择因临床情况而异。图6-2概述了不同治疗阶段及其治疗程序的时间轴。

牙周状况

通常只有在牙周组织健康的情况下才能进行牙周手术，这一点在隧道瓣中尤其重要。因为在隧道瓣术中牙龈要受到机械应力，如果发炎极易被撕裂。因此，术前必须保证牙周组织健康无炎症。牙周治疗方案要系统性实施，治疗的方式和时间顺序也会因牙周状况而异：

- 对于牙周炎，术前2个月要开始牙周非手术治疗。包括口腔卫生宣教、洁治、根面平整、牙面及根面抛光
- 对于牙龈炎，术前1个月进行牙周维护治疗。包括口腔卫生宣教、洁治、牙面及根面抛光

1.相关临床细节

手术禁忌证

☐ 绝对禁忌（例如心脏瓣膜病、放疗史）：＿＿＿＿＿＿＿＿＿＿＿＿

☐ 相对禁忌（例如吸烟、不稳定型糖尿病）：＿＿＿＿＿＿＿＿＿

退缩类型

☐ Ⅰ类：＿＿＿＿＿＿＿＿＿＿＿＿＿＿＿＿＿＿＿＿＿＿＿＿

☐ Ⅱ类：＿＿＿＿＿＿＿＿＿＿＿＿＿＿＿＿＿＿＿＿＿＿＿＿

☐ Ⅲ类：＿＿＿＿＿＿＿＿＿＿＿＿＿＿＿＿＿＿＿＿＿＿＿＿

☐ Ⅳ类：＿＿＿＿＿＿＿＿＿＿＿＿＿＿＿＿＿＿＿＿＿＿＿＿

相关牙体解剖异常

☐ 根面缺损：＿＿＿＿＿＿＿＿＿＿＿＿＿＿＿＿＿＿＿＿＿＿

☐ 冠根面缺损：＿＿＿＿＿＿＿＿＿＿＿＿＿＿＿＿＿＿＿＿

☐ 根面复合树脂充填体：＿＿＿＿＿＿＿＿＿＿＿＿＿＿＿＿

☐ 冠根面复合树脂充填体：＿＿＿＿＿＿＿＿＿＿＿＿＿＿

治疗适应证

☐ 美观要求

☐ 减轻牙齿敏感症状

☐ 促进口腔卫生维护

☐ 正畸或局部固定修复前增厚牙龈生物型

风险因素评估

☐ 牙根位置：＿＿＿＿＿＿＿＿＿＿＿＿＿＿＿＿＿＿＿＿＿

☐ 牙周生物型：＿＿＿＿＿＿＿＿＿＿＿＿＿＿＿＿＿＿＿＿

☐ 系带附着：＿＿＿＿＿＿＿＿＿＿＿＿＿＿＿＿＿＿＿＿＿

☐ 机械创伤：＿＿＿＿＿＿＿＿＿＿＿＿＿＿＿＿＿＿＿＿＿

☐ 牙周炎症

  – 牙龈炎：＿＿＿＿＿＿＿＿＿＿＿＿＿＿＿＿＿＿＿

  – 牙周炎：＿＿＿＿＿＿＿＿＿＿＿＿＿＿＿＿＿＿＿

☐ 医源性因素：＿＿＿＿＿＿＿＿＿＿＿＿＿＿＿＿＿＿＿

决策树相关临床数据

☐ 余留角化龈宽度：＿＿＿＿＿＿＿＿＿＿＿＿＿＿＿＿＿

☐ 前庭沟深度：＿＿＿＿＿＿＿＿＿＿＿＿＿＿＿＿＿＿＿

☐ 牙龈生物型：＿＿＿＿＿＿＿＿＿＿＿＿＿＿＿＿＿＿＿

☐ 根面缺损：＿＿＿＿＿＿＿＿＿＿＿＿＿＿＿＿＿＿＿＿

牙间接触点

☐ 紧接触：＿＿＿＿＿＿＿＿＿＿＿＿＿＿＿＿＿＿＿＿＿

☐ 轻接触：＿＿＿＿＿＿＿＿＿＿＿＿＿＿＿＿＿＿＿＿＿

☐ 无接触：＿＿＿＿＿＿＿＿＿＿＿＿＿＿＿＿＿＿＿＿＿

2.治疗目标

☐ 减少可逆性的风险因素：＿＿＿＿＿＿＿＿＿＿＿＿＿＿＿＿

☐ 预期的根面覆盖：

  – 部分 ＿＿＿＿＿＿＿＿＿＿＿＿＿＿＿＿＿＿＿＿＿＿

  – 全部 ＿＿＿＿＿＿＿＿＿＿＿＿＿＿＿＿＿＿＿＿＿＿

☐ 增加角化龈宽度：＿＿＿＿＿＿＿＿＿＿＿＿＿＿＿＿＿＿＿

☐ 增厚牙龈生物型：＿＿＿＿＿＿＿＿＿＿＿＿＿＿＿＿＿＿

＿＿＿＿＿＿＿＿＿＿＿＿＿＿＿＿＿＿＿＿＿＿＿＿＿＿＿

＿＿＿＿＿＿＿＿＿＿＿＿＿＿＿＿＿＿＿＿＿＿＿＿＿＿＿

☐ 维持膜龈联合水平/前庭沟深度：＿＿＿＿＿＿＿＿＿＿＿＿＿

图6-1 术前评估表，包括了从收集术前临床资料到实施治疗策略的全过程。

3.最合适的干预手段

☐ 暴露式移植组织瓣：＿＿＿＿＿＿＿＿＿＿＿＿＿ ☐ 复位瓣：＿＿＿＿＿＿＿＿＿＿＿＿＿＿

☐ 埋入式常规移植组织瓣：＿＿＿＿＿＿＿＿＿＿ ☐ 复合术式：＿＿＿＿＿＿＿＿＿＿＿＿

☐ 埋入式微小移植组织瓣：＿＿＿＿＿＿＿＿＿＿

```
┌──────────────────────────────────┐     ┌──────────────────────┐
│         角化龈宽度≥3mm            │     │    角化龈宽度<3mm     │
└──────────────────────────────────┘     └──────────────────────┘
        ↓              ↓                            │
  ┌──────────┐   ┌──────────┐                       │
  │  深前庭沟 │   │  浅前庭沟 │───────────┐           │
  └──────────┘   └──────────┘           │           │
        ↓              ↓                 │           │
  ┌──────────┐   ┌──────────┐            │           │
  │ 厚龈生物型 │   │ 薄龈生物型 │──────┐     │           │
  └──────────┘   └──────────┘      │     │           │
        │    ┌──────────┐          │     │           │
        └───→│  根面缺损 │──┐        │     │           │
             └──────────┘  │        │     │           │
        ↓                  ↓        ↓     │           ↓
  ┌──────────┐   ┌─────────────────────┐  ┌──────────────────────┐
  │  复位瓣   │   │   埋入式移植组织瓣    │  │   暴露式移植组织瓣     │
  │           │   │ ┌────────┐┌───────┐ │  │                      │
  │           │   │ │ 微小瓣 ││ 常规瓣 │ │  │                      │
  └──────────┘   │ └────────┘└───────┘ │  └──────────────────────┘
                 └─────────────────────┘
```

4. 治疗程序

术前处理

☐ 减少可逆性风险因素：＿＿＿＿＿＿＿＿＿＿＿＿

☐ 牙周治疗

  – 牙周维护治疗：＿＿＿＿＿＿＿＿＿＿＿＿

  – 洁治和根面平整：＿＿＿＿＿＿＿＿＿＿

☐ 牙体修复

  – 去除根面复合树脂充填体：＿＿＿＿＿＿

  – 去除冠根面复合树脂充填体：＿＿＿＿＿

  – 牙冠重建修复：＿＿＿＿＿＿＿＿＿＿

外科手术

☐ 加强牙间接触点：＿＿＿＿＿＿＿＿＿＿＿

☐ 制备隧道瓣：＿＿＿＿＿＿＿＿＿＿＿＿＿

☐ 切取移植结缔组织瓣的方式：＿＿＿＿＿＿

☐ 缝合技术：＿＿＿＿＿＿＿＿＿＿＿＿＿＿

☐ 其他相关外科手术（例如系带切除术）：＿＿＿＿

＿＿＿＿＿＿＿＿＿＿＿＿＿＿＿＿＿＿＿＿＿＿

＿＿＿＿＿＿＿＿＿＿＿＿＿＿＿＿＿＿＿＿＿＿

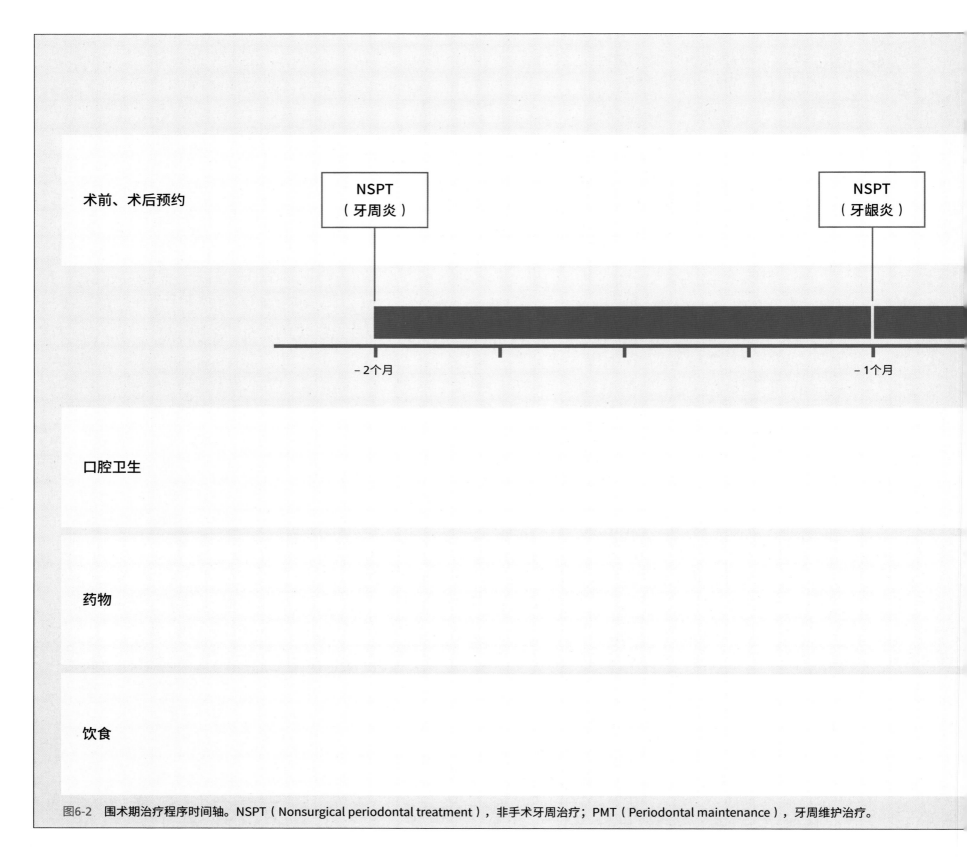

图6-2　围术期治疗程序时间轴。NSPT（Nonsurgical periodontal treatment），非手术牙周治疗；PMT（Periodontal maintenance），牙周维护治疗。

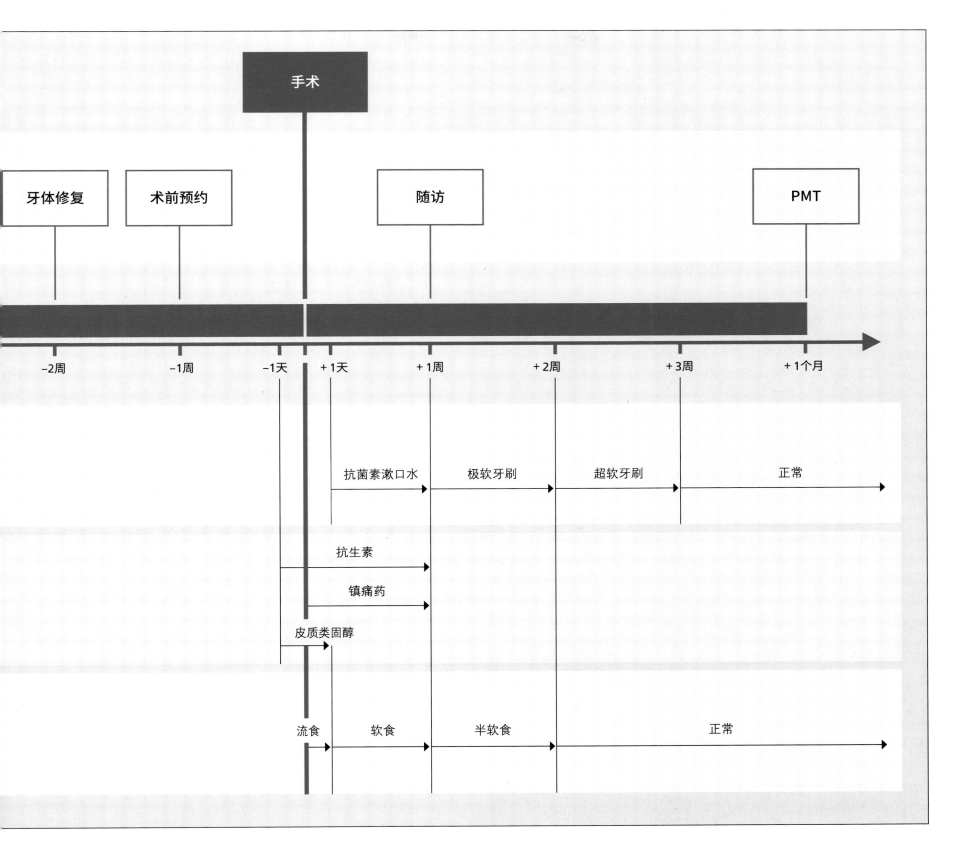

牙体修复

处理冠根面牙体缺损和牙颈部复合树脂充填体时应尽量保守。

- 冠根面牙体缺损导致釉牙骨质界（CEJ）消失，不利于根面的恢复。冠部的缺损必须用复合树脂进行充填修复
- 必须用金刚砂球钻或超声器械完全去除根面的复合树脂充填体，然后用超声器械进行细致的根面处理，尽可能多地去除树脂和残余粘接剂
- 如果冠根面复合树脂充填体在美学和密闭性方面无可指摘，则可进行部分修改，仅保留牙冠部分的充填体；相反，如果复合树脂充填体质量不合格则应全部去除，并重新修复牙冠部分

牙体修复的理想时间是术前2周，即在牙周治疗和牙周整形手术之间。

术前预约

术前1周，由专门人员预约患者签署知情同意书（图6-3），告知患者术前、术后注意事项（图6-4），以及开具可能需要的处方单（图6-5）。

膜龈手术知情同意书

我.......................（签名者），

确认.......................医生已告知我如下事项：

– 我的牙周状况表明出于美学和/或功能的目的行膜龈手术是合理的，但是也可以选择放弃治疗。
– 手术的效果取决于是否严格遵守所有术后建议以及是否定期进行牙周随访。
– 由于治疗存在风险，任何手术的效果都无法得到保证。

我确认我已经阅读了知情同意书附带的术后建议信息表。

我确认在与口腔医生进行口头交流后，我已经理解了计划实施手术的优点、缺点和风险。

我确认我已经询问了所有必要的问题，并在充分知情和理解的情况下决定进行手术。

日期：

地点：

签名：

图6-3　知情同意书示例（免责声明：本知情同意书仅供参考，不作为医学法律参考文件）。

干预手段

本书中介绍的术式手术过程持续30分钟至2小时，通常采用常规的局部麻醉方式。为了患者的舒适和手术的优化，通常要进行清醒镇静。此外，由于患者焦虑情绪减少，术后并发症的发生率似乎也显著降低。口腔门诊中的镇静操作要遵守每个地区的具体规定，镇静药物的摄入通常限制在口服和吸入途径。口服镇静药物可以在术前1天开始，并在手术当天继续使用。药物起效速率、作用持续时间和感受到的效果强度因人而异且很难预测，患者要在家中得到照顾和陪伴。

吸入法主要吸入以笑气为主的混合气体。这种镇静方法更适合在口腔门诊使用，因为其起效和失效均较为迅速。虽然理论上患者可以在术后独自离院，但最好能够有人陪伴乘车回家。

术后管理

1周后复诊

通常术后1周复诊拆除缝线。当深层组织愈合欠佳时，缝线可再保留1周。

如果腭部有复合树脂塞治剂，也要将其拆除。

术前、术后注意事项
用于膜龈手术

术前第一天
用药：遵循处方建议。

手术当天早晨
用药：遵循处方建议。
营养：禁止空腹。

术后当天晚上
用药：遵循处方建议。
饮食：流食和冷食，避免进食酸性食物。
如果腭部出血：不要吐口水。不要冲洗。静坐放松。将四折的止血敷料压迫20分钟，然后轻轻取下敷料。如果持续出血，请拨打以下号码_____联系医生。
口腔卫生：不要清洁手术区域，非手术区域正常清洁（刷牙、必要时使用牙间隙刷）。
生活节奏：居家休息。

术后第一天
用药：遵循处方建议。
饮食：流食和冷食，避免进食酸性食物。
如果腭部出血：不要吐口水。不要冲洗。静坐放松。将四折的止血敷料压迫20分钟，然后轻轻取下敷料。如果持续出血，请拨打以下号码_____联系医生。
口腔卫生：用干净的手指涂抹抗菌凝胶来清洁手术区域。非手术区域正常清洁（刷牙、必要时使用牙间隙刷）。
生活节奏：避免运动。

从术后第二天至术后第一周
用药：遵循处方建议。
饮食：常温软食，避免进食酸性食物。
如果腭部出血：不要吐口水。不要冲洗。静坐放松。将四折的止血敷料压迫20分钟，然后轻轻取下敷料。如果持续出血，请拨打以下号码_____联系医生。
口腔卫生：含漱抗菌漱口水并用干净的手指涂抹抗菌凝胶以清洁手术区域。非手术区域正常清洁（刷牙、必要时使用牙间隙刷）。
生活节奏：避免运动。

术后第二周
饮食：常温半软食物，避免进食酸性食物。
口腔卫生：术后用极软（7/100）牙刷清洁手术区域。非手术区域正常清洁（刷牙、必要时使用牙间隙刷）。

术后第三周
饮食：正常。
口腔卫生：术后用超软（15/100）牙刷清洁手术区域。非手术区域正常清洁（刷牙、必要时使用牙间隙刷）。

之后
口腔卫生：按照医生指导常规刷牙齿及牙龈。
牙周随访：术后第一个月和术后每6个月进行一次牙周维持治疗。

图6-4　术前、术后注意事项示例。 免责声明：这些建议仅作为指南，不作为医学法律参考文件。

1个月后复诊及长期随访

术后1个月进行牙周维护治疗，此时移植组织已与深层组织紧密结合。炎症是导致术后牙龈退缩复发的、最重要的风险因素。为维持治疗效果，有必要对患者进行定期随访。根据患者的个人情况确定牙周维护治疗的频率。

一般认为，具有柔软刷毛和往复摆动式刷头的电动牙刷能更有效地控制菌斑，并减少不良刷牙习惯造成的伤害，因此应被广泛推荐。

处方单

- **阿莫西林片（500mg）**
  2片/次，早晚各一次
  术前一晚开始服用，持续8天

- **克林霉素片（300mg）**
  2片/次，早晚各一次
  术前一晚开始服用，持续8天

- **甲泼尼龙（4mg）**
  术前1天：2片/次，中午服用1次
  手术当天：2片/次，早上和中午各1次
  术后1天：1片/次，早上和中午各1次

- **曲马多片**
  轻度至中度疼痛：服用1片
  强烈疼痛：服用2片，每天最多服用6片
  确保平均分配剂量，不要超过规定的剂量

- **氯己定含漱剂**
  每次含漱1分钟，每天早上、中午和晚上各1次
  术后第一天开始，持续6天

- **Elugel 凝胶**
  用干净的手指涂抹在手术部位
  术后的第一天开始，持续6天

- **极软（7/100）术后牙刷**
  术后第二周，Elugel凝胶浸泡刷毛后清洁术区

- **超软（15/100）术后牙刷**
  术后第三周，常规牙膏清洁术区

图6-5　健康人群进行牙周整形手术术后推荐用药的处方单示例。应严格控制药物使用适应证。

设备
Equipment

常规的手术器械并不适用于本书介绍的术式。手术的成功需要特殊的设备和器械，包括光学辅助设备、显微外科手术器械、特殊吸唾管和超细缝线。

光学辅助设备

可使用两种类型的光学设备：放大镜和显微镜。放大镜无疑是最便捷的光学辅助工具，在牙周整形手术中必不可少（图6-6和图6-7）。使用光学辅助设备可以达到以下效果：

- 术前和术中使用，有利于术者更精确地感知软硬组织的细节。更好的视野有助于对临床状况和手术过程的评估
- 补偿老花眼，几乎所有人在40岁之后，都会有近距离视力的丧失
- 采用符合人体工程学的工作姿势

放大镜有头戴式，可用头套或发带固定；

也有眼镜式，可直接架在鼻部上。根据其结构特征的不同，可分为伽利略放大镜和开普勒放大镜（图6-8）：

伽利略放大镜由一组散射透镜简单组合而成。这种结构使光线可以直接透过多个散射透镜，该系统中，放大倍数过高会导致图像失真，因此其放大倍数不超过3倍。

开普勒放大镜（棱镜式放大镜）的特征表现在光线从观察场景到眼睛经历了复杂的路径。光线在棱镜内经过多次反射，最终到达观察者的视网膜。与伽利略放大镜相比，开普勒放大镜复杂的光路设计增加了设备的重量，但同时也具有诸多优点：增大放大倍数范围，扩大视野，拓展景深（在同等放大倍数下）等。一般情况下，放大倍数为3~6倍。

建议先使用伽利略放大镜适应显微操作之后，再改用开普勒放大镜这一最佳选择进行牙周整形手术。

尽管会增加额外重量，但还是建议将放大镜与冷色温的LED灯搭配使用，这样可以在照亮术区的同时消除阴影。光源可安装在双眼之间或之上。

放大镜的光源是对手术灯的补充，但实际上可以完全取代手术灯。一般认为光强不超过30000lx时对眼睛是安全的。长时间暴露在蓝色LED灯光下可能会出现安全性问题，可以通过添加滤镜来改善。

显微外科手术器械

建议将手术器械收纳于专门的显微外科手术器械盒中，既实用又可以避免脆弱的工作尖被磨损。我们与Hu-Friedy公司合作设计了一款器械盒，专门用于收纳本书所述手术使用的所有器械（图6-9~图6-13）。

其中一些显微外科手术器械（手术刀柄、组织镊、持针器和剪刀）与传统手术中使用的器械相似，但尺寸较小，其他器械专门为

隧道瓣设计，具有特定的形状和角度。这些器械包括隧道刀、Allen Orban 龈切刀和骨膜分离器。隧道刀兼具骨膜分离器和手术刀的特点，它有一个面向深部组织的斜面刃部和一个面向浅层组织的"软区"。Allen Orban 龈切刀有双侧的工作端和斜面。骨膜分离器是非斜面器械，可以邻牙牙面为支点，松解唇颊侧的龈乳头。这些器械的综合运用贯穿手术的开始、切口的扩大，以及最终串联所有口袋瓣形成隧道瓣的全过程。

特殊吸唾管

吸唾管的使用在手术中非常重要。术中使用吸唾管，应在任何出血量的情况下均能保证术野清晰，同时避免破坏术区组织的完整性。因此，吸唾管的吸力和直径非常重要。

隧道瓣区域和供区具有完全不同的特征，吸唾管必须满足不同术区的特定需求。一方面，隧道瓣区域出血量少，但黏膜结构脆弱，必须保证操作的高精确度；另一方面，在切取移植结缔组织瓣的部位（尤其是腭部），出血量可能很大，但对精确度的要求不高。

带有嵌套式尖端的手术吸唾管（图6-14）使用起来非常方便。较大的尖端非常适用于供区，而较细的插入式尖端适用于更精细的隧道瓣区域。

超细缝线

带线缝针由两部分组成：缝线和引导缝线的缝针。缝线作为缝针的延续在针尾处与之相连。缝线选择要与预期用途的特性相匹配：如直径、结构、可吸收性和材料（图6-15～图6-19）。

常规缝线完全不适用于牙周整形手术。最合适的缝线规格是6-0和7-0，其中6-0更适合厚龈和中间型牙龈生物型，7-0非常适合薄龈生物型。不同于多股编织缝线，单股缝线可避免微生物和口腔液体通过毛细作用迁移至手术部位，大大降低了缝线引起的感染风险。此外，它们在愈合期间不会松弛，可提供持续的组织支撑。最后，它们表面顺滑不易折断，打结后牢固、可靠。

缝线包括可吸收线和不可吸收线。是否可吸收并不重要，因为缝线在开始降解之前就早已被拆除了。

多种材料都可用于制作缝线。为减少术后组织创伤，应选择生物相容性好的材料。在可供选择的小直径单股缝线材料中，聚偏二氟乙烯（Polyvinylidene fluoride，PVDF）聚合物的组织相容性表现优异。

为了优化操作并减少手术创伤，必须细心选择缝针的直径、弧度、外形和长度。一般认为，牙周整形手术中缝针的最佳组合之一是：长度12mm，3/8弧，针头截面为三角形且尖端锋利。

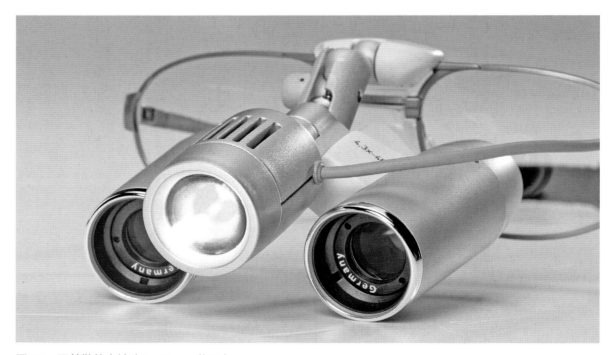

图6-6　开普勒放大镜（EyeMag，蔡司）。

开普勒放大镜的棱镜结构具有诸多优点，其中包括范围广泛的放大倍数等。开普勒放大镜是牙周整形手术的最佳选择，建议在使用伽利略放大镜习惯显微操作之后，再改用开普勒系统。放大镜的使用可显著提高术者在操控器械和评估软组织状态时的精确性。

视野

视野随着放大倍数的增加而减少。2.5倍的放大倍数下可以大致看到整个单颌牙弓；3.5倍的放大倍数下只显示一个象限；而超过4倍的放大倍数则将视野缩小到一组牙齿，甚至是一颗牙齿。

景深

景深是指焦点前后仍清晰的范围。景深随着放大倍数的增加而减小。因此，放大倍数较高时，景深明显减小。

工作距离或焦距

工作距离是指眼睛到视野中心的距离（被观察区和眼睛连线上清晰区域的中心）。对术者来说，合适的工作距离是固定的。如果为了适应不合适的工作距离而改变体位，就失去了放大镜的人体工程学优势。

盲点

盲点由光学系统框架的存在所致。

视角

视角是指术者在舒适体位时的水平面与视轴之间形成的角度。选择合适的角度可以让术者以符合人体工程学的体位使用放大镜观察术区。

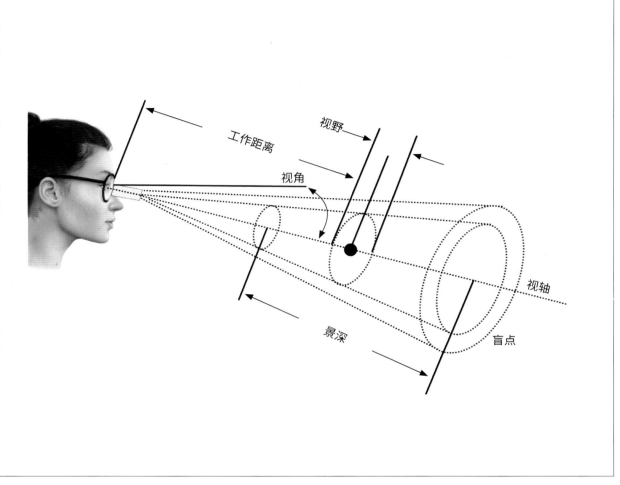

图6-7　手术放大镜相关概念示意图，以便使用者理解放大镜操作要点。

伽利略放大镜

该系统的特点是光线直线通过多个散射透镜。

开普勒放大镜

该系统的特点是光线从观察场景到眼睛经历了复杂的路径。光线在棱镜内经过多次反射，最终到达观察者的视网膜。

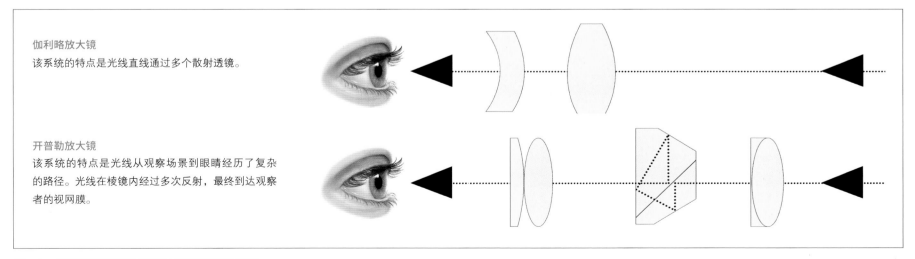

图6-8　伽利略和开普勒系统的光学装置示意图。

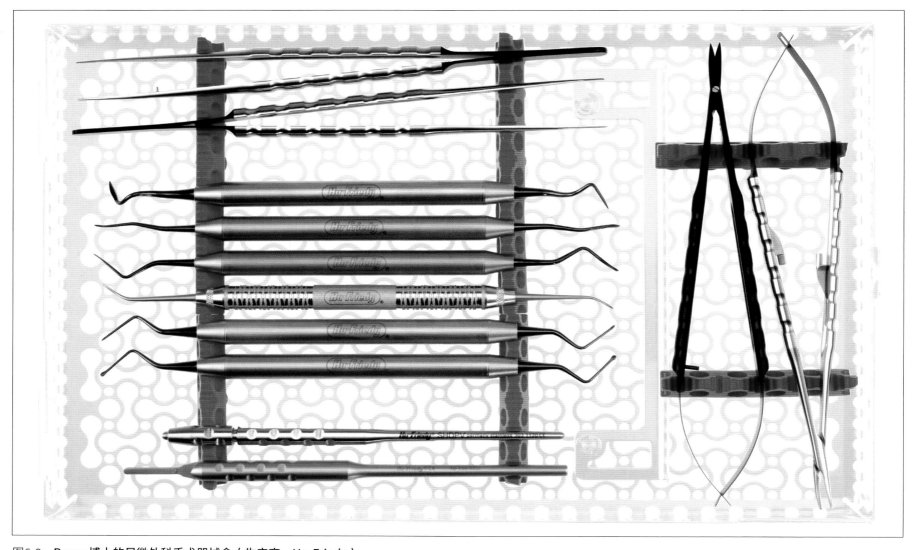

图6-9　Ronco博士的显微外科手术器械盒（生产商：Hu-Friedy）。

建议将手术器械收纳于专门的显微外科手术器械盒中，既实用又可以避免脆弱的工作端被磨损。该器械盒收纳了本书所述手术使用的所有器械。显微手术器械盒包括4个部分：

夹取移植组织瓣和缝线打结——绿色区域

A. 细锯齿显微外科组织镊（TPSLCOSM）

B. 金刚砂显微外科组织镊（TPDAPV）

制备隧道瓣：第一步（黏膜预备）——红色区域

C. 黑金系列Allen Orban龈切刀（K012KP03AX）

D. 黑金系列隧道刀（TKN1X）

E. 黑金系列带角度隧道刀（TKN2X）

制备隧道瓣：第二步（龈乳头预备）——黄色区域

F. 骨膜分离器（PH26M）

G. Giles de Quincy隧道刀1（FQUINCEY1X）

H. Giles de Quincy隧道刀2（FQUINCEY2X）

切取移植组织瓣——紫色区域

I. 显微外科手术刀柄（SHDPV）

J. 欧式圆柱形手术刀柄1（0-130-5EM）

缝合——蓝色区域

K. 黑金系列Castro显微外科剪（SPVX）

L. 尖头显微外科弯持针器（NHD-CPV）

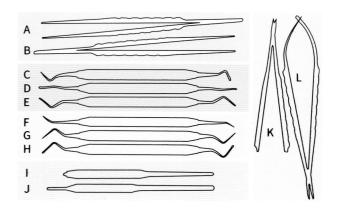

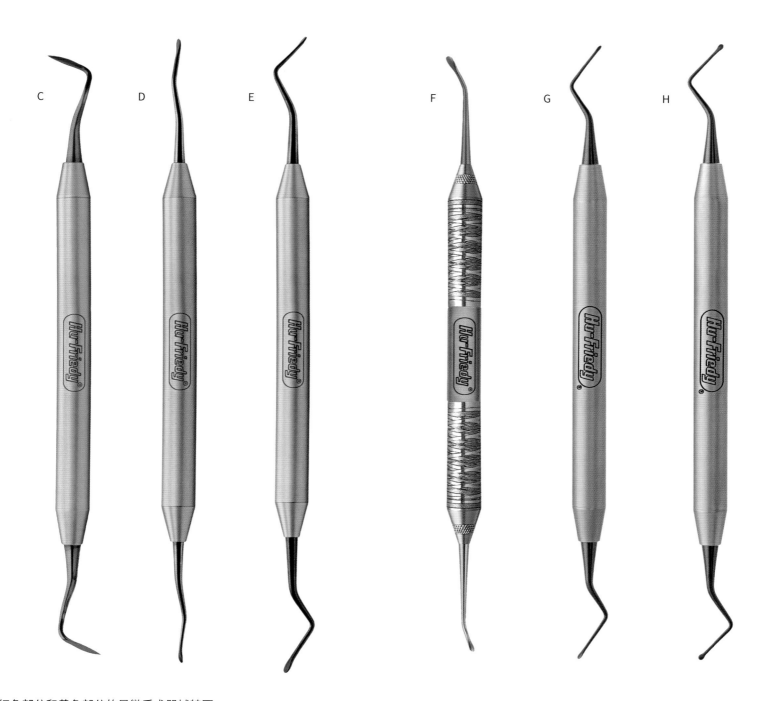

图6-10　红色部分和黄色部分的显微手术器械特写。

制备隧道瓣：第一步（黏膜预备）——红色区域

C. 黑金系列Allen Orban龈切刀（K012KP03AX）

D. 黑金系列隧道刀（TKN1X）

E. 黑金系列带角度隧道刀（TKN2X）

制备隧道瓣：第二步（龈乳头预备）——黄色区域

F. 骨膜分离器（PH26M）

G. Giles de Quincy隧道刀1（FQUINCEY1X）

H. Giles de Quincy隧道刀2（FQUINCEY2X）

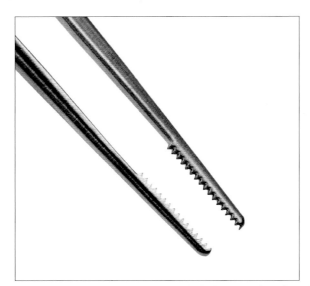 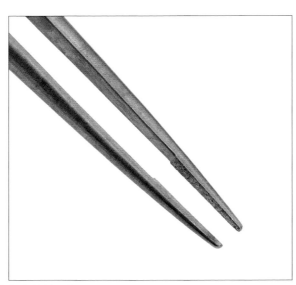

图6-11　**显微外科组织镊：细锯齿尖端（左图）和金刚砂尖端（右图）。**

组织镊有两种用途，用于夹取移植组织瓣和打结时固定缝线。它们必须能夹紧缝线，同时减少对移植组织瓣的机械创伤。

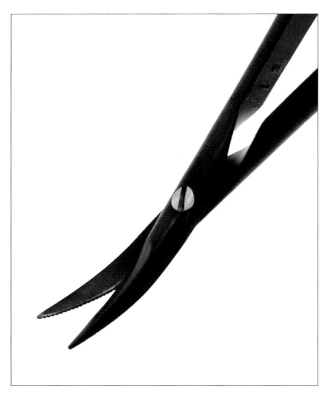

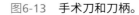

图6-12　**Castro显微外科剪。**

主要用于剪断缝线。其尺寸微小、工作端为微锯齿结构并带有角度，因此也可用于去除某些结缔组织移植瓣表面的脂肪组织。

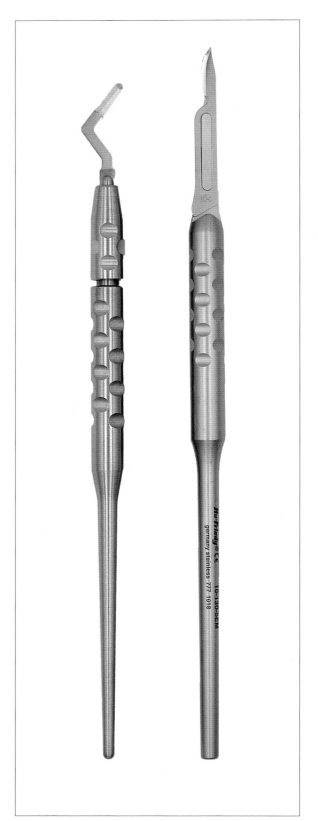

图6-13　**手术刀和刀柄。**

隧道瓣制备过程禁止使用手术刀。手术刀仅用于腭部或上颌结节区移植组织瓣的切取。在切取腭部移植组织瓣时，传统的15c刀片较为适用，圆柱形手术刀柄使握持更为舒适、可控。在切取上颌结节移植组织瓣时，最好使用带角度的显微外科手术刀片，以提高精确性并方便在难以取得手术入路的区域操作。此外，有必要使用专用手术刀柄。

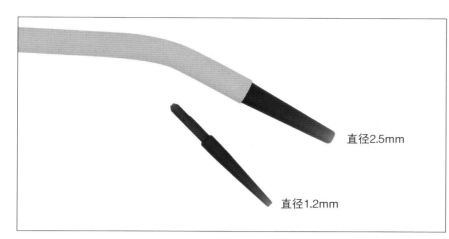

图6-14　显微外科手术吸唾管（Surgitip-micro，Coltene）。

隧道瓣区域和供区具有完全不同的特征，因此吸唾管必须满足不同术区的特定需求。一方面，隧道瓣区域出血量少，但黏膜结构脆弱，必须保证操作的高精确度。另一方面，在切取移植结缔组织瓣的部位（尤其是腭部），出血量可能很大，但对精确度的要求不高。Surgitip显微外科手术吸唾管的优点在于它有两个尖端，较大的尖端非常适用于供区，而较细的插入式尖端适用于更精细的隧道瓣区域。

直径2.5mm

直径1.2mm

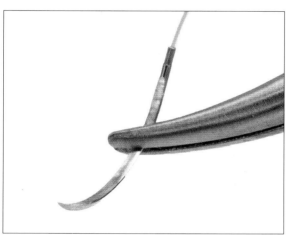

图6-15　带线缝针特写。

带线缝针由两个直径相近的部分组成：缝线和引导缝线的缝针。缝线作为缝针的延续在针尾处与之相连。

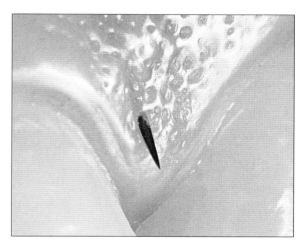

图6-16　带锋利尖端的反角弯针。

刺穿组织的同时避免组织被撕扯。

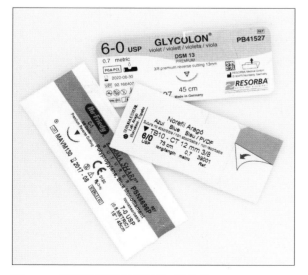

图6-17　牙周整形外科常用的3种缝线。

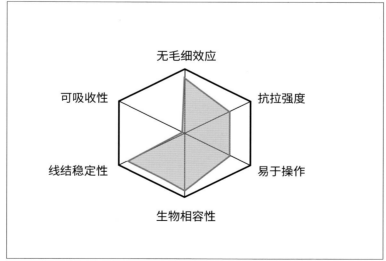

图6-18　用于牙周整形手术缝线的临床特征总结（6-0 PVDF）。

无毛细效应

可吸收性　　抗拉强度

线结稳定性　　易于操作

生物相容性

图6-19　6-0 PVDF单股缝线的生物相容性。

术后1周缝线周围组织无炎症。缝线与周围组织相容性极佳，也无菌斑附着。

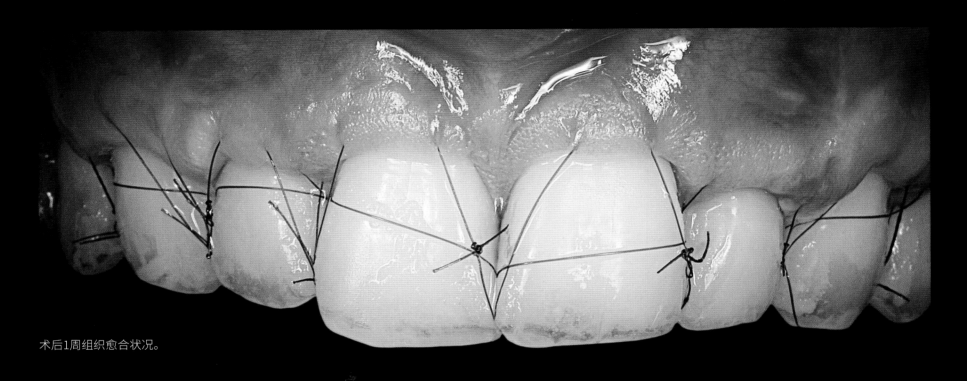

术后1周组织愈合状况。

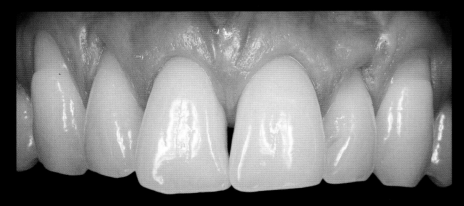

术前状况。

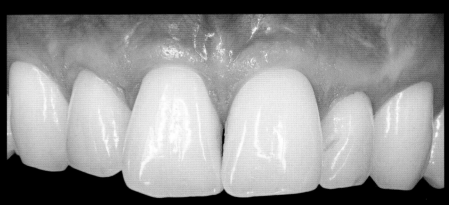

术后状况（＞6个月）。

训练
Training

显微外科的基础训练和精进

为适应显微外科手术的工作环境，可进行一些简便、易行的基础训练（图6-20～图6-23）。基础训练可独立完成，无须额外指导，且成本较低。

所需材料

- 手术放大镜
- 简易显微外科套装，包括显微外科持针器、显微外科剪、显微外科组织镊和圆柱形手术刀柄
- 单股6-0缝线
- 生茄子：其表皮提供的阻力和果肉的脆弱性可分别模拟上皮和牙龈结缔组织

练习

切口和缝合

取半只生茄子，做简单的切口，并用不同的缝合技术（例如简单间断缝合、垂直褥式缝合、水平褥式缝合、连续锁边缝合等）将切口对位缝合。通过这些练习可以实际体会前文提到的光学概念（例如视野、工作距离和景深）。使用视觉增强技术进行操作是每个人都可以做到的，但要经过一段时间的适应。在画面放大时抖动会更加明显，因而采取有效的支撑和控制呼吸以避免抖动显得愈加必要。

从技术角度来看，只能使用组织镊和持针器进行打结，手指是不能直接接触缝线或缝针的。为了完善练习，必须使用外科结或方结打结，因为它们能更好地控制张力。

切取移植组织瓣

可以在茄子上学习使用单切口技术切取移植组织瓣。除了掌握治疗的程序，这项练习还有助于提升空间感知的能力。因为实际操作中大部分的切口都被浅表组织瓣覆盖，手术过程常为部分盲操作。

进阶培训课程与技能提升

参加进阶培训课程可大大提高学习者的手术操作技能。在进阶课程中，可以借助其他更仿真的解剖模型来学习新的手术步骤和操作（例如动物颌骨或树脂和硅胶制作的人牙弓模型）。隧道瓣及本书所述的其余各种移植组织瓣技术和复位技术均可通过模拟进行练习（图6-24和图6-25）。

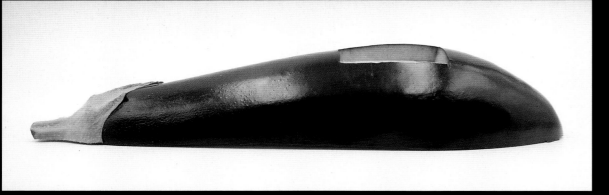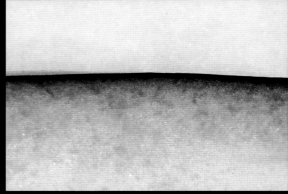

图6-20　生茄子可作为显微外科手术的工作模型。

其表皮提供的阻力和果肉的脆弱性可分别模拟上皮和牙龈结缔组织。

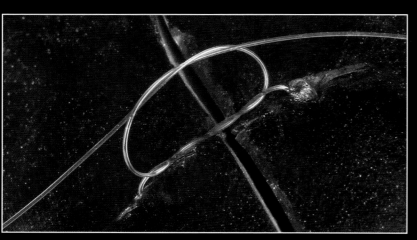

图6-21　练习在间断缝合时采用外科结打结。

外科结的特点是几个结叠加而成。不同版本外科结的区别在于打结的数量及其方向。这里使用的顺序是3—1—1，即一个方向打一个三圈结，反方向打一个一圈结，再反方向打一个一圈结。收紧第一个结即可产生最终的张力，而其他结只是为了保持张力。因此，打完第一个结后线尾牢固不回退，并且对组织实现预期的效果是至关重要的。外科结中的每个结都必须顺应缝线的自然方向平整地收紧。

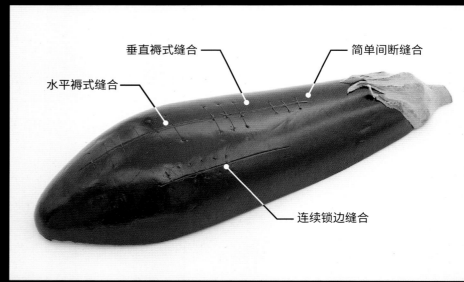

图6-22　显微外科的切口与缝合训练。

显微外科工作环境的适应性练习包括做简单的切口，并用不同的缝合技术（例如简单间断缝合、垂直褥式缝合、水平褥式缝合、连续锁边缝合）将切口对位缝合。

图6-23 显微外科手术切取移植组织瓣的训练。

这组图演示了使用单切口技术切取结缔组织瓣并使用三角缝合技术关闭创口的模拟操作（第5章）。

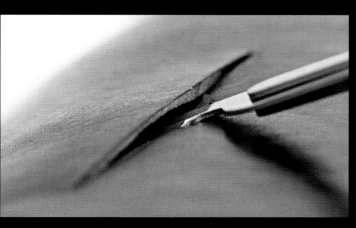

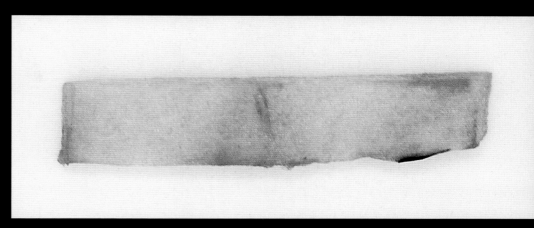

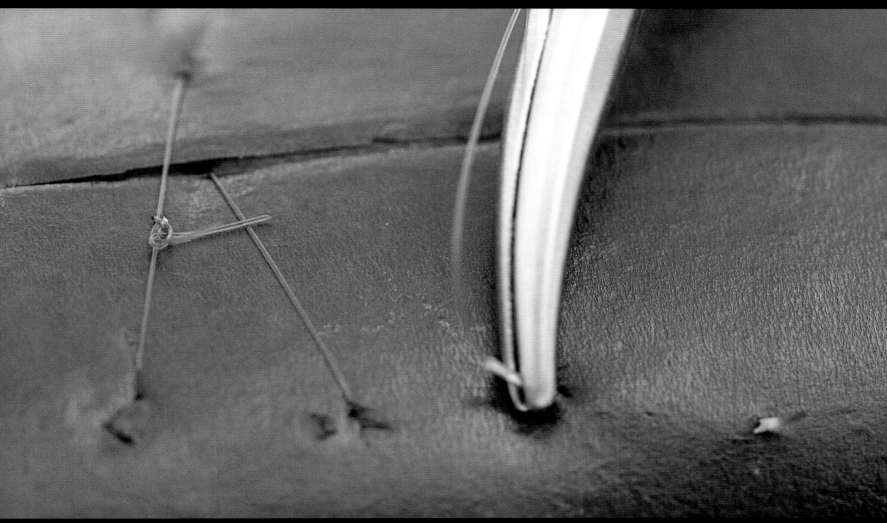

图6-24 进阶培训课程中使用猪颌骨演示埋入式微小移植组织瓣的操作步骤。

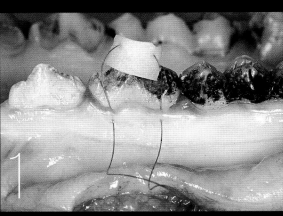

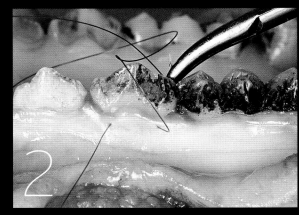

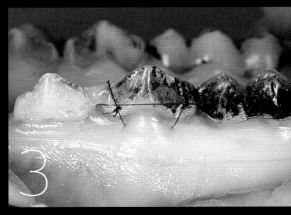

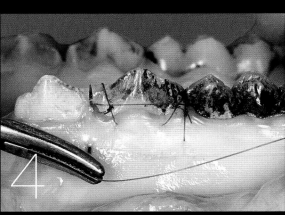

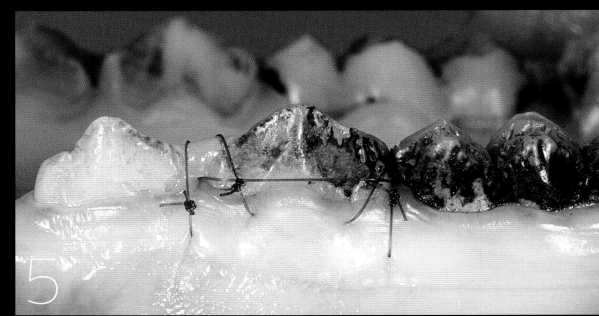

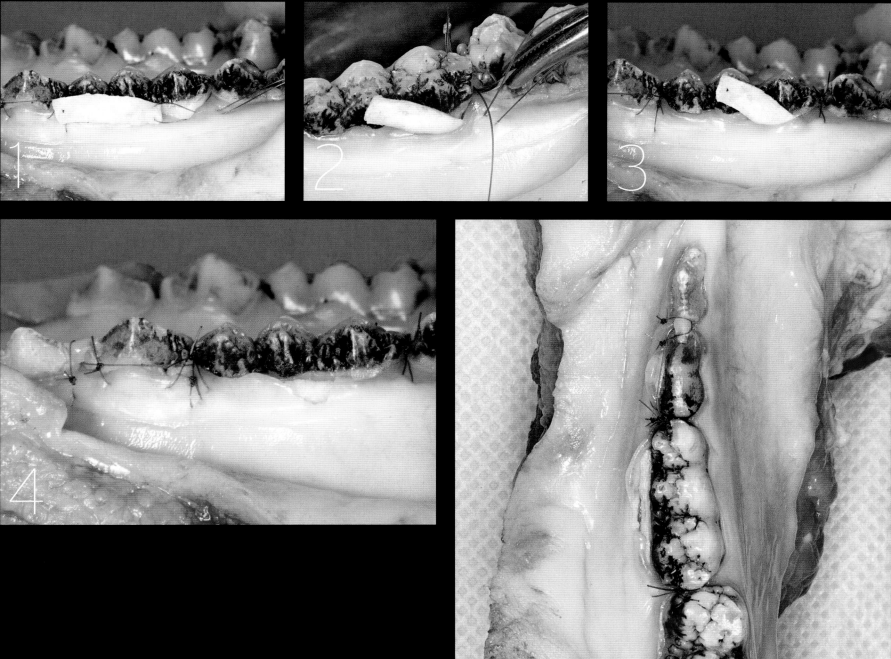

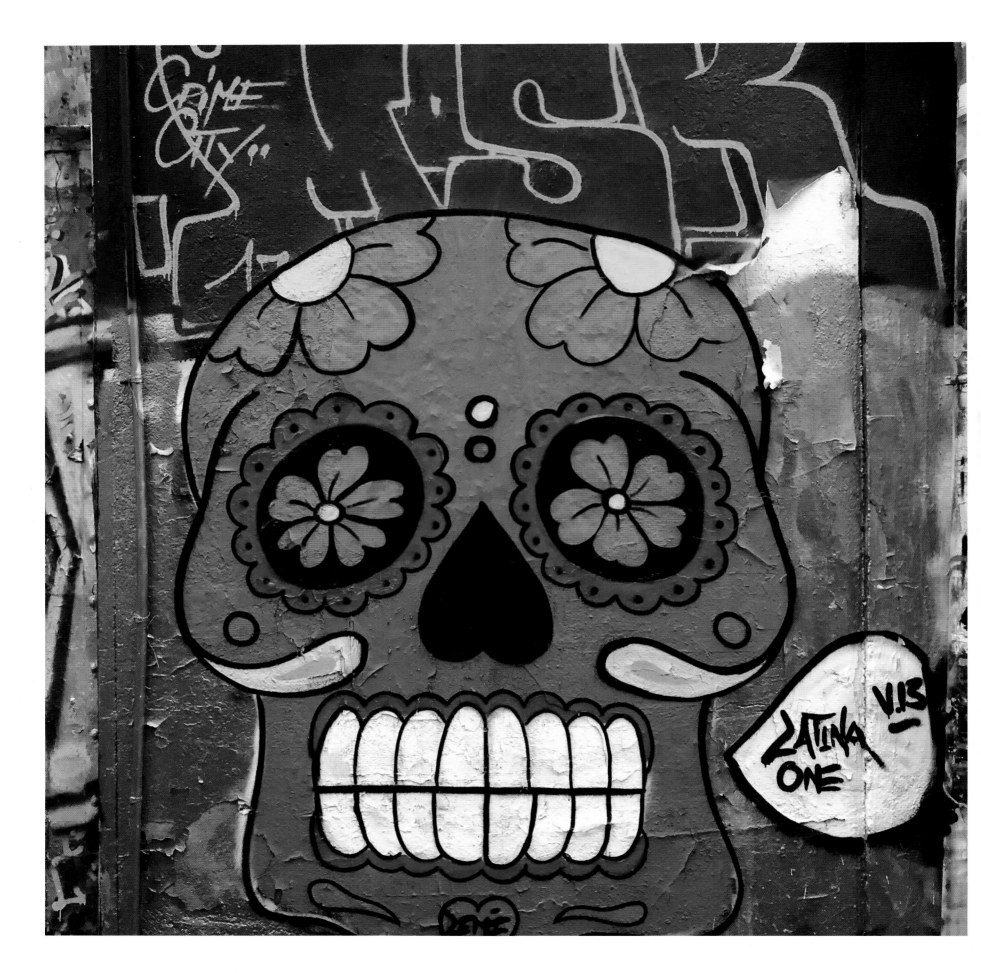

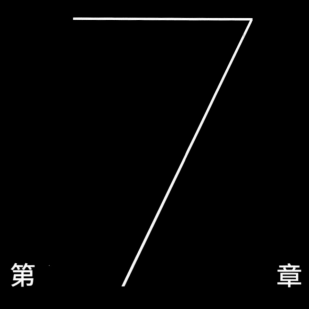

第 7 章

临床应用
Clinical Applications

牙周整形手术的成功标准
Success in Periodontal Plastic Surgery

美学标准

根面覆盖是重要的美学评价要素，但它不是牙周整形手术成功的唯一标准。其他的视觉评价标志也要一并考量，不能忽视。

- 龈缘扇形轮廓的协调
- 无瘢痕
- 龈乳头解剖结构的保留
- 牙颈部有充足的角化龈宽度（如果牙颈部紧邻偏红的牙槽黏膜，则外观欠佳）
- 改良或重建的牙龈在颜色、质地和外形方面与原有的黏膜及牙龈协调融合
- 重建的牙龈与原有自体组织之间没有明显分界线

功能标准

要明确的是，牙龈首先是牙周组织（为牙齿提供支持固位）的重要组分，其功能应纳入治疗评价的范畴。因此，牙周整形手术操作必须兼顾一定的功能需求：

- 保存或形成利于牙周健康和口腔卫生维护的角化龈。即便角化龈不足，牙周组织似乎仍能保持健康和稳定，但这意味着口腔卫生要求特别严苛。在临床上可观察到当角化龈不足时，患者卫生维护的依从性更差。虽然在文献中角化龈的作用仍存在争议，但充足的带状角化龈可能有利于口腔卫生维护及提高口腔卫生措施的舒适度，进而有益于牙周健康
- 薄型或中间型生物型的牙龈增厚。文献表明增加牙龈厚度可以提高牙周组织的长期稳定性。较厚的牙龈对口腔环境的耐受性更好

- 保留（或仅少量减少）前庭沟深度。前庭沟深度显著减少会导致不适和清洁困难。膜龈联合（MGJ）的位置可能由遗传决定。即使通过手术使MGJ冠方移位，它也会非常缓慢地（在几年内）恢复到更根方的初始位置，目前还不能确定这种MGJ迁移的系统性特征，也无法改变其发生、发展的时序。如果前庭沟很深，可以通过外科手术变浅；如果前庭沟较浅，保留其深度似乎更可取

临床案例

与其逐个分析本书中描述治疗理念的效果，不如将具有代表性的临床案例交由读者来评判。这些案例反映了术者对美学和功能一如既往地关注，这正是本书治疗理念的核心。

暴露式移植组织瓣
Exposed Graft

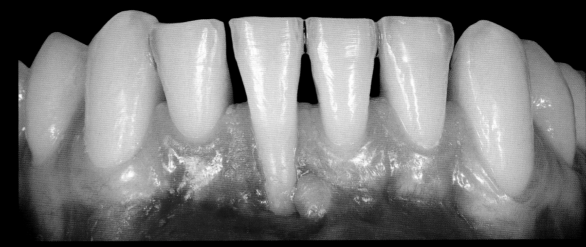

术前状况。

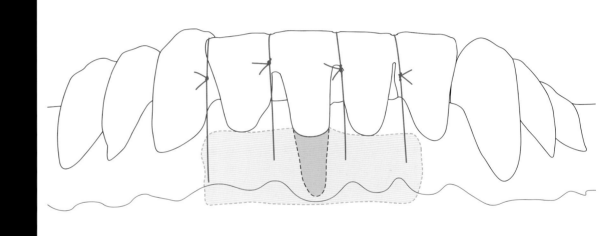

治疗设计。

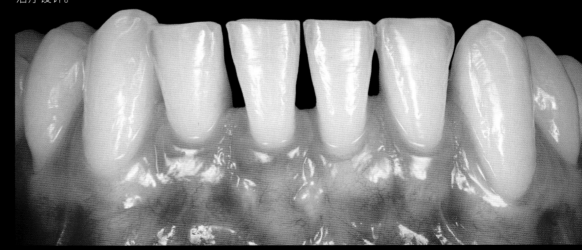

术后状况。

案例

1.相关临床细节

手术禁忌证

- 无

退缩类型

- Ⅲ类：41

相关牙体解剖异常

- 无

治疗适应证

- 美观
- 减轻牙齿敏感
- 促进口腔卫生维护
- 去除瘢痕组织

风险因素评估

- 牙根位置外突
- 薄型牙周生物型
- 炎症（牙周炎）

决策树相关临床数据

- 余留角化龈宽度：0mm
- 前庭沟深度：浅
- 牙龈生物型：薄龈型
- 根面缺损：无

牙间接触点

- 无接触

2.治疗目标

减少可逆性的风险因素

- 控制牙周炎的进展

预期的根面覆盖

- 部分（Ⅲ类退缩）

增加角化龈宽度

- 需要

增厚牙龈生物型

- 需要

维持前庭沟深度

- 需要

3.最适合的干预手段

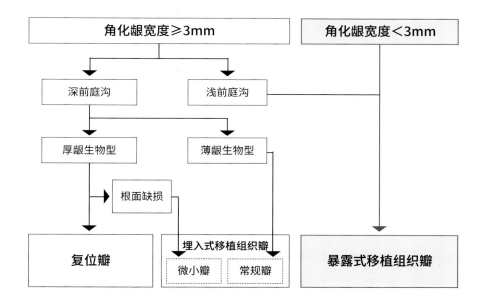

4.治疗程序

术前处理

- 牙周炎的治疗（洁治、根面平整、口腔卫生宣教）

外科手术

- 使用复合树脂材料制作临时牙间接触点
- 制备隧道瓣：32至43
- 切取移植结缔组织瓣的方式：原位去上皮的游离龈瓣移植技术
- 缝合技术：邻面悬吊褥式缝合
- 去除瘢痕组织

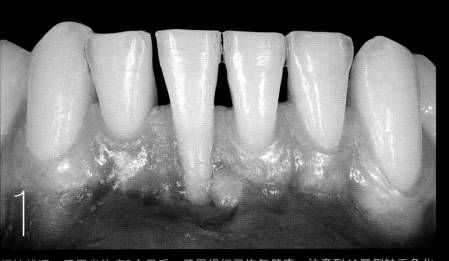

初始状况：牙周炎治疗2个月后，牙周组织已恢复健康。注意到41唇侧缺乏角化龈，既往上皮结缔组织移植术失败后留下了一道瘢痕。

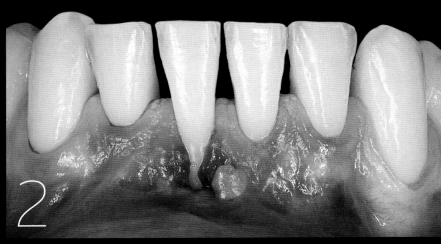

制备从32至43的隧道瓣。

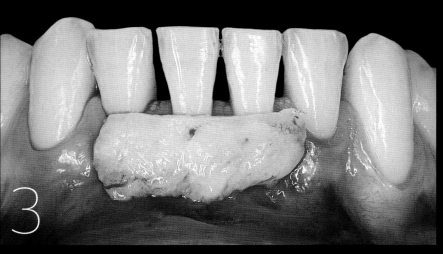

移植结缔组织瓣就位。

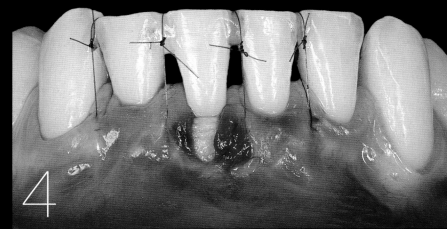

固定完毕后，41牙龈退缩处由暴露式移植组织瓣覆盖，没有改变MGJ的位置。最后使用显微刀片去除瘢痕组织。

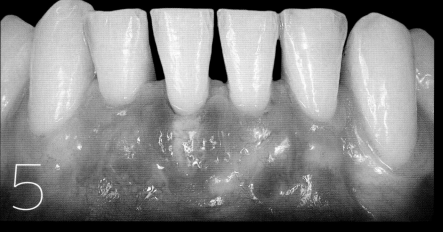
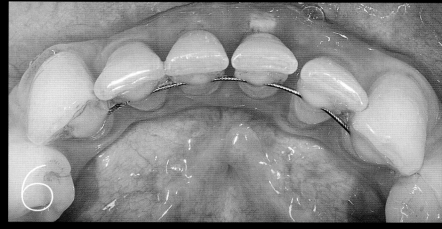

术后1周正面观和咬合面观的愈合状况。可以看到移植组织瓣暴露部分的血供逐渐恢复，二期愈合开始。

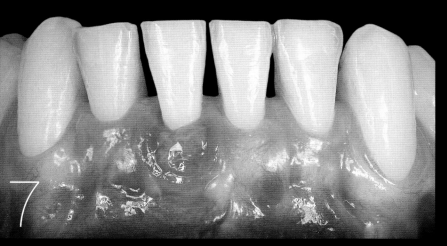
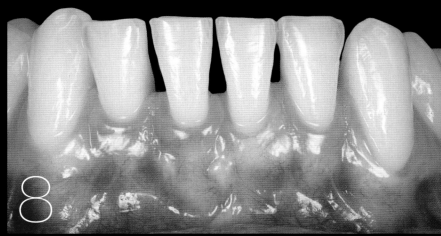

术后2周正面观。

最终的状况（＞6个月），获得满意的根面覆盖。龈缘位置与外形的协调，角化龈的恢复，前庭沟深度的维持以及重建的牙龈与原有自体组织的良好视觉融合都值得关注。

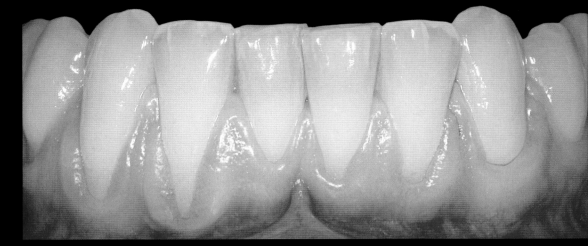

术前状况。

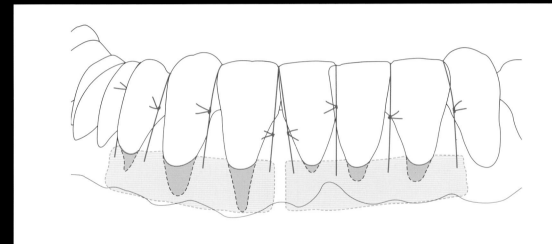

治疗设计。

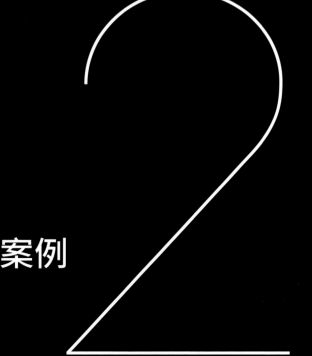

案例

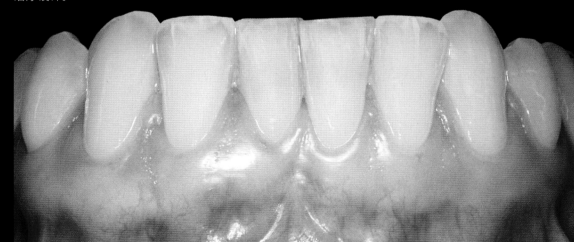

术后状况。

1.相关临床细节

手术禁忌证

- 无

退缩类型

- Ⅰ类：44、43、41、31、32
- Ⅱ类：42

相关牙体解剖异常

- 无

治疗适应证

- 美观
- 减轻牙齿敏感

风险因素评估

- 牙根位置外突
- 刷牙过度

决策树相关临床数据

- 余留角化龈宽度：42、43位点＜3mm；44、41、31、32位点≥3mm
- 前庭沟深度：浅
- 牙龈生物型：中间型
- 根面缺损：无

牙间接触点

- 轻接触

2.治疗目标

减少可逆性的风险因素

- 指导非创伤性的口腔卫生措施

预期的根面覆盖

- 全部

增加角化龈宽度

- 需要

增厚牙龈生物型

- 需要

维持前庭沟深度

- 需要

3.最适合的干预手段

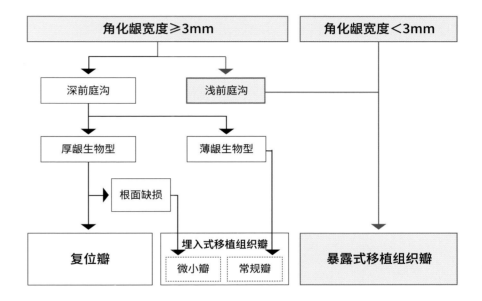

4.治疗程序

术前处理

- 指导非创伤性的口腔卫生措施

外科手术

- 加强牙间接触点
- 制备隧道瓣：45至33
- 切取移植结缔组织瓣的方式：单切口技术
- 缝合技术：邻面悬吊褥式缝合

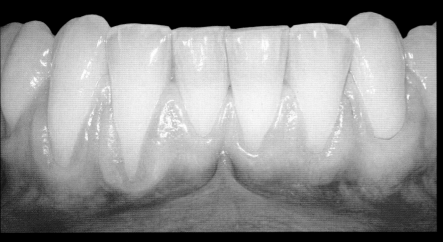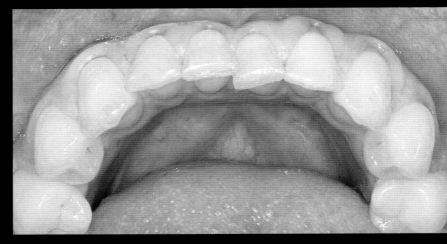

术前状况：正面观和咬合面观。

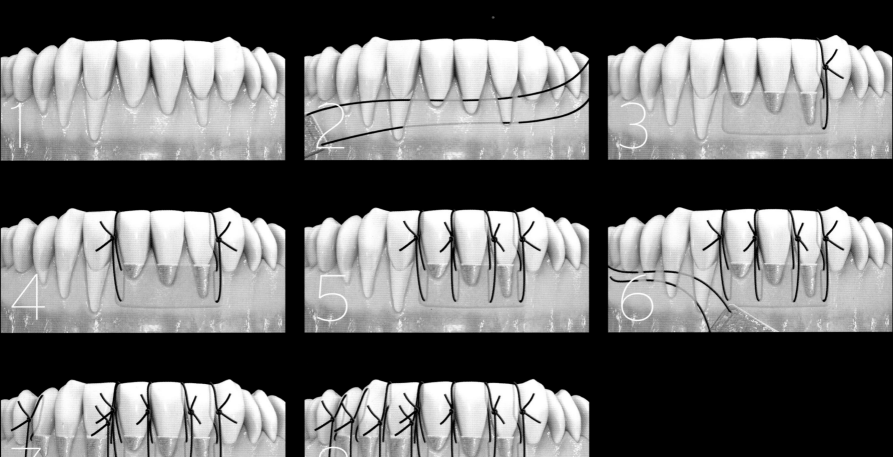

操作示意图。两块移植组织瓣依次放置，接驳处位于42和41间的龈乳头。

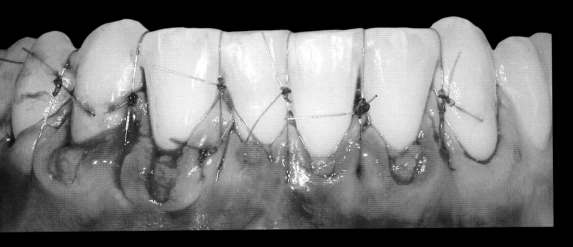

术后即刻状况。移植组织瓣部分暴露，以完全覆盖牙龈退缩位点，没有改变MGJ位置。

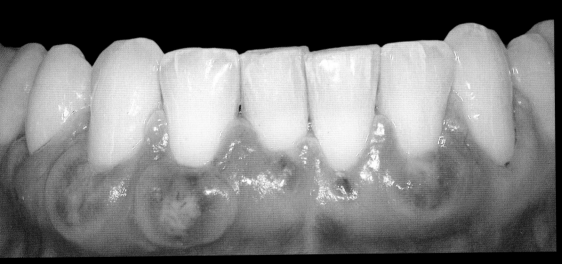

术后1周的愈合状况。可以看到移植组织瓣暴露部分由边缘向中心逐步再血管化，42位点尤其明显。

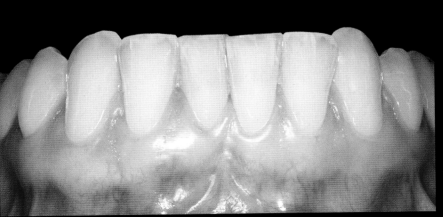

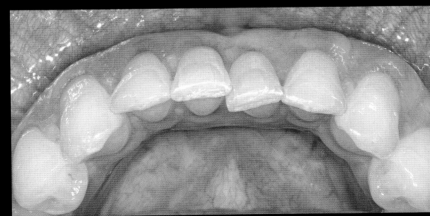

最终的状况（＞6个月），正面观及咬合面观。除了根面覆盖和龈缘线协调外，角化组织的新生、前庭沟深度的维持以及重建组织的美学整合（包括颜色和质地）都值得关注。

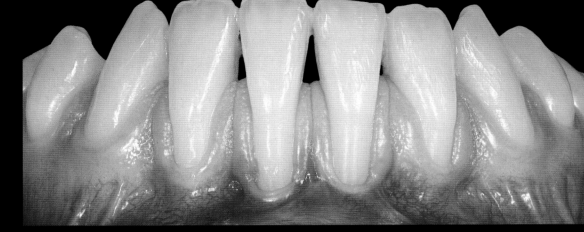

术前状况。

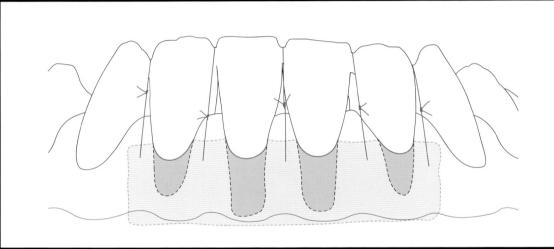

治疗设计。

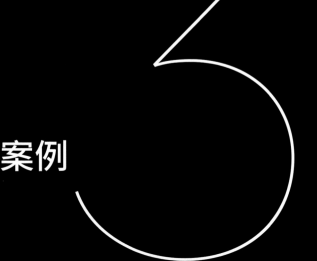

案例

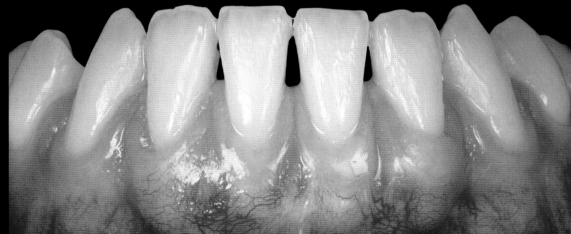

术后状况。

1. 相关临床细节

手术禁忌证

- 无

退缩类型

- Ⅲ类：42、41、31、32

相关牙体解剖异常

- 无

治疗适应证

- 美观
- 减轻牙齿敏感
- 促进口腔卫生维护

风险因素评估

- 牙根位置外突
- 炎症（牙周炎）

决策树相关临床数据

- 余留角化龈宽度：＜3mm
- 前庭沟深度：浅
- 牙龈生物型：中间型
- 根面缺损：无

牙间接触点

- 紧接触

2. 治疗目标

减少可逆性的风险因素

- 控制牙周炎的进展

预期的根面覆盖

- 部分（Ⅲ类退缩）

增加角化龈宽度

- 需要

增厚牙龈生物型

- 需要

维持前庭沟深度

- 需要

3. 最适合的干预手段

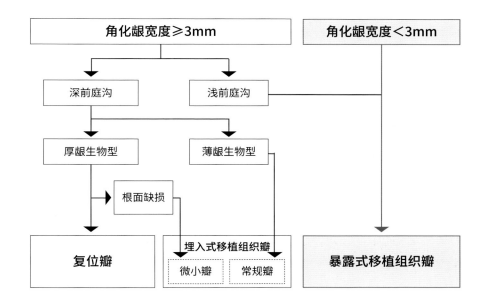

4. 治疗程序

术前处理

- 牙周炎的治疗（洁治、根面平整、口腔卫生宣教）

外科手术

- 制备隧道瓣：33至43
- 切取移植结缔组织瓣的方式：原位去上皮的游离龈瓣移植技术
- 缝合技术：邻面悬吊褥式缝合

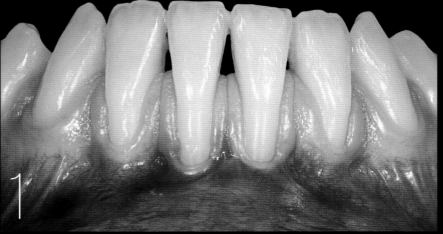

初始状况：牙周炎治疗2个月后，观察到42、41、31和32唇侧均缺乏角化龈。

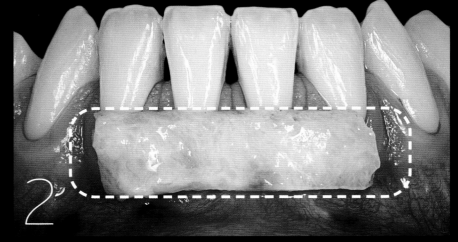

制备从33至43的隧道瓣后，术者切取移植结缔组织瓣。由于预判失误，瓣长度不足，这也增加了32和42唇侧移植组织瓣暴露部分坏死的风险。理想情况下，移植组织瓣应覆盖虚线所示范围，以保证血供。

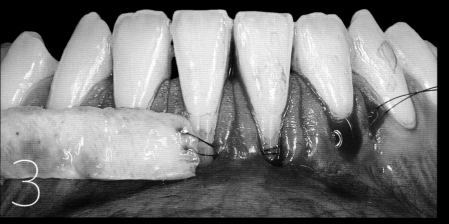

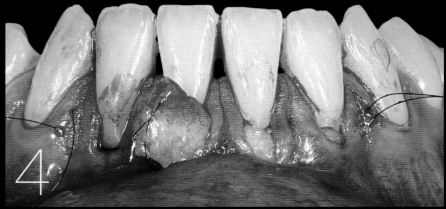

在这种情况下，术者不选用常规方式放置移植组织瓣。常规利用U形缝合牵引移植组织瓣通过隧道瓣就位，此时U形缝合转变为垂直褥式缝合并打紧线结。鉴于本案例中切取的移植组织瓣偏短，该方法难以让移植组织瓣位置居中。术者在瓣两端均做U形缝合，然后依次从中间向两侧牵引组织瓣通过隧道瓣，双向的牵引使移植组织瓣处于理想的居中位置，最后将U形缝合转变为垂直褥式缝合并打紧结。其余缝合部分并无特殊。

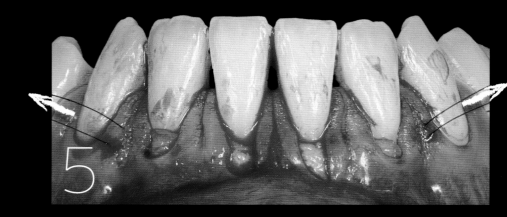

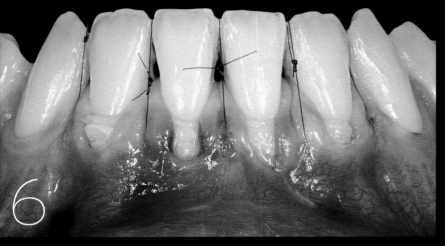

6

术后即刻正面观。移植组织瓣部分暴露，以完全覆盖牙龈退缩位点，没有改变MGJ的位置。

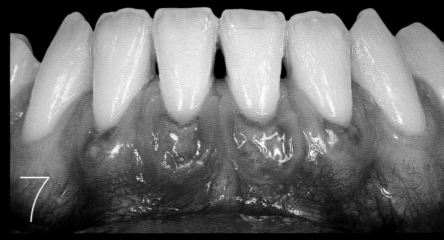

7

术后1周的愈合状况。

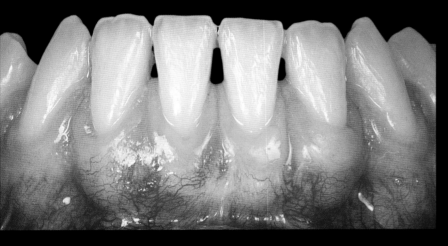

8

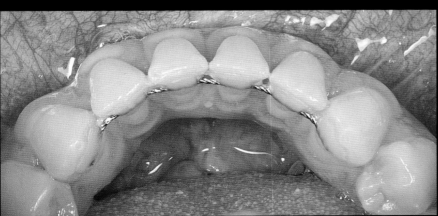

最终的状况（＞6个月）。除了根面覆盖和龈缘线协调外，角化组织的新生、前庭沟深度的维持及重建组织的美学整合都很理想。

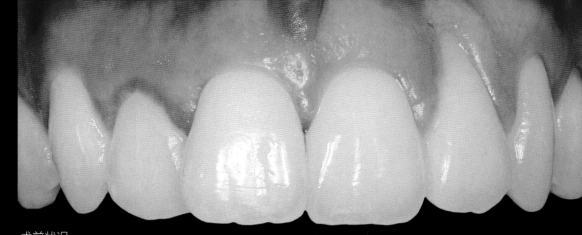

术前状况。

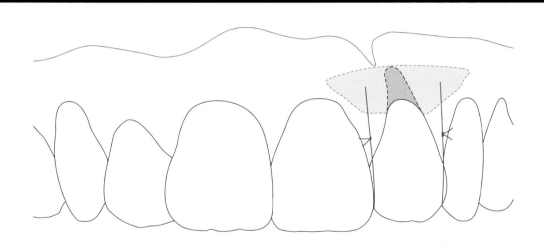

治疗设计。

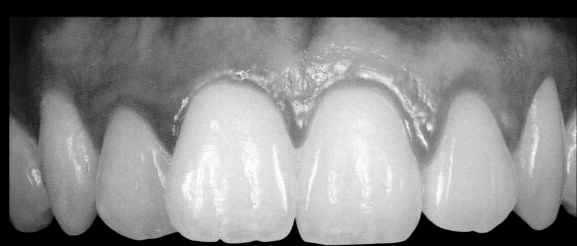

术后状况。

1. 相关临床细节

手术禁忌证

- 无

退缩类型

- Ⅰ类：22

相关牙体解剖异常

- 无

治疗适应证

- 美观

风险因素评估

- 牙根位置外突

决策树相关临床数据

- 余留角化龈宽度：＜3mm，见MGJ位置（虚线所示）
- 前庭沟深度：深
- 牙龈生物型：厚龈型
- 根面缺损：无

牙间接触点

- 紧邻接

2. 治疗目标

减少可逆性的风险因素

- 无

预期的根面覆盖

- 全部

增加角化龈宽度

- 需要

增厚牙龈生物型

- 不需要

维持前庭沟深度

- 不需要

3. 最适合的干预手段

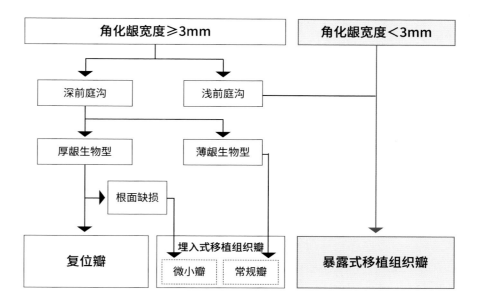

4. 治疗程序

术前处理

- 无

外科手术

- 制备隧道瓣：21至23
- 切取移植结缔组织瓣的方式：单切口技术
- 缝合技术：邻面悬吊褥式缝合

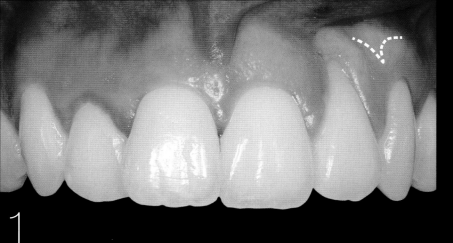

1

初始状况：22唇侧Ⅰ类牙龈退缩。因MGJ向冠方突入（虚线所示），显著降低了该处角化龈的宽度。

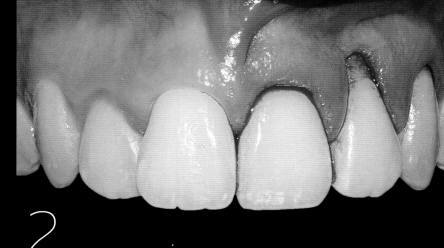

2

制备从21至23的隧道瓣。

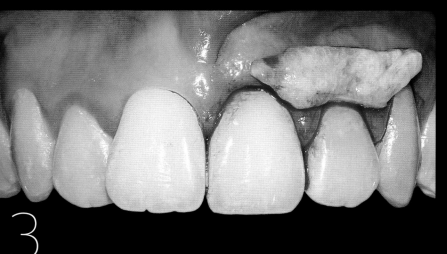

3

移植组织瓣的边缘按龈缘扇形轮廓进行调整与修薄，以利于移植组织瓣暴露部分再血管化及在厚龈条件下实现美学的自然过渡。

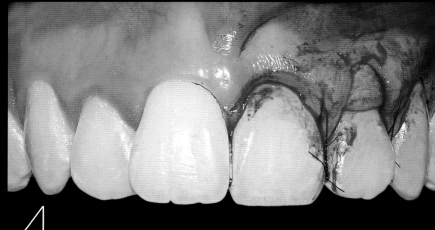

4

移植组织瓣就位后，暴露部分龈缘位置与邻牙相比偏冠方。

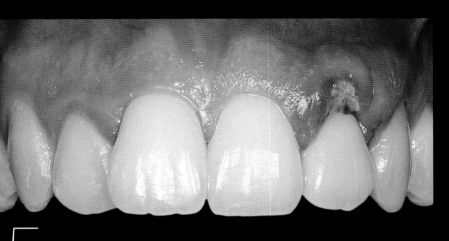

5

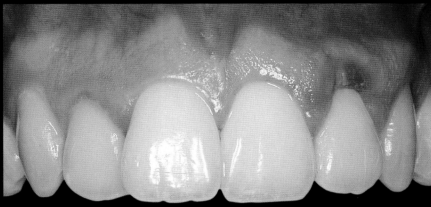

6

术后1周的愈合状况。血管从移植组织瓣埋入部分向暴露部分长入，已实现再血管化。

术后2周的愈合状况。二期愈合中，最终暴露部分的移植组织瓣将被角化。

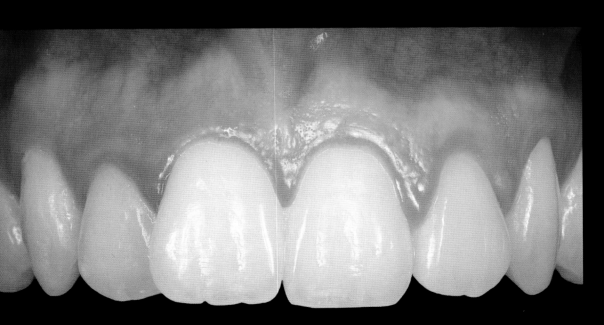

7

最终的状况（＞6个月）。本案例实现了完全的根面覆盖，也实现了龈边缘的协调、角化组织的新生、前庭沟深度的维持及和谐的美学重建效果。

埋入式常规移植组织瓣
Submerged Conventional Graft

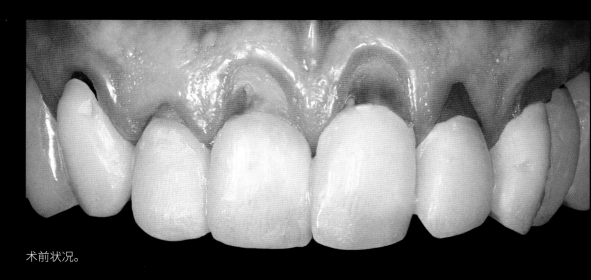

术前状况。

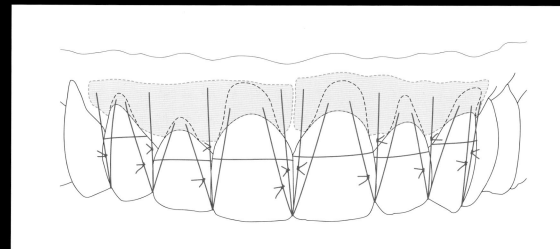

治疗设计。

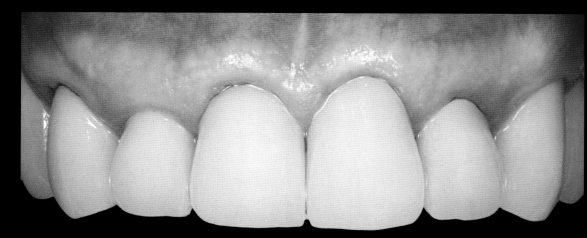

术后状况。

案例

1.相关临床细节

手术禁忌证

- 无

退缩类型

- Ⅰ类：13、12、11、21、22、23

相关牙体解剖异常

- 根面缺损：13、11、21、22、23
- 牙根着色：13、11、21

治疗适应证

- 美观
- 修复治疗前的牙龈增厚

风险因素评估

- 牙根位置外突：11、21、22、23
- 创伤性的刷牙方式

决策树相关临床数据

- 余留角化龈宽度：≥3mm
- 前庭沟深度：深
- 牙龈生物型：中间型
- 根面缺损及着色：有

牙间接触点

- 紧接触

2.治疗目标

减少可逆性的风险因素

- 指导非创伤性的口腔卫生措施

预期的根面覆盖

- 全部

增加角化龈宽度

- 不需要

增厚牙龈生物型

- 必要（以修复为导向）

维持前庭沟深度

- 不需要

3.最适合的干预手段

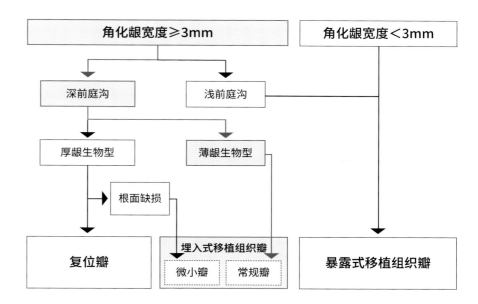

4.治疗程序

术前处理

- 指导非创伤性的口腔卫生措施
- 修整13临时冠颈部位置与外形（太偏根方）

外科手术

- 制备隧道瓣：14至24
- 切取移植结缔组织瓣的方式：原位去上皮的游离龈瓣移植技术
- 缝合技术：腰带和背带缝合

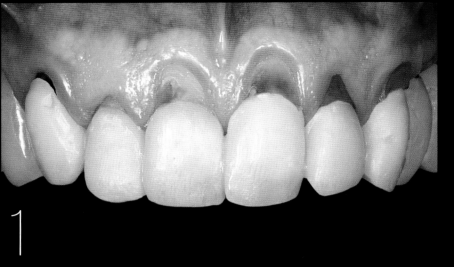

1

初始状况：上颌前牙区拟行冠修复，现13至23为临时修复体。但前牙区龈缘线并不协调，13修复体边缘过于偏根方。

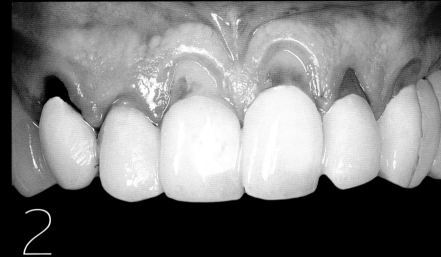

2

术前调整13临时冠的边缘位置，使之与邻牙相协调。可以看到13（黑色）、11、21（深褐色）的根面着色，而且在13、11、21、23上均有根面缺损。

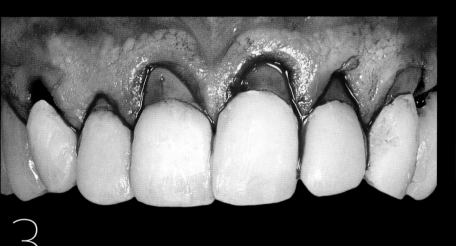

3

制备从14至24的隧道瓣。

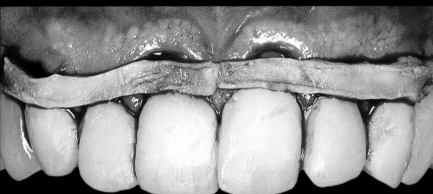

4

修整常规移植结缔组织瓣。

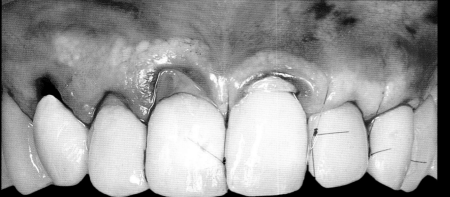

5

在左上区放入第一块移植组织瓣，21处移植组织瓣有外露倾向，并不理想。

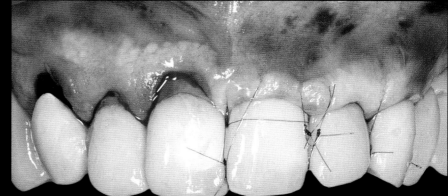

6

术者在21处增加了一个水平褥式缝合，牵拉表面龈瓣冠向复位，足以将移植组织瓣完全覆盖。

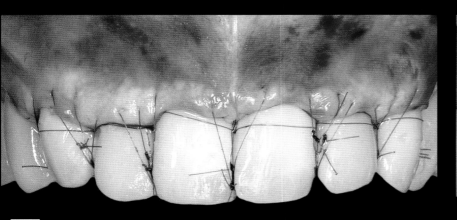

7

第二块移植组织瓣放置完毕，完成缝合。

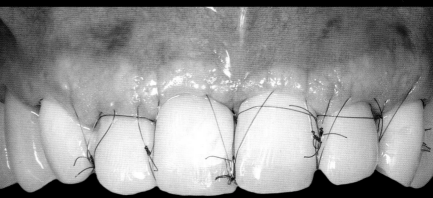

8

术后1周的愈合状况。

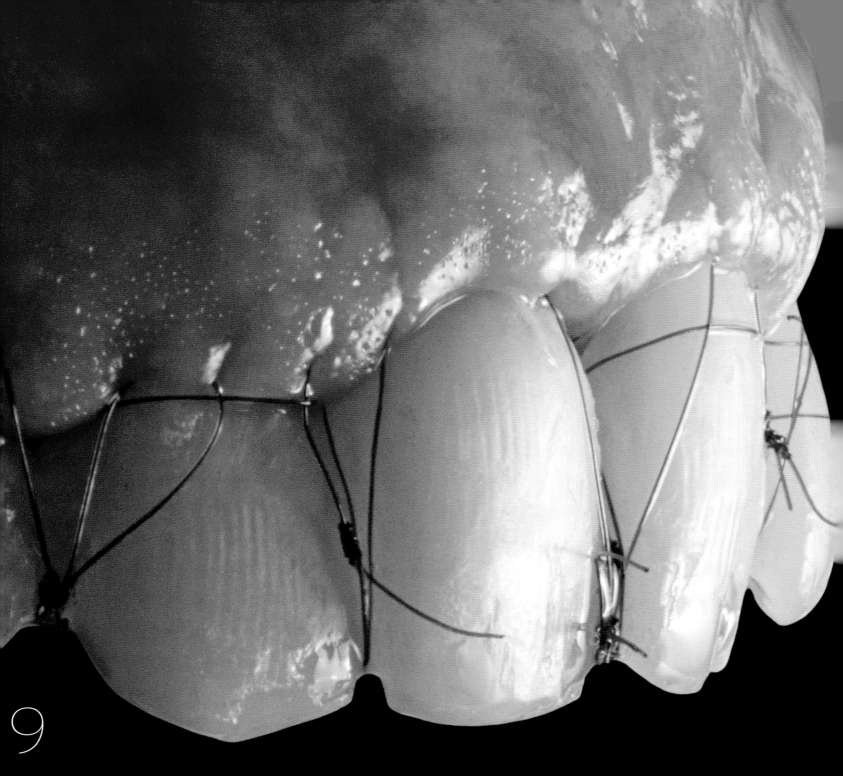

9

此照片展示了单股缝线的良好生物相容性（术后1周）。

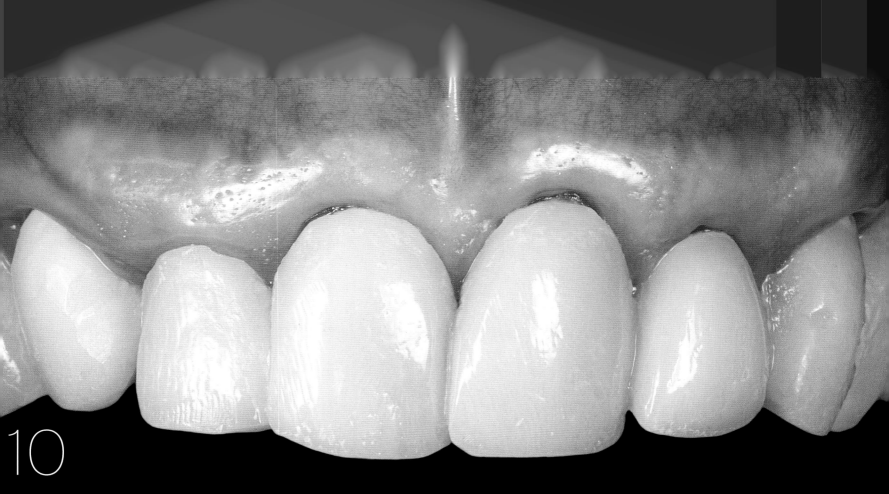

10

最终的状况（＞6个月）。13至23已更换为第二个临时修复体。

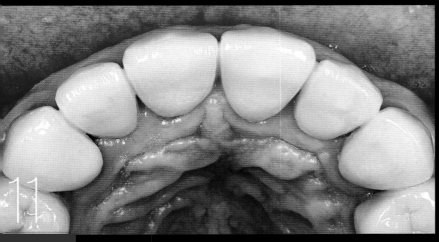

11

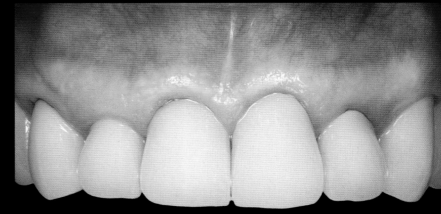

后的状况（由A

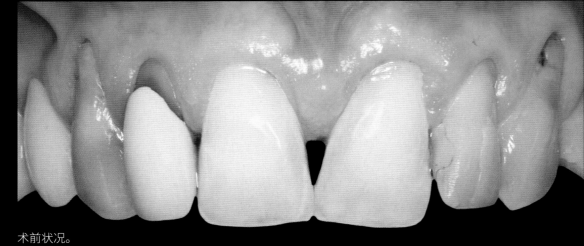

术前状况。

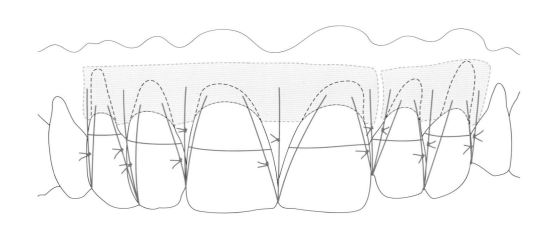

治疗设计。

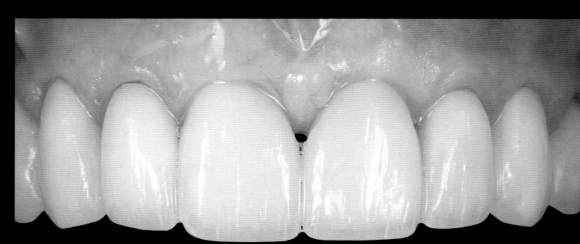

术后状况。

1. 相关临床细节

手术禁忌证

- 无

退缩类型

- Ⅰ类：13、12、11、21、22、23

相关牙体解剖异常

- 牙颈部修复体：13、23

治疗适应证

- 美观

风险因素评估

- 牙根位置外突伴扭转

决策树相关临床数据

- 余留角化龈宽度：≥3mm
- 前庭沟深度：深
- 牙龈生物型：薄龈型
- 根面缺损：无

牙间接触点

- 轻接触

2. 治疗目标

减少可逆性的风险因素

- 无

预期的根面覆盖

- 全部

增加角化龈宽度

- 不需要

增厚牙龈生物型

- 必要（以修复为导向）

维持前庭沟深度

- 不需要

3. 最适合的干预手段

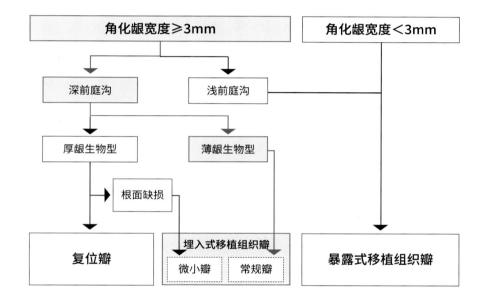

4. 治疗程序

术前处理

- 无

外科手术

- 加强牙间接触点
- 制备隧道瓣：14至24
- 切取移植结缔组织瓣的方式：单切口技术
- 缝合技术：腰带和背带缝合

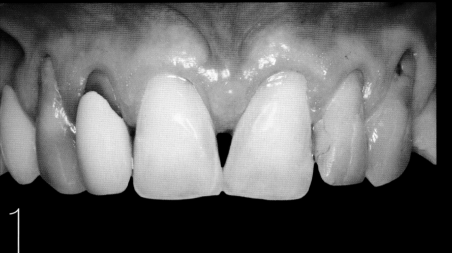

1

初始状况：上颌前牙区为Ⅰ类牙龈退缩，薄龈生物型，深前庭沟。牙体上有多种修复体，包括13、23颈部的充填体和12上并不美观的烤瓷冠，但患者无再修复意愿。

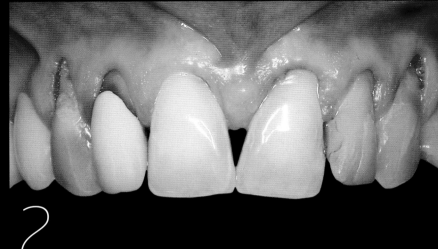

2

在无根面缺损的情况下，去除13、23牙颈部复合树脂充填体。

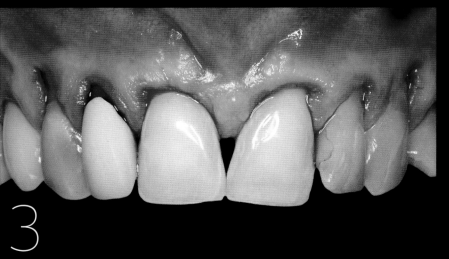

3

制备从14至24的隧道瓣。

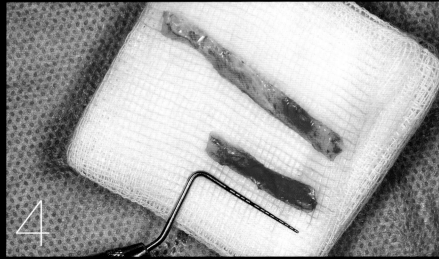

4

切取的腭部移植组织瓣总长足以覆盖手术区域。

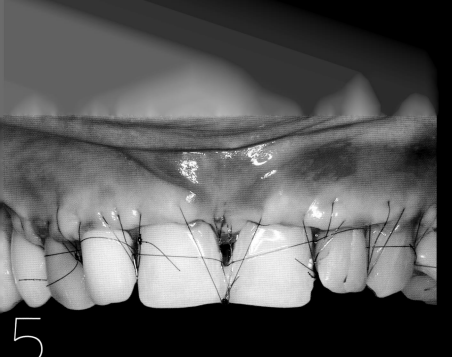

5

两块结缔组织瓣就位及腰带和背带缝合完成后的状况。

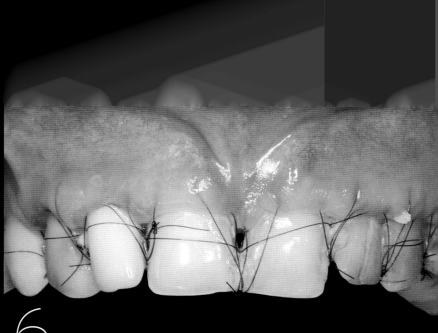

6

术后1周的愈合状况。

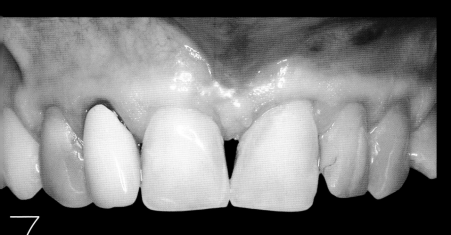

7

随访状况（＞6个月）。从红色美学（牙周）角度来看，美学和功能目标都达到

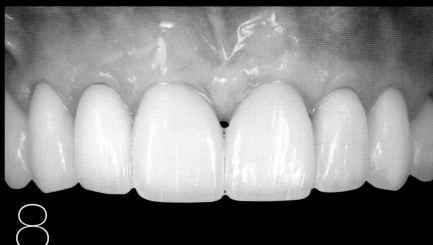

8

几年后患者完成了前牙美学修复。其中，13、11、21、22和23为贴面修复，12为全冠

埋入式微小移植组织瓣
Submerged Micrograft

案例

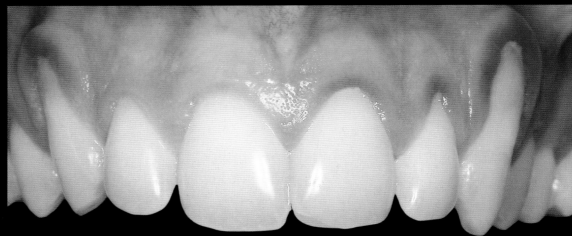

术前状况。

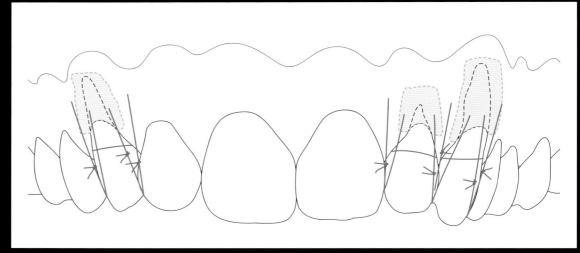

治疗设计。

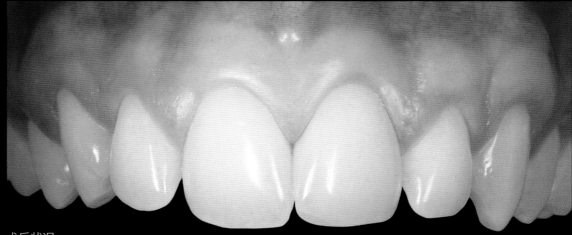

术后状况。

1. 相关临床细节

手术禁忌证

- 无

退缩类型

- Ⅰ类：13、22、23

相关牙体解剖异常

- 牙颈部充填体：13、22、23

治疗适应证

- 美观
- 促进口腔卫生维护

风险因素评估

- 牙根位置外突
- 刷牙过度
- 炎症（牙龈炎）

决策树相关临床数据

- 余留角化龈宽度：≥3mm
- 前庭沟深度：深
- 牙龈生物型：厚龈型
- 根面缺损：13、22、23去除原有充填体后

牙间接触点

- 紧接触

2. 治疗目标

减少可逆性的风险因素

- 控制龈炎
- 去除复合树脂充填体

预期的根面覆盖

- 全部

增加角化龈宽度

- 不需要

增厚牙龈生物型

- 补偿13、22、23的根面缺损

维持前庭沟深度

- 不需要

3. 最适合的干预手段

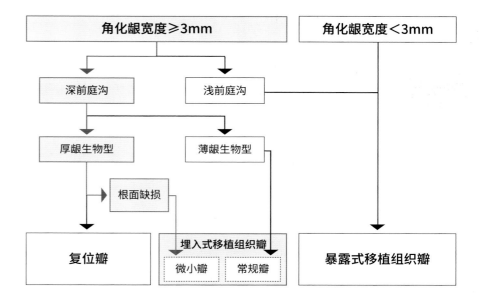

4. 治疗程序

术前处理

- 去除原充填体
- 牙龈炎的治疗（龈上洁治、口腔卫生宣教）

外科手术

- 制备隧道瓣：14至12、21至24
- 切取移植结缔组织瓣的方式：单切口技术，分成3块微小瓣
- 缝合技术：改良腰带和背带缝合

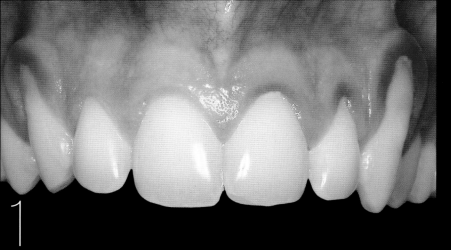

1

初始状况：可见局部龈炎及13、22、23牙颈部充填体。

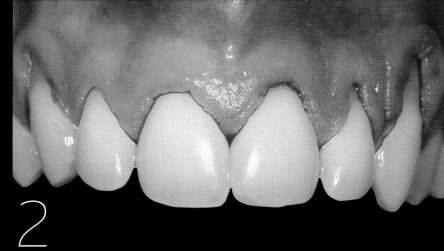

2

去除牙颈部充填体后行牙周维护治疗，并对患者进行口腔卫生宣教。釉牙骨质界完好，但根面有明显凹陷。

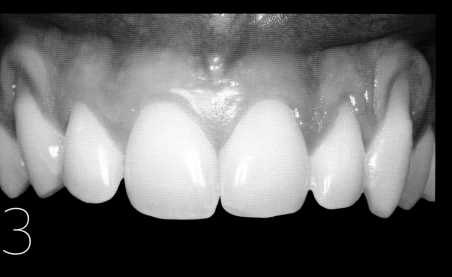

3

牙周维护治疗和去除牙颈部充填体1个月后的状况，牙周组织已恢复健康，可以进行牙周整形手术。

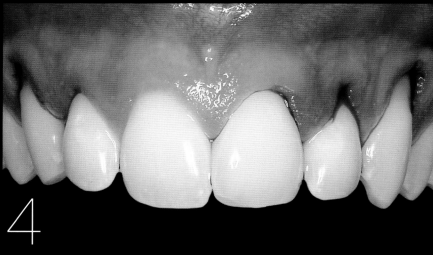

4

制备从14至12、21至24的隧道瓣。

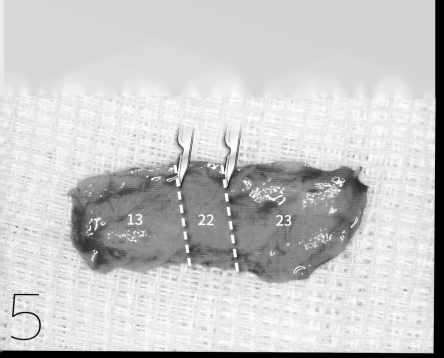

5

将从腭部切取的移植结缔组织瓣分成3块微小瓣，分别充填至13、22、23根面缺损处。

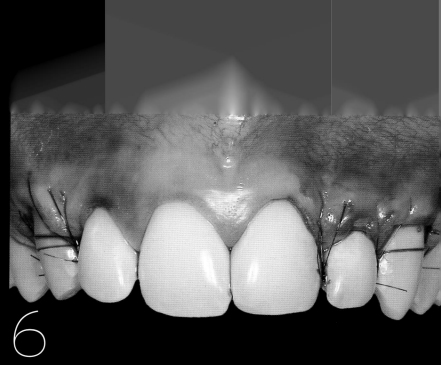

6

术后即刻状况。通过缝合使龈瓣冠向复位，便于塞入微小移植组织瓣。

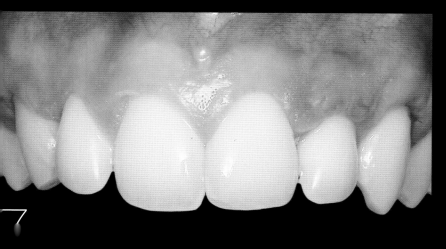

7

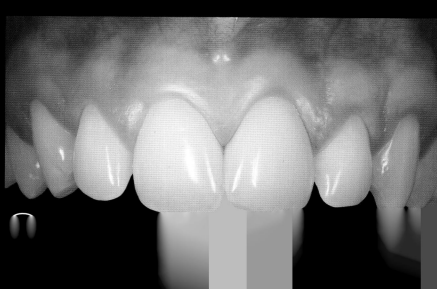

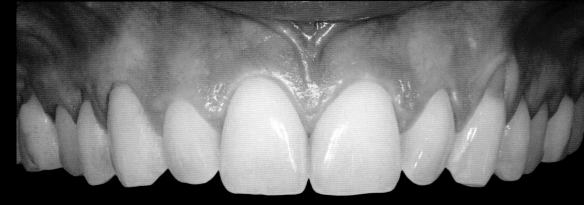

术前状况。

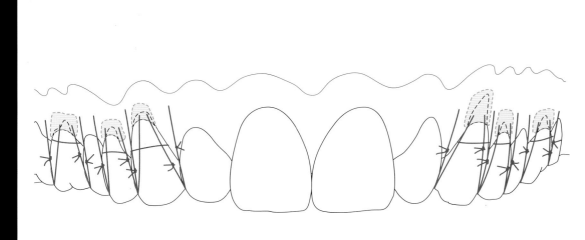

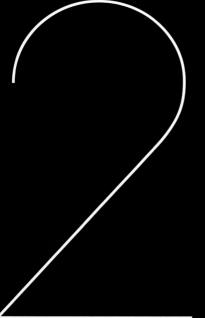

治疗设计。

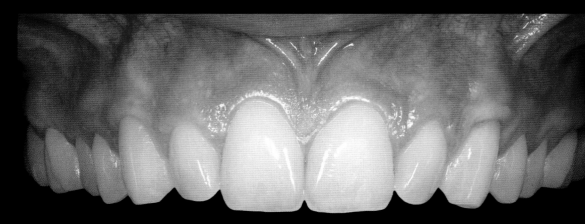

术后状况。

1. 相关临床细节

手术禁忌证

- 无

退缩类型

- Ⅰ类：16、14、13、23、24、26

相关牙体解剖异常

- 根面缺损
- 23冠根面缺损

治疗适应证

- 美观
- 减轻牙齿敏感

风险因素评估

- 刷牙过度

决策树相关临床数据

- 余留角化龈宽度：≥3mm
- 前庭沟深度：深
- 牙龈生物型：中间型
- 根面缺损：16、14、13、23、24、26

牙间接触点

- 紧接触

2. 治疗目标

减少可逆性的风险因素

- 指导非创伤性的口腔卫生措施

预期的根面覆盖

- 全部

增加角化龈宽度

- 需要

增厚牙龈生物型

- 补偿16、14、13、23、24、26的根面缺损

维持前庭沟深度

- 不需要

3. 最适合的干预手段

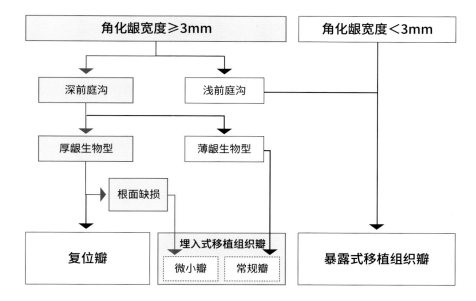

4. 治疗程序

术前处理

- 指导非创伤性的口腔卫生措施
- 23冠部行复合树脂充填修复

外科手术

- 制备隧道瓣：17至22、22至27
- 切取移植结缔组织瓣的方式：原位去上皮的游离龈瓣移植技术
- 缝合技术：改良腰带和背带缝合

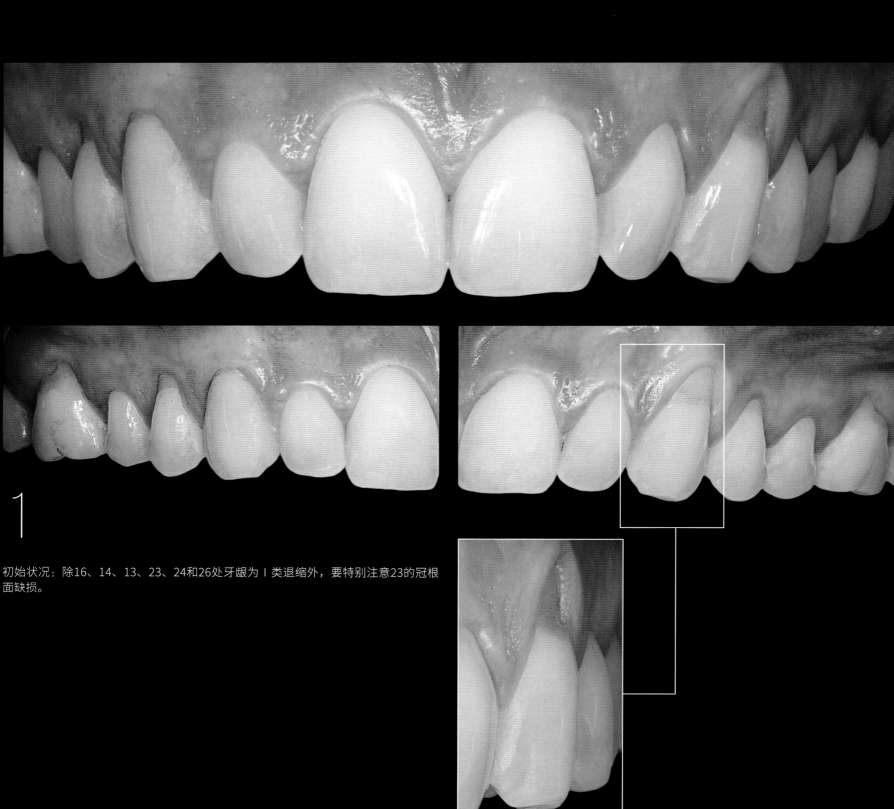

1

初始状况：除16、14、13、23、24和26处牙龈为Ⅰ类退缩外，要特别注意23的冠根面缺损。

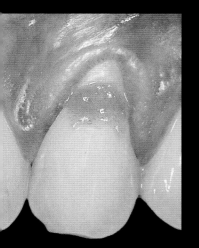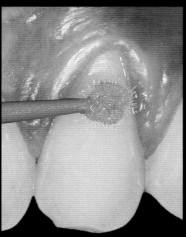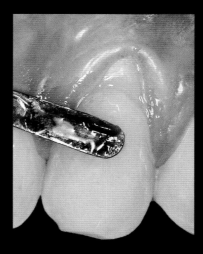

2

23缺损的修复步骤，包括重建CEJ。

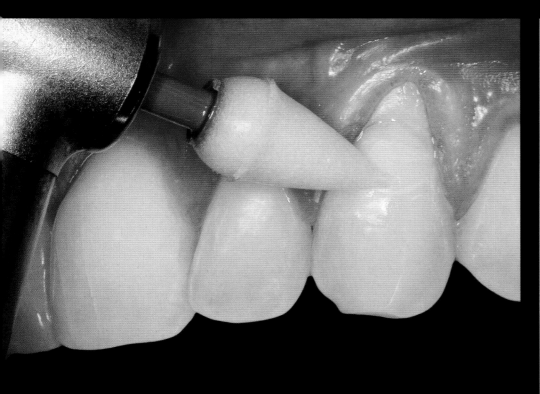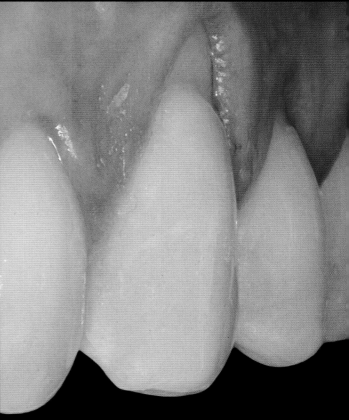

3

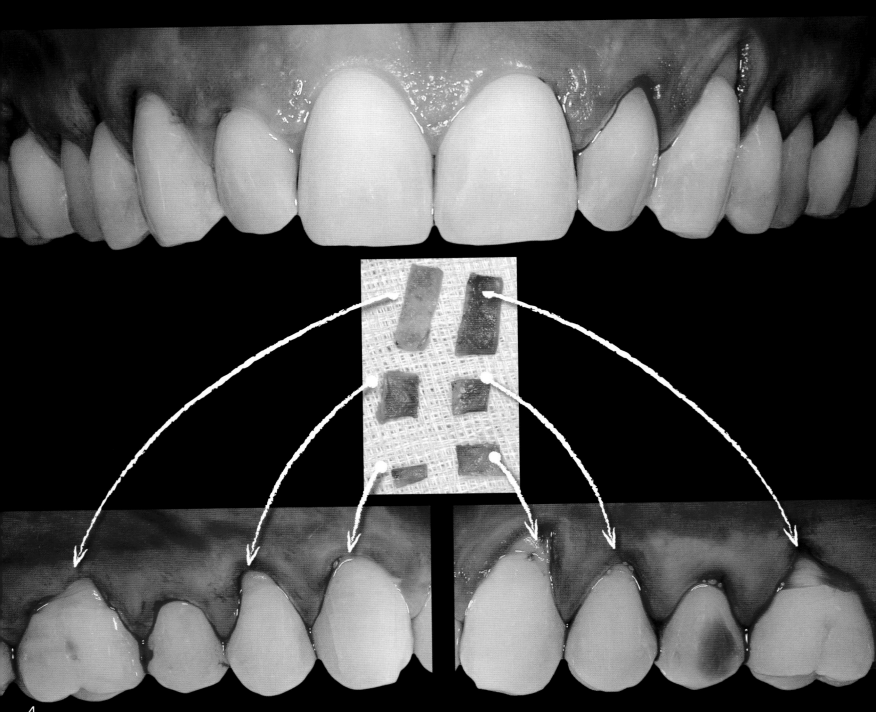

4

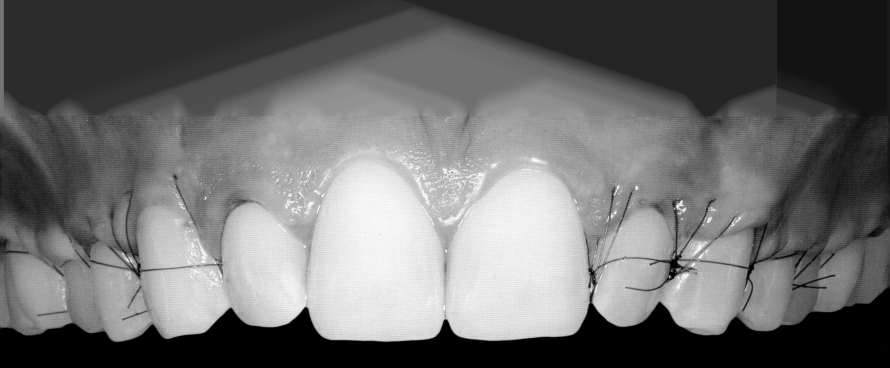

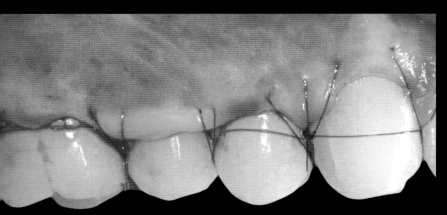
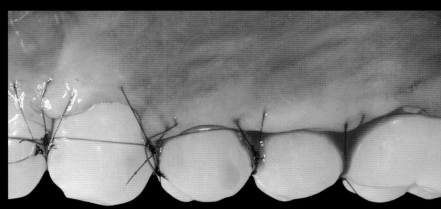

5

缝合完成后的状况，均采用改良腰带和背带缝合。

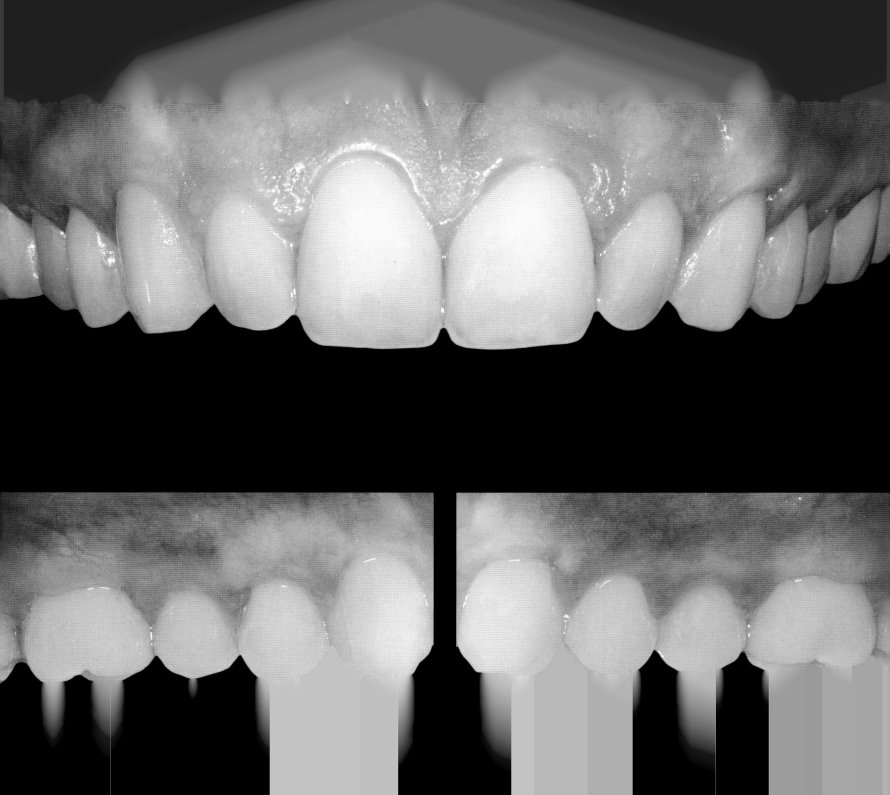

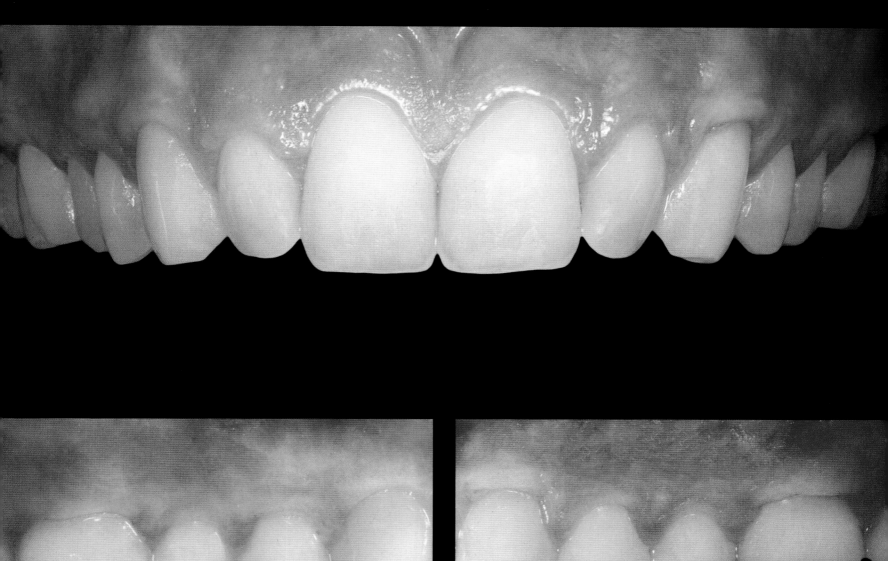

7

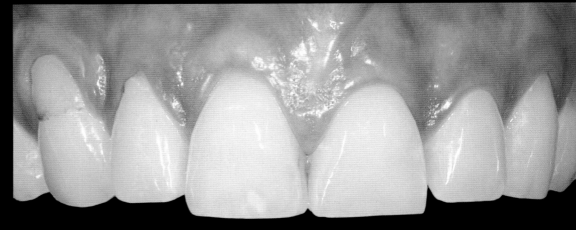

术前状况。

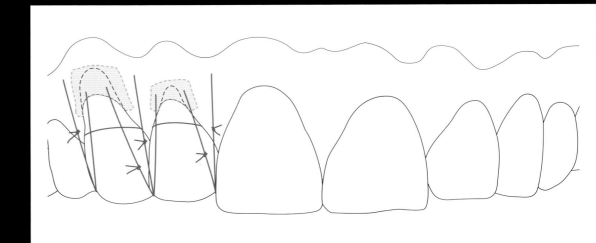

治疗设计。

案例

3

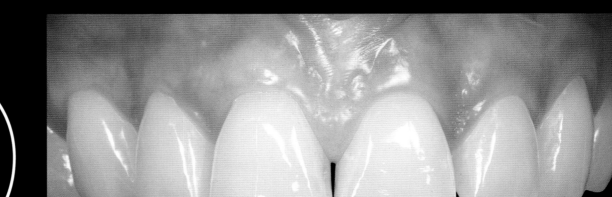

1.相关临床细节

手术禁忌证

* 无

退缩类型

* I类：13、12

相关牙体解剖异常

* 牙颈部充填体：13、12

治疗适应证

* 美观
* 减轻牙齿敏感

风险因素评估

* 牙根位置外突

决策树相关临床数据

* 余留角化龈宽度：≥3mm
* 前庭沟深度：深
* 牙龈生物型：厚龈型
* 根面缺损：13、12去除原充填体后

牙间接触点

* 轻接触

2.治疗目标

减少可逆性的风险因素

* 无

预期的根面覆盖

* 全部

增加角化龈宽度

* 不需要

增厚牙龈生物型

* 补偿13、12的根面缺损

维持前庭沟深度

* 不需要

3.最适合的干预手段

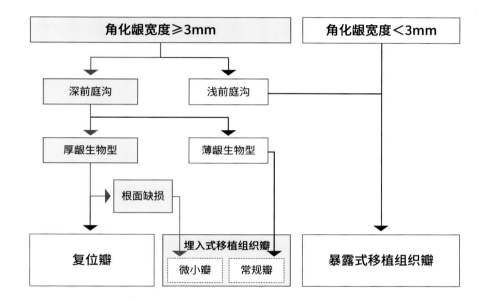

4.治疗程序

术前处理

* 去除原有充填体

外科手术

* 制备隧道瓣：14至11
* 切取移植结缔组织瓣的方式：单切口技术
* 缝合技术：改良腰带和背带缝合

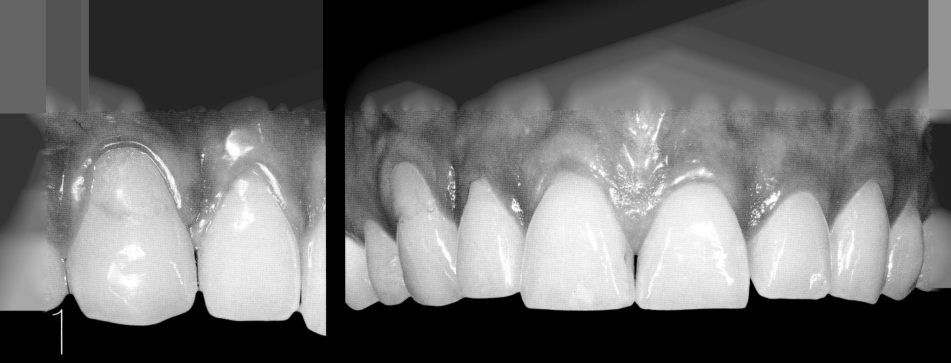

初始状况：13、12原有冠根面复合树脂充填体质量欠佳，要全部去除。

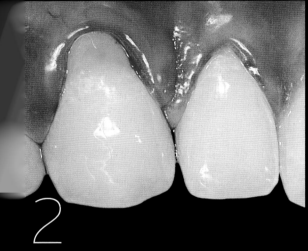

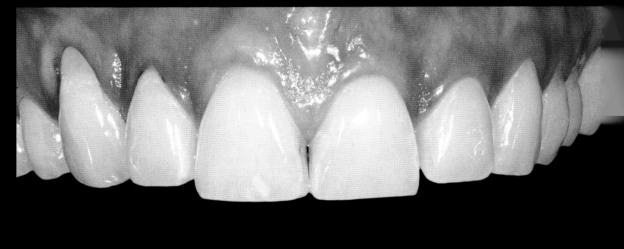

复合树脂去除干净后，CEJ清晰可见，但根面缺损明显。

3

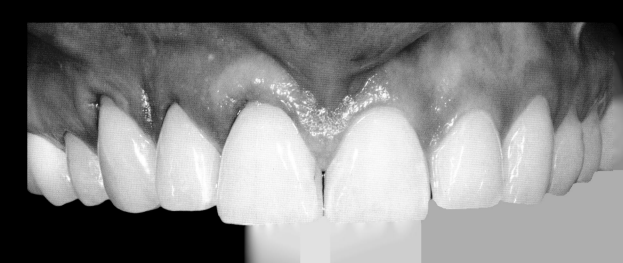

制备从14至11的隧道瓣。

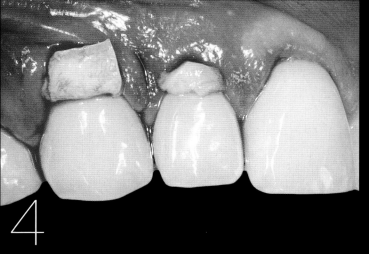

4

比对修整各块微小移植组织瓣。

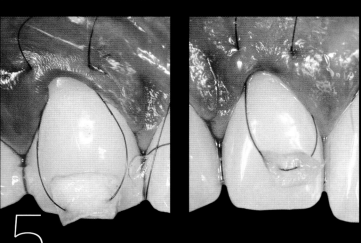 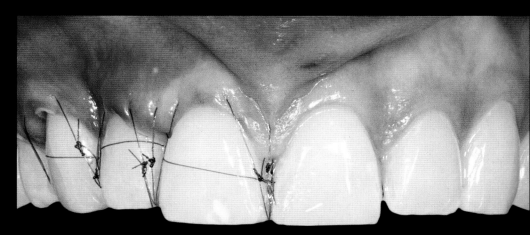

5

塞入微小移植组织瓣，并将移植组织瓣和龈瓣一同冠向复位。

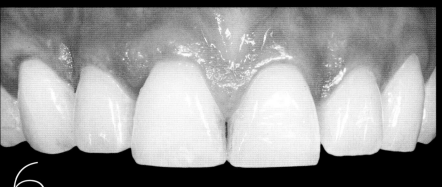 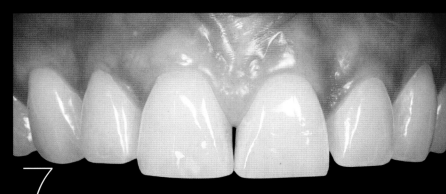

6

7

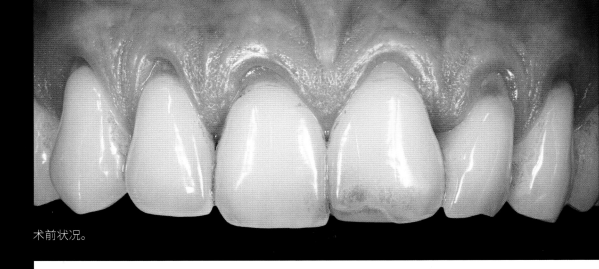

术前状况。

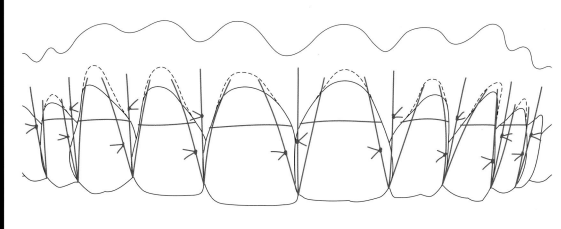

治疗设计。

案例

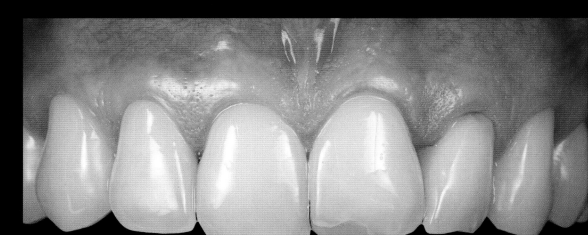

1. 相关临床细节

手术禁忌证

- 无

退缩类型

- Ⅰ类：13、12、11、21、22、23

相关牙体解剖异常

- 无

治疗适应证

- 美观
- 减轻牙齿敏感

风险因素评估

- 刷牙过度

决策树相关临床数据

- 余留角化龈宽度：≥3mm
- 前庭沟深度：深
- 牙龈生物型：厚龈型
- 根面缺损：无

牙间接触点

- 紧接触

2. 治疗目标

减少可逆性的风险因素

- 指导非创伤性的口腔卫生措施

预期的根面覆盖

- 全部

增加角化龈宽度

- 不需要

增厚牙龈生物型

- 不需要

维持前庭沟深度

- 不需要

3. 最适合的干预手段

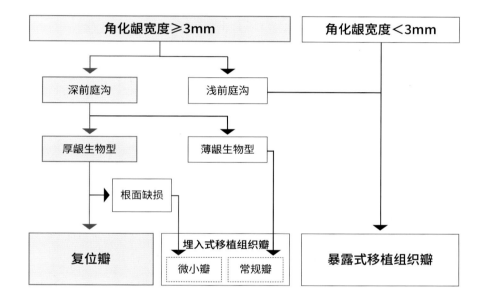

4. 治疗程序

术前处理

- 指导非创伤性的口腔卫生措施

外科手术

- 制备隧道瓣：14至24
- 缝合技术：改良腰带和背带缝合

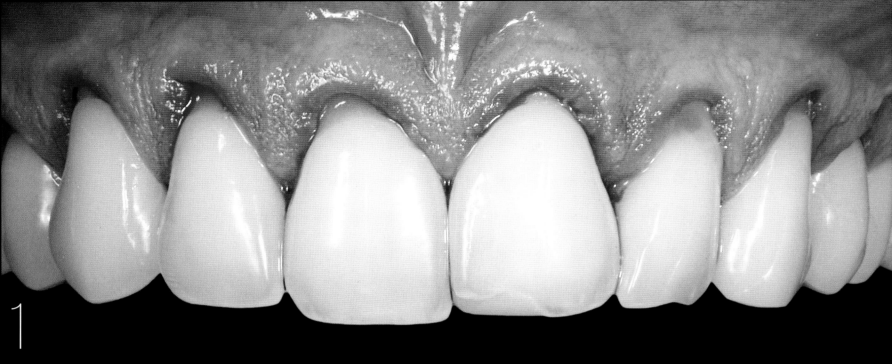

制备从14至24的隧道瓣。

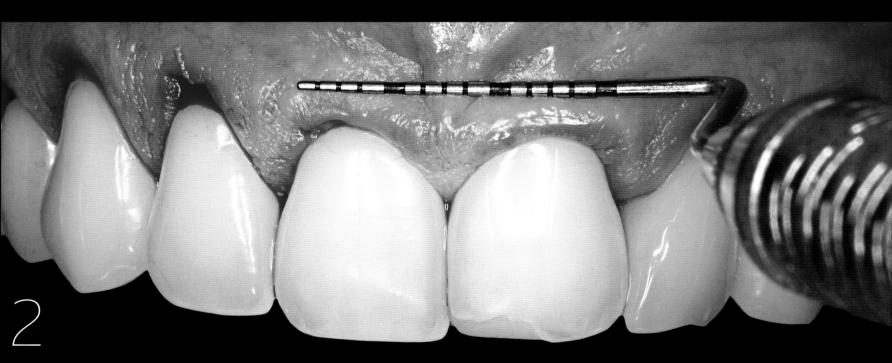

经隧道瓣潜行分离后，有望使龈瓣无张力冠向复位。

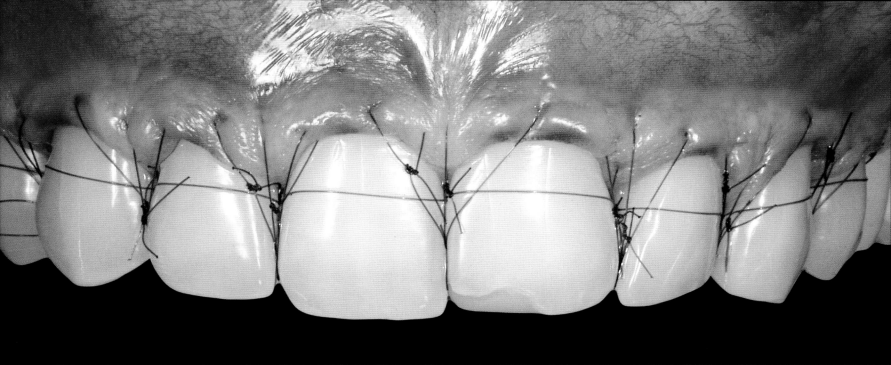

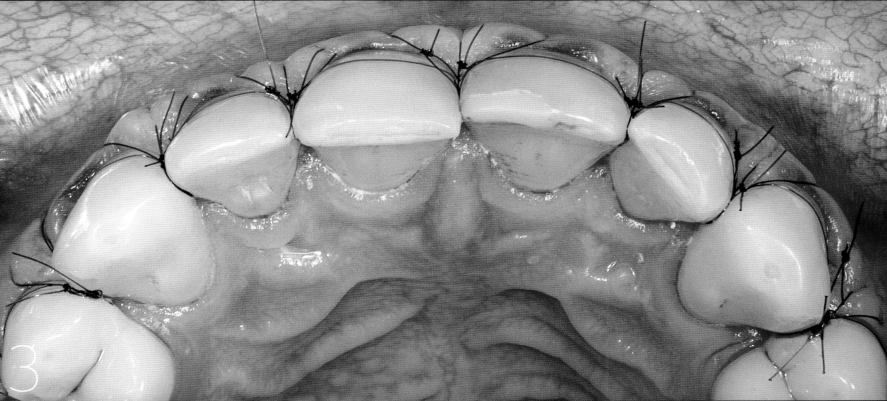

缝合完毕后，正面观及咬合面观。

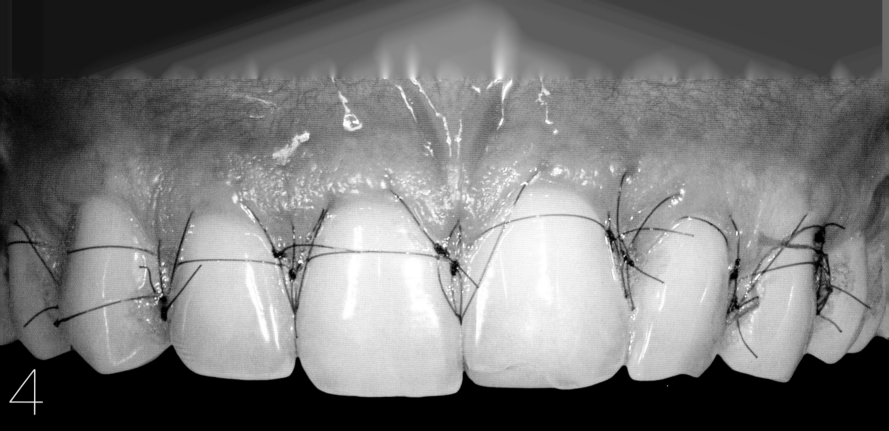

4

术后1周拆除缝线前的状况。

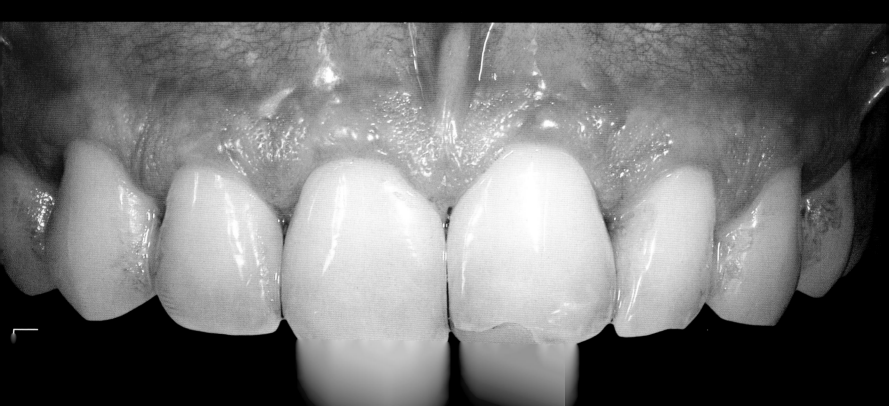

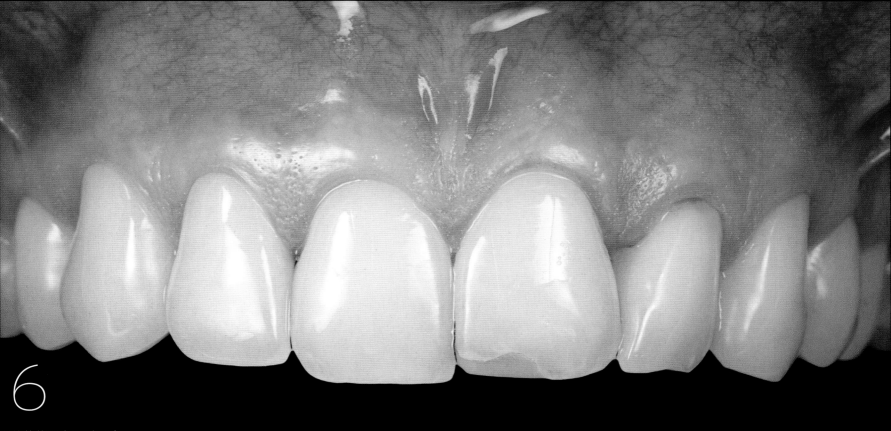

6

最终的状况（＞6个月）。

复合术式
Combined Approaches

案例

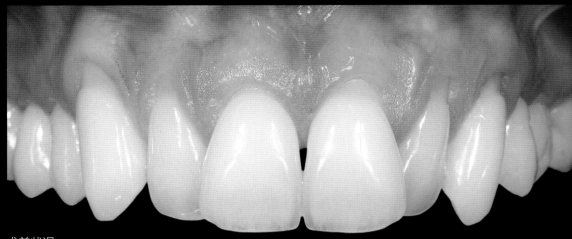

术前状况。

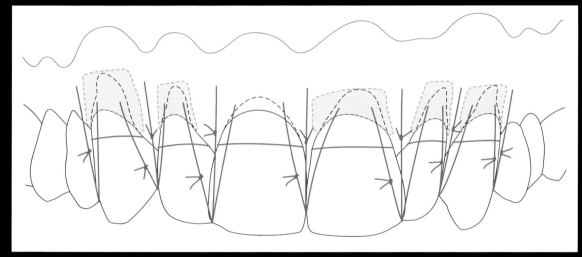

治疗设计。

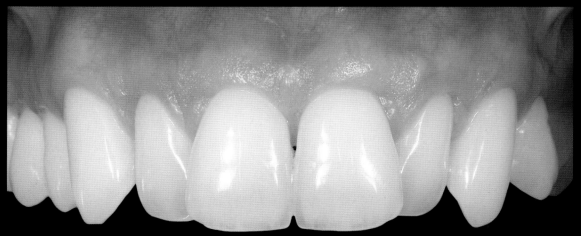

术后状况。

1. 相关临床细节

手术禁忌证

- 无

退缩类型

- I 类：13、12、11、21、22、23

相关牙体解剖异常

- 根面缺损：13、12、21、22、23

治疗适应证

- 美观

风险因素评估

- 牙根位置外突
- 刷牙过度

决策树相关临床数据

- 余留角化龈宽度：≥3mm
- 前庭沟深度：深
- 牙龈生物型：厚龈型
- 根面缺损：13、12、21、22、23

牙间接触点

- 紧接触

2. 治疗目标

减少可逆性的风险因素

- 指导非创伤性的口腔卫生措施

预期的根面覆盖

- 全部

增加角化龈宽度

- 不需要

增厚牙龈生物型

- 补偿13、12、21、22、23的根面缺损

维持前庭沟深度

- 不需要

3. 最适合的干预手段

- ☐ 埋入式微小移植组织瓣：13、12、21、22、23
- ☐ 复位瓣：11

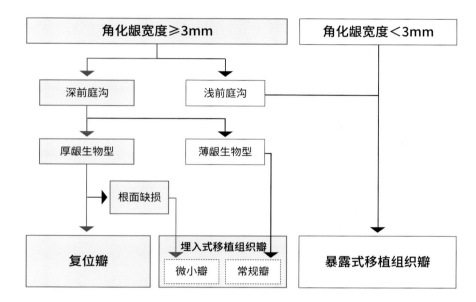

4. 治疗程序

术前处理

- 指导非创伤性的口腔卫生措施

外科手术

- 制备隧道瓣：14 至 24
- 切取移植结缔组织瓣的方式：单切口技术，分成5块微小瓣
- 缝合技术
  - 腰带和背带缝合：11
  - 改良腰带和背带缝合：13、12、21、22、23

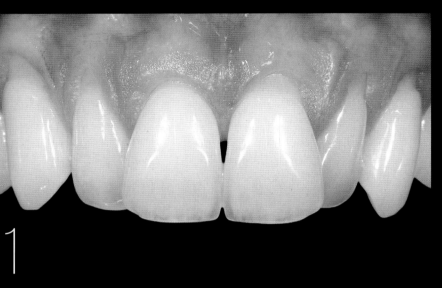

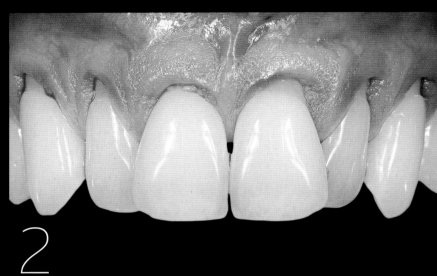

初始状况：注意到13、12、21、22和23上均存在根面缺损，患者前庭沟深，厚龈生物型。

制备从14至24的隧道瓣。

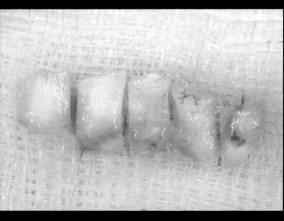

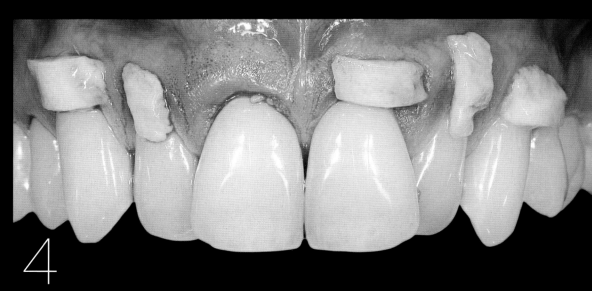

将从腭部切取的移植结缔组织瓣分成5块微小瓣。

比对修整各块微小移植组织瓣，根据临床需求调整其方向。

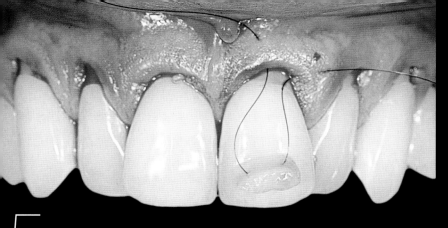

5

21处塞入微小移植组织瓣。

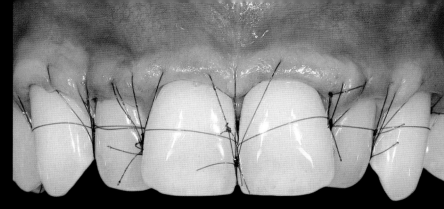

6

移植组织瓣就位及缝合完成后的状况。

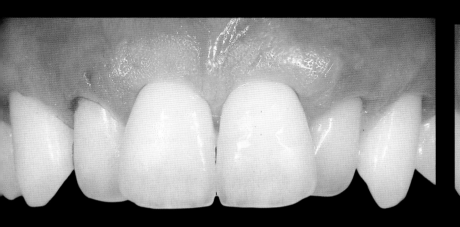

7

术后1周的愈合状况。

8

最终的状况（＞6个月）。

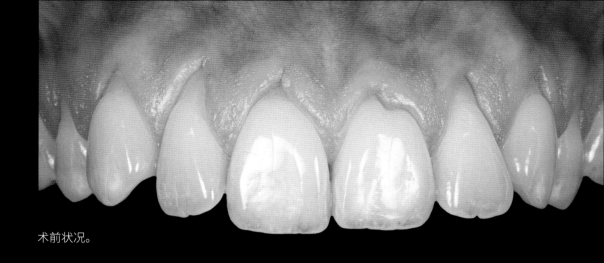

术前状况。

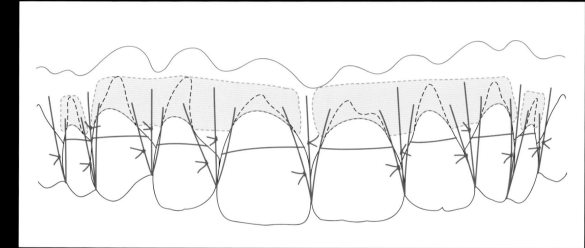

治疗设计。

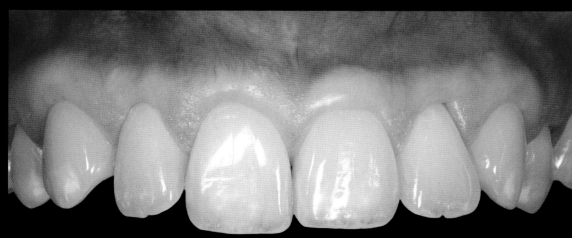

术后状况。

1.相关临床细节

手术禁忌证

- 无

退缩类型

- Ⅰ类：14、13、12、11、21、22、23、24

相关牙体解剖异常

- 根面缺损：14、13、12、22、23、24
- CEJ曲线异常：21

治疗适应证

- 美观
- 减轻牙齿敏感

风险因素评估

- 牙根位置外突
- 刷牙过度

决策树相关临床数据

- 余留角化龈宽度：13、12、11、22、23位点均＜3mm（由于Stillman龈裂的存在）；14、24位点≥3mm
- 前庭沟深度：深
- 牙龈生物型：厚龈型
- 根面缺损：有

牙间接触点

- 紧接触

2.治疗目标

减少可逆性的风险因素

- 指导非创伤性的口腔卫生措施

预期的根面覆盖

- 全部

增加角化龈宽度

- 不需要

增厚牙龈生物型

- 需要

维持前庭沟深度

- 不需要

3.最适合的干预手段

- ☐ 暴露式移植组织瓣：13、12、11、22、23
- ☐ 埋入式微小移植组织瓣：14、24

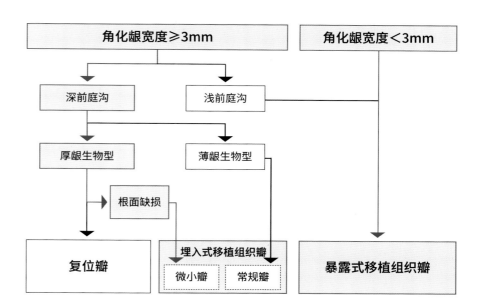

4.治疗程序

术前处理

- 指导非创伤性的口腔卫生措施

外科手术

- 制备隧道瓣：15至25
- 切取移植结缔组织瓣的方式：原位去上皮的游离龈瓣移植技术
- 缝合技术：
  - 腰带和背带缝合：13、12、11、22、23
  - 改良腰带和背带缝合：14、24

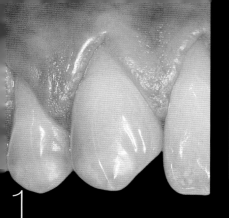
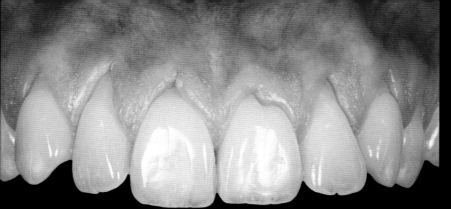
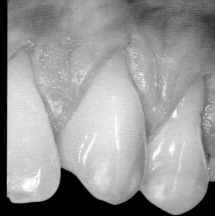

初始状况：14、13、12、22、23和24均有根面缺损，21近中有牙釉质异常。此外，患者前庭沟深，厚龈生物型，牙龈退缩为 I 类。因Stillman龈裂的存在，牙龈退缩向根方延展并缩减了局部的角化龈宽度。

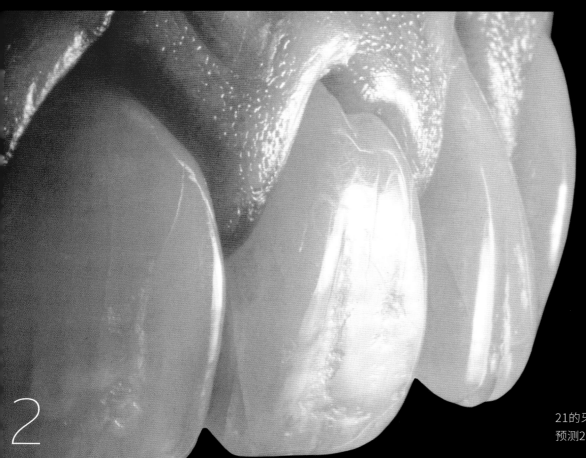

21的牙釉质突起使CEJ形态异常。由于牙龈沿着CEJ附着，难以预测21贴面修复后龈缘线是否协调。

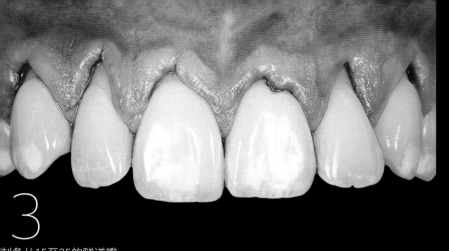

3

制备从15至25的隧道瓣。

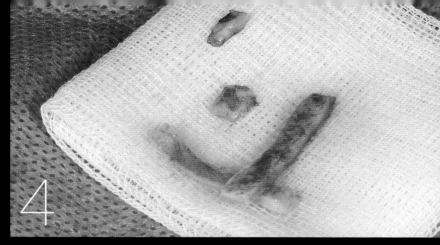

4

4块腭部移植结缔组织瓣，包括2块常规移植组织瓣及2块微小移植组织瓣。

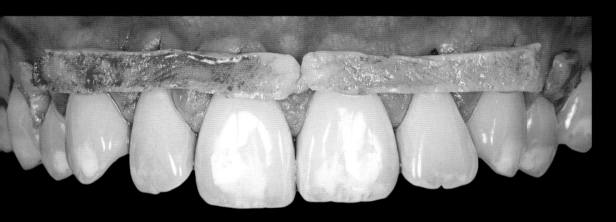

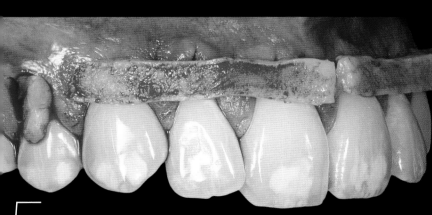

5

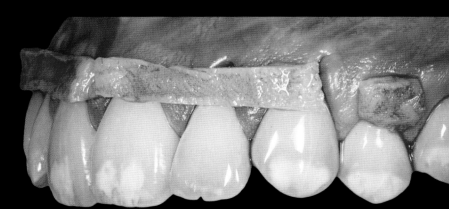

针对修整所有的移植组织瓣。

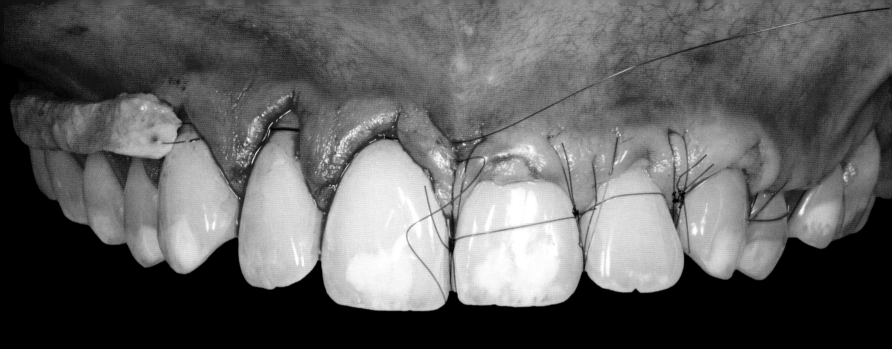

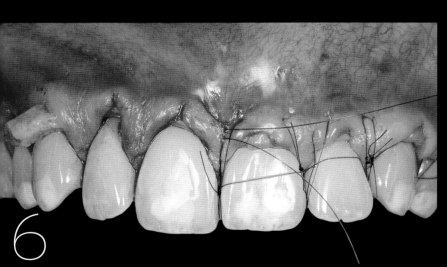
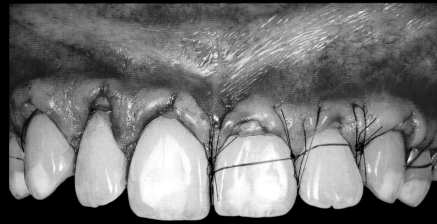

6

左1区行常规移植结缔组织瓣（上图）。移植组织瓣由U形缝合进行牵引，准备进入隧道瓣（左下图）。同时牵拉U形缝线的两端，直至组织瓣到达隧道瓣的前端（右下图）。然后，将U形缝合转变为垂直悬吊褥式缝合。此缝合方

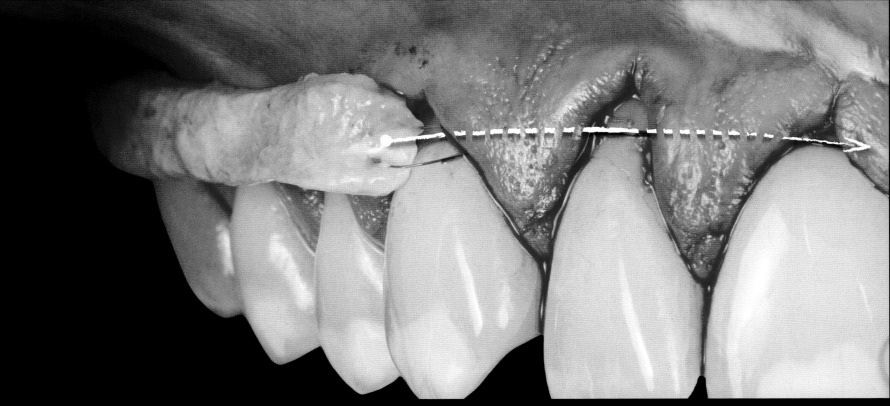

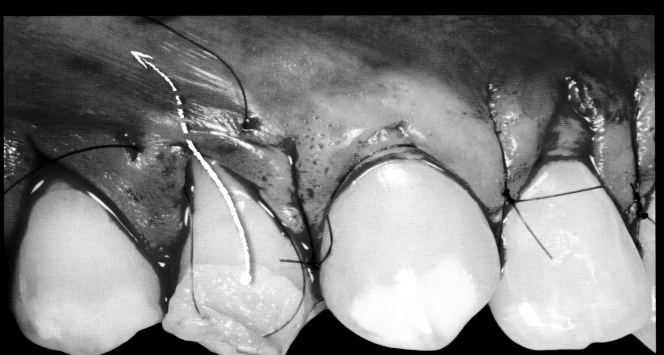

7

两种移植组织瓣就位方式的对比，根据大小，常规移植组织瓣通过侧向牵引埋置就位，微小移植组织瓣则通过垂直根向牵引就位。

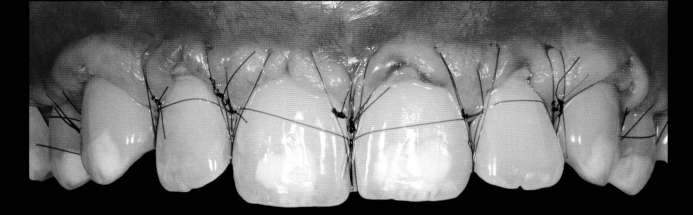

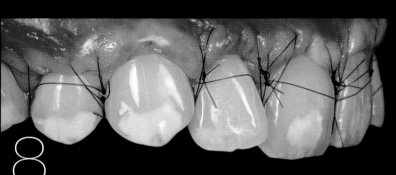

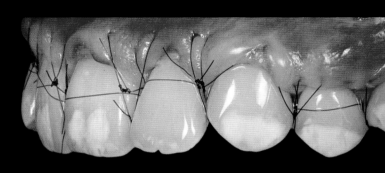

8

缝合完成后的状况。

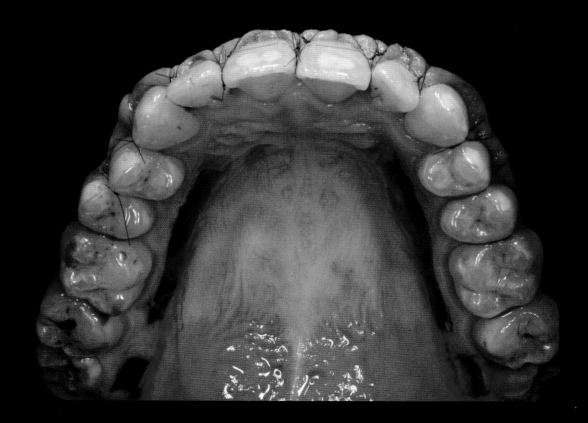

咬合面观,展示术后供区位点。

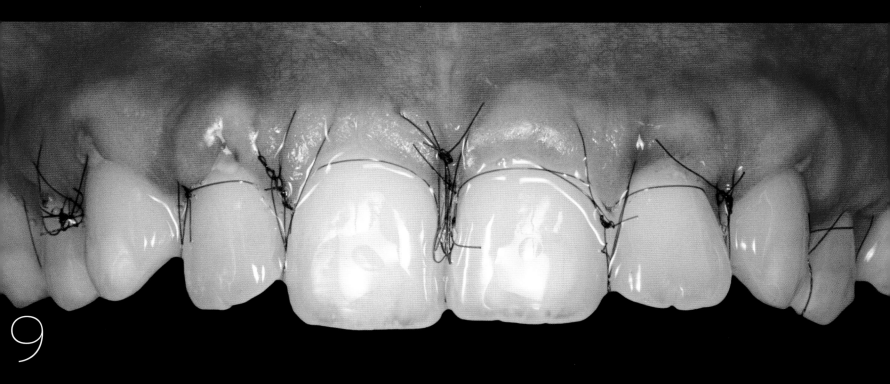

9

术后1周的愈合状况。

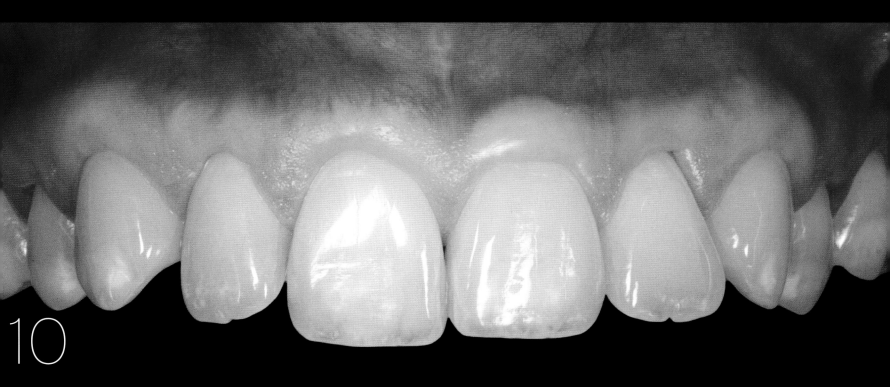

10

最终的状况（＞6个月）。

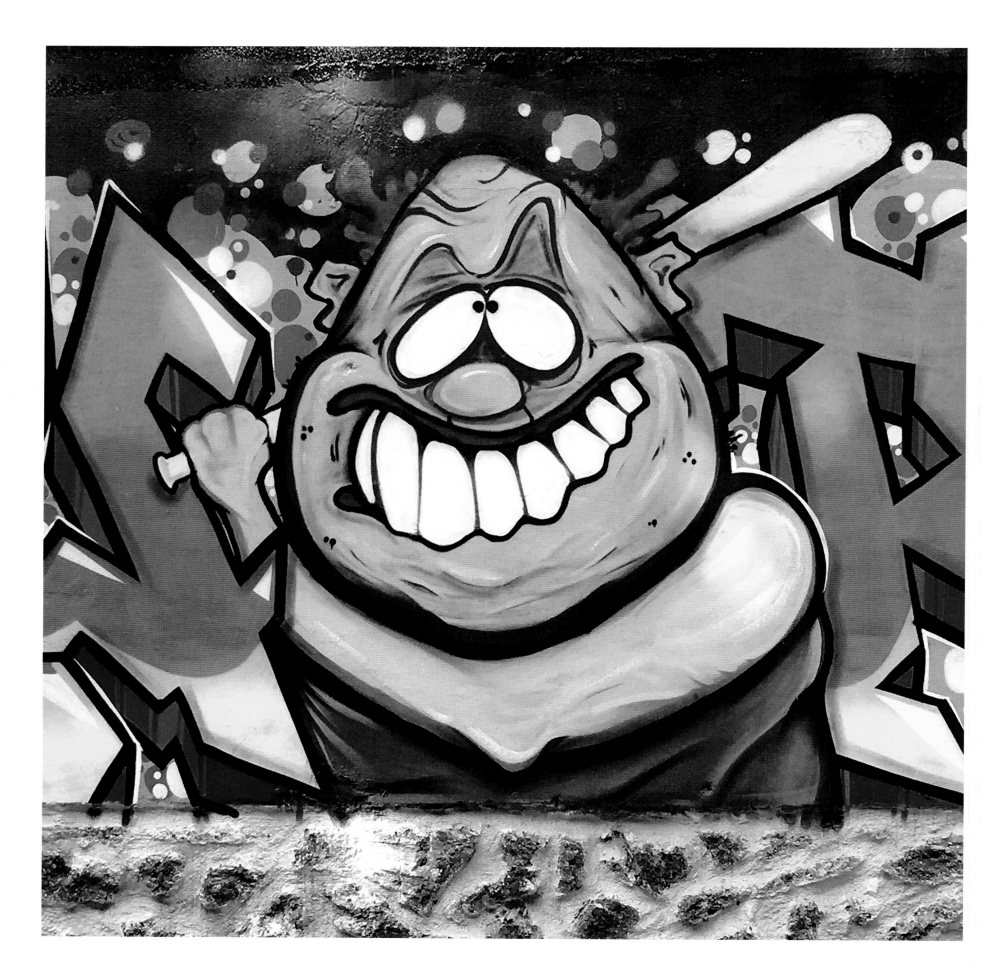

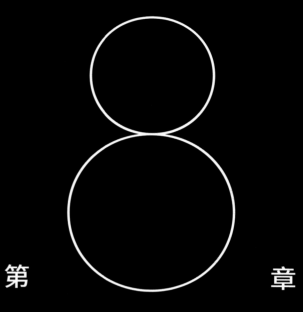

并发症的处理
Management of Complications

第 8 章

引言
Introdution

"Primum non nocere"

在医学上，并发症的特征是治疗的不利进展。这种演变可能会产生暂时或长期的影响，在后一种情况下，它会导致治疗失败。治疗失败时，最好的情况是术后稳定的状况与最初设定的治疗目标不符；最坏的情况则是术后的状况甚至比初始状况更差。

并发症是任何手术治疗都无法避免的。但是，微创治疗和显微外科手术的操作能显著降低并发症的发生率和严重程度。希波克拉底的拉丁语格言"Primum non nocere"，意思是"首先不要伤害"，在这里得到了完整的诠释。

主要并发症

并发症可能发生在不同的阶段：术中、愈合早期、中长期。表8-1总结了观察到的所有并发症以及在适当情况下应采取的处理步骤。

临床案例

本章其余部分的临床案例提供了基于隧道瓣进行牙周整形手术时可能发生的并发症和失败的典型案例。

表8-1　主要并发症

阶段	种类	描述
术中	组织瓣撕裂	**开窗**：缺损局限于牙龈或黏膜，未与边缘龈连通
		开裂：撕裂始于边缘龈
	龈乳头撕裂	撕裂
	不合适的移植组织瓣	移植组织瓣质量差，多为脂肪组织
		移植组织瓣过薄（厚度<1mm）
		移植组织瓣过短
愈合早期（1～7天）	移植组织瓣坏死	暴露部分坏死（全部或部分）
	缝线松动	缝线断裂或接触点移位
中长期	瘢痕疙瘩	牙龈呈波浪状或粗糙外观，或原有自体组织与重建区域之间有明显的界限
	牙龈轮廓明显过度扩增	移植区域体积逐渐增大
	复发	一处或多处牙龈退缩复发

步骤	处理
所有步骤	不修改手术步骤；自然被二期愈合过程充填
所有步骤	**厚龈生物型**：使用7-0缝线复位撕裂的边缘，以获得一期愈合 **薄龈生物型**：在撕裂区域下放置移植组织瓣而不进行拉拢缝合；通过二期愈合闭合撕裂创口
所有步骤	**缝合技术的小修改**：在继续进行既定手术之前，龈乳头用U形缝合重新复位；该缝合可将撕开分离的龈乳头组织固定在剩余的龈乳头上
所有移植组织瓣	**对于暴露式移植组织瓣**：减少移植组织瓣的暴露 **对于其他移植组织瓣**：手术过程无变化
所有移植组织瓣	**对于暴露式移植组织瓣**：重新切取，注意厚度 **对于其他移植瓣**：将移植物纵向折叠，使其厚度翻倍
所有移植组织瓣	**对于暴露式移植组织瓣**：减少治疗退缩的牙位 **对于埋入式常规移植组织瓣**：修改移植物使其伸长（手风琴式移植组织瓣） **对于埋入式微小移植组织瓣**：重新切取
暴露式移植组织瓣	不需要采取任何措施：坏死部分在14天内自行脱落；3个月后可重新进行移植手术
所有步骤	**单针缝线松脱**：无须操作 **几处孤立缝线松脱**：无须操作 **术后≤5天多处相邻缝线松脱**： – **缝线仍在原位**：恢复缝线张力并粘接到牙冠上（唇颊侧或邻面取决于所考虑的缝合方式） – **缝线丢失**：局部麻醉更换丢失的缝线 **术后＞5天多处相邻缝线松脱**：无须操作
暴露式移植组织瓣	**社交距离上不可见**：无须治疗 **社交距离上可见**：磨除表皮重新激活瘢痕形成过程
所有移植组织瓣	**社交距离上不可见，日常生活中无影响**：无须治疗 **社交距离上可见和/或日常生活中令人尴尬**：通过磨除表皮减少体积
所有步骤	确定并减少相关因素，然后不治疗或重做手术治疗，视情况而定

术中并发症
Complications During Surgery

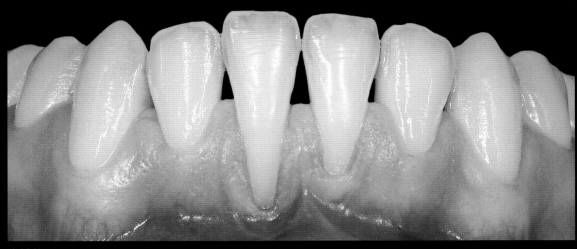

术前状况。

并发症的种类：
隧道瓣术中边缘龈撕裂

原因：
手术失误

处理：
改用暴露式移植组织瓣

案例

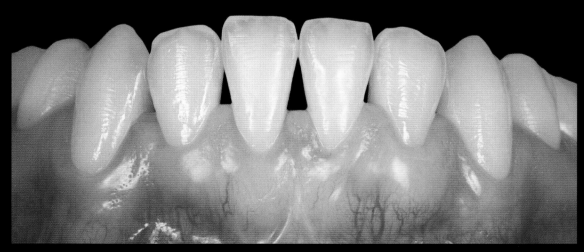

术后状况。

1.相关临床细节

手术禁忌证

- 无

退缩类型

- Ⅲ类：41、31

相关牙体解剖异常

- 无

治疗适应证

- 美观
- 促进口腔卫生维护

风险因素评估

- 牙根位置外突
- 炎症（牙周炎）

决策树相关临床数据

- 余留角化龈宽度：＜3mm
- 前庭沟深度：浅
- 牙龈生物型：中间型
- 根面缺损：无

牙间接触点

- 轻接触

2.治疗目标

减少可逆性的风险因素

- 阻止牙周炎的发展

预期的根面覆盖

- 部分（Ⅲ类退缩）

增加角化龈宽度

- 需要

增厚牙龈生物型

- 需要

维持前庭沟深度

- 需要

3.最适合的干预手段

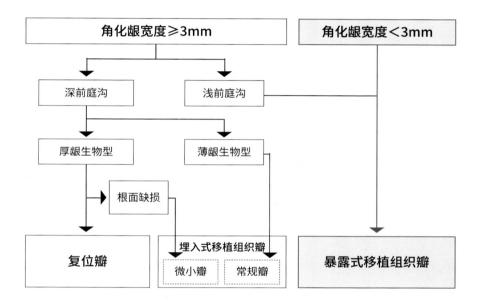

4.治疗程序

术前处理

- 牙周炎的治疗（洁治、根面平整、指导特定的口腔卫生措施）

外科手术

- 制备隧道瓣：32至42
- 切取移植结缔组织瓣的方式：原位去上皮的游离龈瓣移植技术
- 缝合技术：邻面悬吊褥式缝合

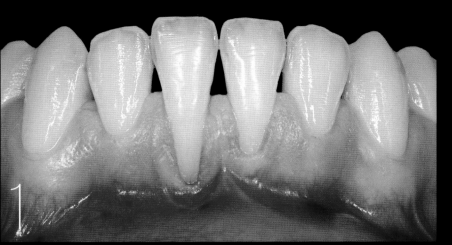

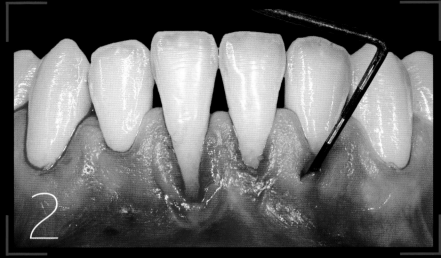

术前状况：牙周炎治疗2个月后。

边缘龈在隧道瓣制备过程中被撕裂。在未扩大撕裂范围的情况下完成了该步骤。

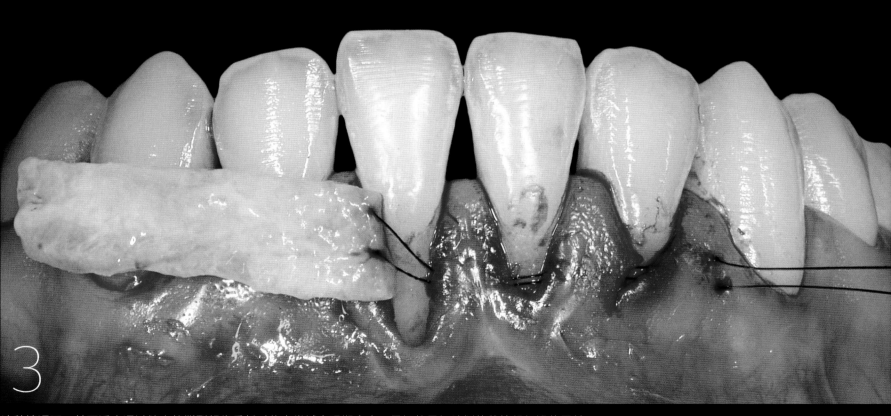

这种情况下，并不适合通过缝合将撕裂龈缘重新对位来尝试实现期愈合。最好将最初计划的移植组织瓣伸展并牵引至撕裂区域下方。撕裂的龈缘彼此不靠拢，而是通过延期愈合关闭。在某种意义上，撕裂可被视为新的牙龈退缩。

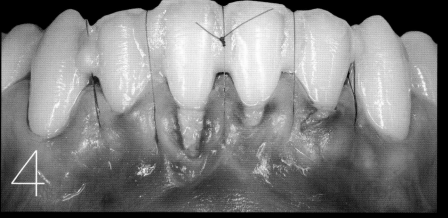

手术失误造成的Ⅰ类牙龈退缩可通过此方法得到纠正。

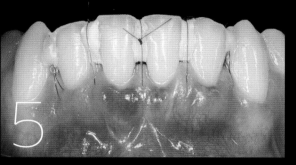

术后1周的愈合状况。

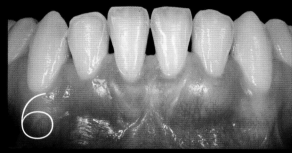

术后1个月的愈合状况。

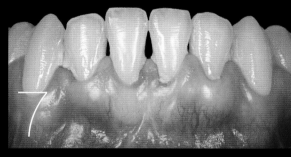

术后6个月的愈合状况，长期维持疗效的真正挑战仍然是保持充分的口腔卫生。

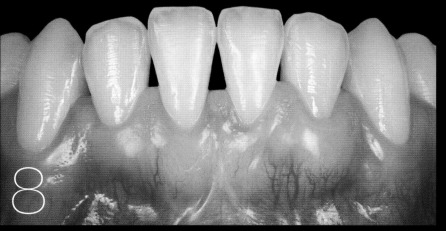

加强口腔卫生后最终的状况（＞6个月）。

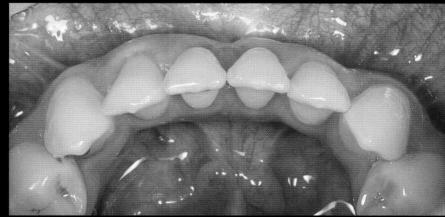

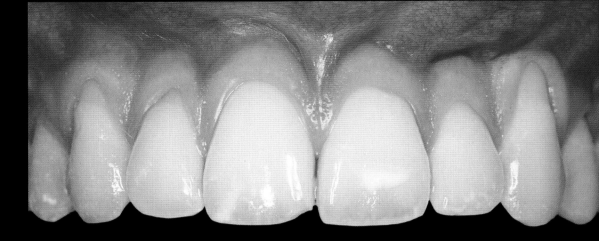

术前状况。

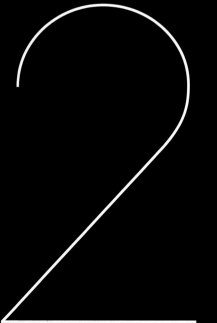

并发症的种类：
几乎没有纤维组织的脂肪移植组织瓣

原因：
不合适的移植组织瓣切取技术

处理：
减少移植组织瓣的暴露

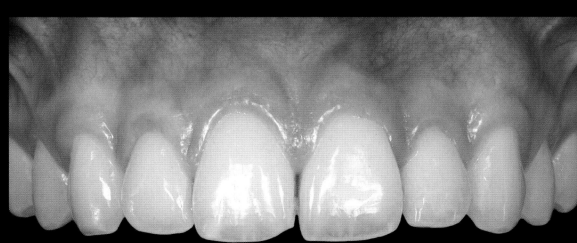

术后状况。

1.相关临床细节

手术禁忌证

- 无

退缩类型

- Ⅰ类：13、12、24
- Ⅱ类：23

相关牙体解剖异常

- 无

治疗适应证

- 美观
- 减轻牙齿敏感

风险因素评估

- 牙根位置外突
- 刷牙过度

决策树相关临床数据

- 余留角化龈宽度：23位点＜3mm；13、12、24位点≥3mm
- 前庭沟深度：中
- 牙龈生物型：中间型
- 根面缺损：无

牙间接触点

- 紧接触

2.治疗目标

减少可逆性的风险因素

- 指导非创伤性的口腔卫生措施

预期的根面覆盖

- 全部

增加角化龈宽度

- 23需要

增厚牙龈生物型

- 需要

维持前庭沟深度

- 需要

3.最适合的干预手段

- ☐ 暴露式移植组织瓣：23
- ☐ 埋入式常规移植组织瓣：13、12、24

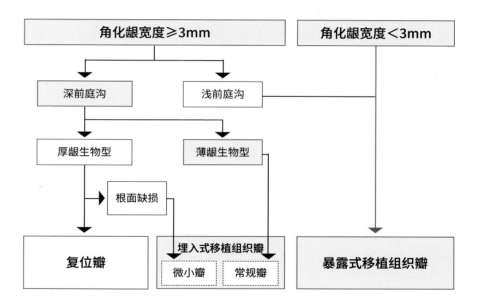

4.治疗程序

术前处理

- 指导非创伤性的口腔卫生措施

外科手术

- 制备隧道瓣：14至11、22至25
- 切取移植结缔组织瓣的方式：单切口技术
- 缝合技术：腰带和背带缝合

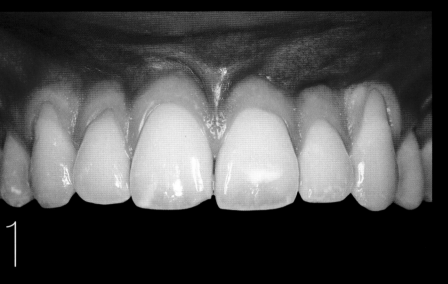

初始状况。

通过单切口技术切取的2块移植组织瓣，然而均主要由脂肪组织组成。鉴于既定的手术方案，最好使用游离龈瓣。

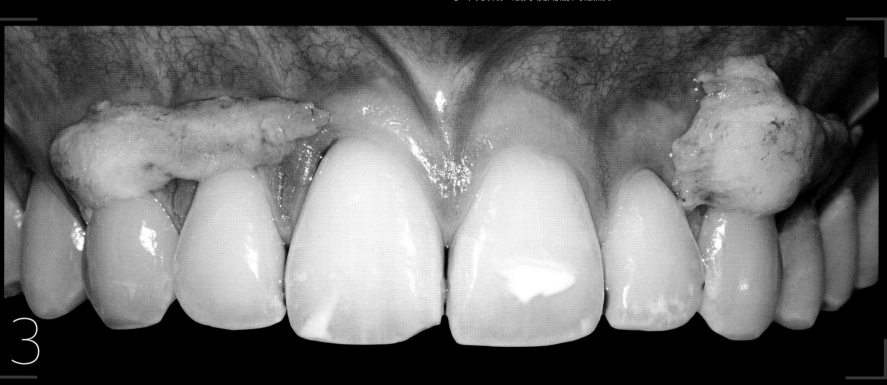

制备从14至21和22至25的隧道瓣后将移植组织瓣置于预期位点。用于23的移植组织瓣的特性不符合初始的治疗计划，移植组织瓣的明显暴露伴随着较高的坏死风险。因此决定减少移植组织瓣的暴露以降低坏死风险，同时保留生成角化组织的潜能。

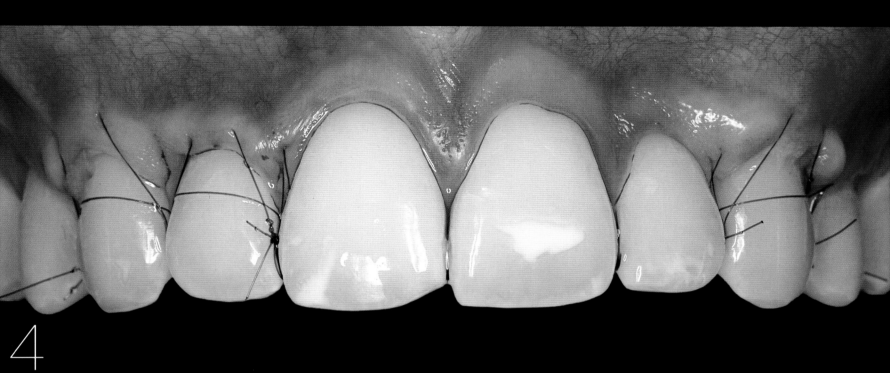

4

13、12和24上的结缔组织移植瓣被完全埋入，23上的移植组织瓣则尽可能少暴露，这是对既定治疗方案的一种妥协。

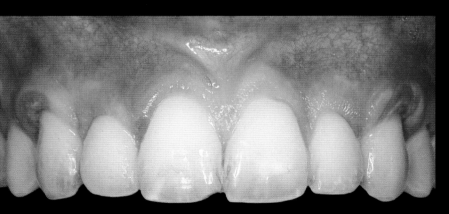

5

术后1周的愈合状况。23上暴露部分的移植组织瓣实现了再血管化，表面可见二期愈合。

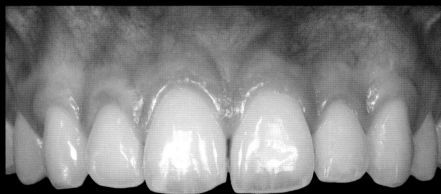

6

最终的愈合状况（＞6个月）。膜龈联合的移位明显，特别是在23。

愈合早期并发症
Complications During the
Healing Phase

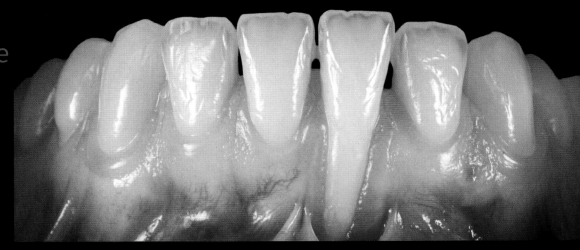

术前状况。

并发症的种类:
移植组织瓣暴露部分坏死

原因:
缺血

处理:
再次手术

案例

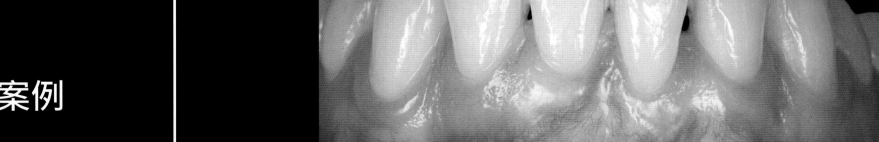

1. 相关临床细节

手术禁忌证

- 无

退缩类型

- Ⅲ类：31

相关牙体解剖异常

- 无

治疗适应证

- 美观
- 减轻牙齿敏感
- 促进口腔卫生维护

风险因素评估

- 31牙根位置外突
- 薄龈生物型

决策树相关临床数据

- 余留角化龈宽度：31位点为0mm
- 前庭沟深度：浅
- 牙龈生物型：薄龈型
- 根面缺损：无

牙间接触点

- 紧接触

2. 治疗目标

减少可逆性的风险因素

- 无

预期的根面覆盖

- 几乎全部（Ⅲ类早期）

增加角化龈宽度

- 需要

增厚牙龈生物型

- 需要

维持前庭沟深度

- 需要

3. 最适合的干预手段

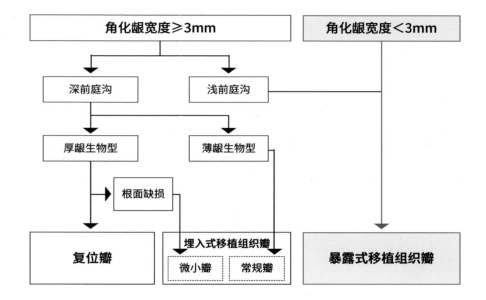

4. 治疗程序

术前处理

- 牙周炎的治疗（洁治、根面平整、指导特定的口腔卫生措施）

外科手术

- 制备隧道瓣：32至42
- 切取移植结缔组织瓣的方式：原位去上皮的游离龈瓣移植技术
- 缝合技术：邻面悬吊褥式缝合

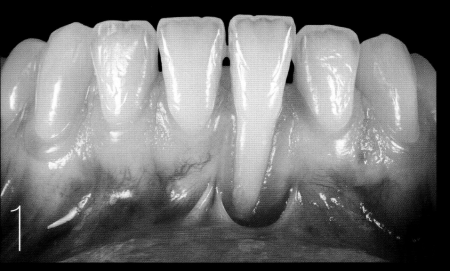

初始状况：31为Ⅲ类退缩。

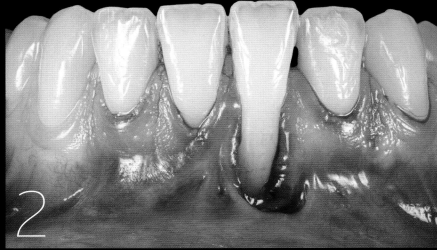

制备从32至42的隧道瓣。

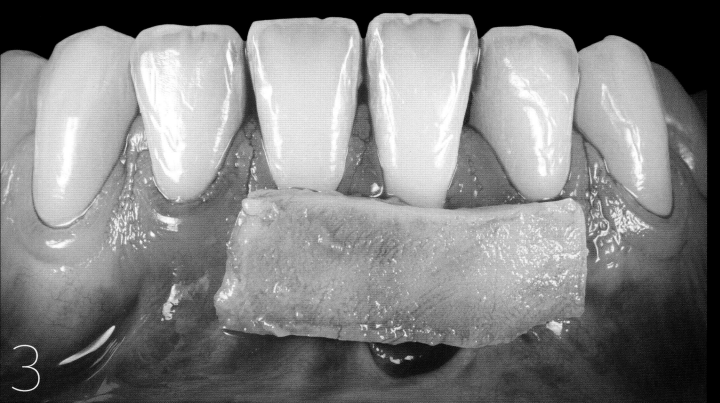

制备游离龈移植组织瓣。

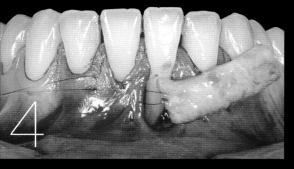
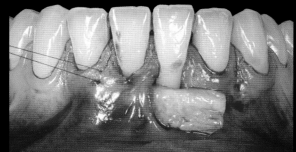
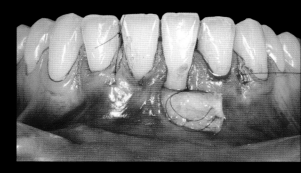

移植组织瓣的就位。

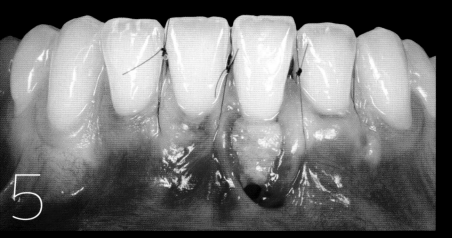

术后状况。

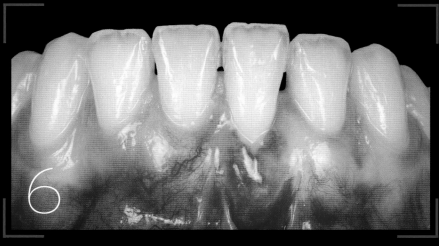

术后1周拆除缝线时，移植组织瓣最冠方部分有轻微吸收，其余暴露的移植组织瓣和埋入的部分再血管化。

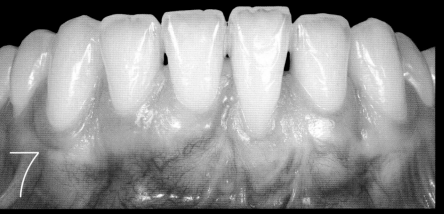

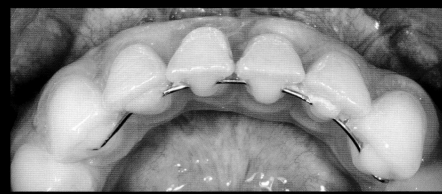

术后2个月的愈合状况。未覆盖区域与移植组织瓣坏死部位相对应。小部分保留的暴露移植组织瓣形成角化组织，实现部分根面覆盖。31为薄龈生物型，无法保证长期的稳定性。为了达到完美的最终结果，我们决定采用一种新的、更局限的、完全埋入的移植组织瓣的手术方式。

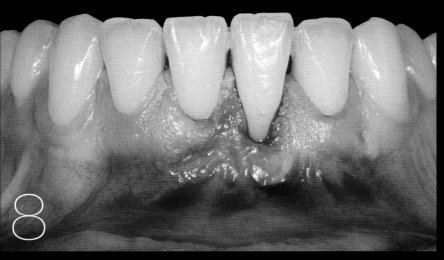

制备从41至32隧道瓣。

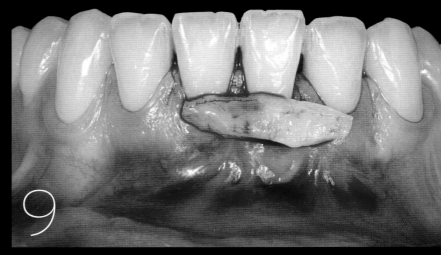

使用单切口技术切取一小块移植组织瓣。

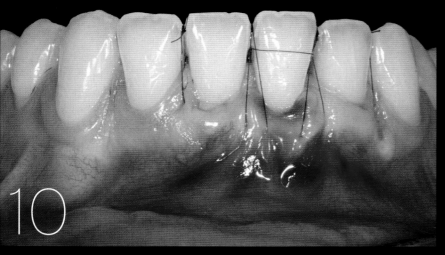

术后状况。第一次手术新生的组织被冠方移位，移植组织瓣被完全埋入以增厚牙周生物型。

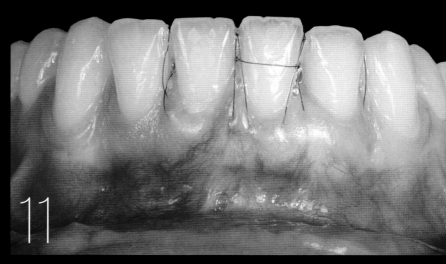

术后1周的愈合状况。

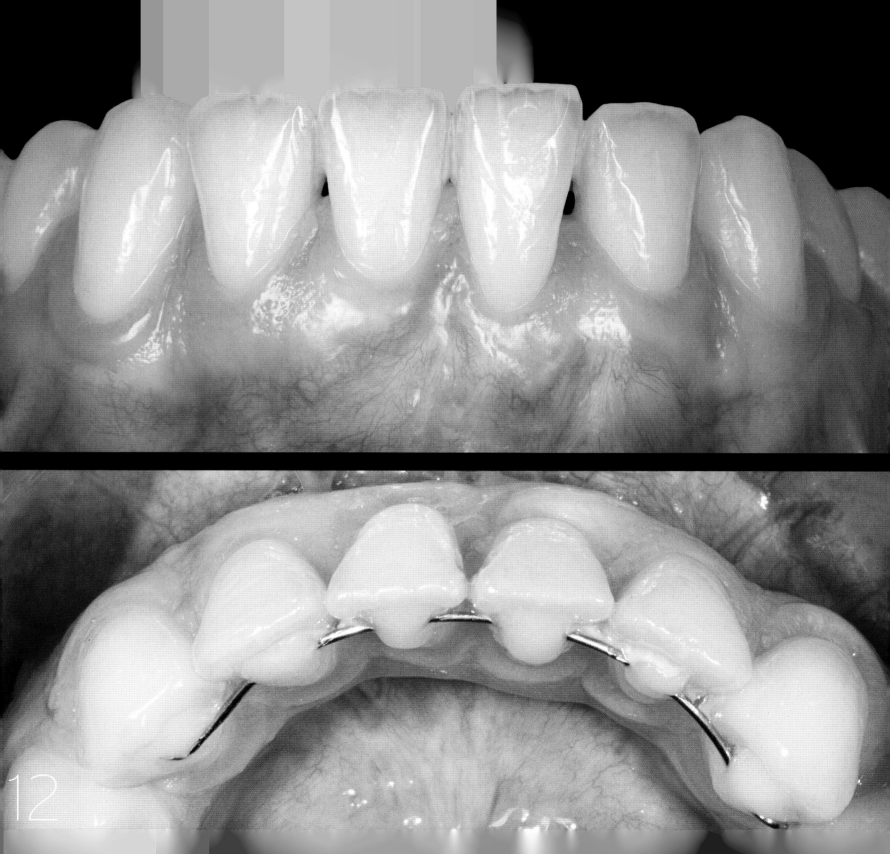

12

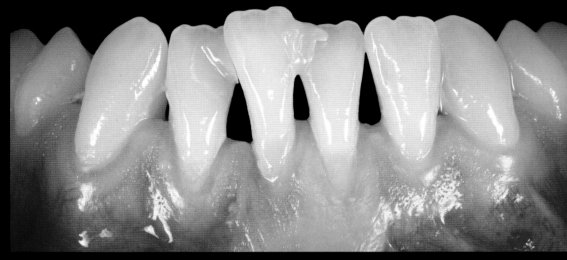

术前状况。

并发症的种类：

移植组织瓣暴露部分坏死

原因：

缺血

处理：

再次手术

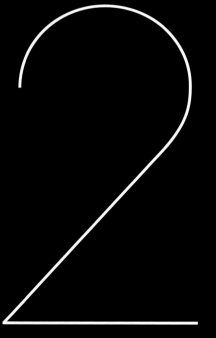

案例

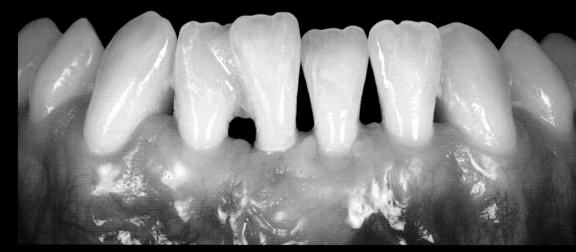

术后状况。

1. 相关临床细节

手术禁忌证

* 无

退缩类型

* Ⅲ类：42、41、31、32

相关牙体解剖异常

* 牙槽骨丧失和Ⅲ度松动：41
* Ⅱ度松动：32、31、42

治疗适应证

* 美观
* 为粘接桥取代41做准备

风险因素评估

* 炎症（牙周炎）

决策树相关临床数据

* 余留角化龈宽度：≥3mm
* 前庭沟深度：浅
* 牙龈生物型：厚龈型
* 根面缺损：无

牙间接触点

* 轻接触

2. 治疗目标

减少可逆性的风险因素

* 控制牙周炎进展

预期的根面覆盖

* 部分（Ⅲ类退缩）

增加角化龈宽度

* 不需要

增厚牙龈生物型

* 41需要

维持前庭沟深度

* 需要

3. 最适合的干预手段

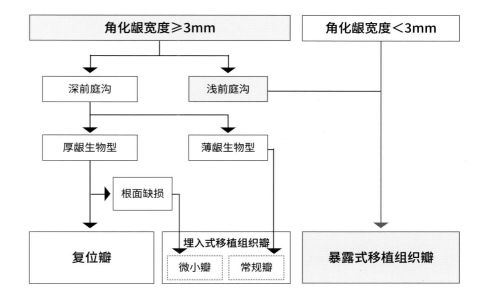

4. 治疗程序

术前处理

* 牙周炎的治疗（洁治、根面平整、指导特定的口腔卫生措施）

外科手术

* 拔除41，胶原材料充填拔牙创
* 制备隧道瓣：32至42
* 切取移植结缔组织瓣的方式：原位去上皮的游离龈瓣移植技术
* 缝合技术：邻面悬吊褥式缝合

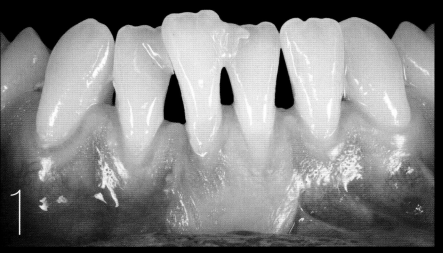
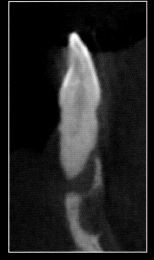
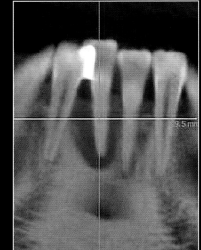

非手术牙周治疗后的初始状况（洁治、根面平整、指导特定的口腔卫生措施）。41表现为严重的牙槽骨丧失必须拔除。所有切牙均为III类退缩。除41为III度松动外，其余切牙II度松动。此外，中切牙有一个严重角化的区域，是10年前结缔组织移植术导致。选择的治疗方案是在32至42之间放置一个粘接桥，取代41，并消除与剩余切牙松动相关的不适。

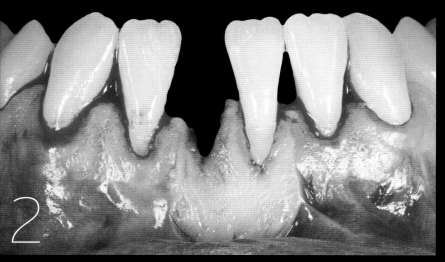

拔除41和刮除肉芽组织后，制备从32至42的隧道瓣。

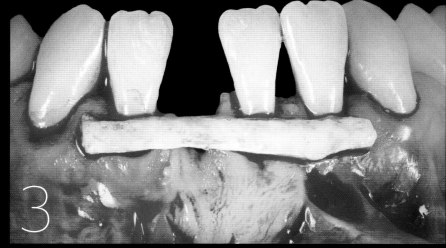

移植结缔组织瓣与受区吻合。

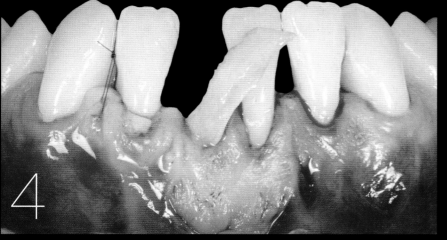

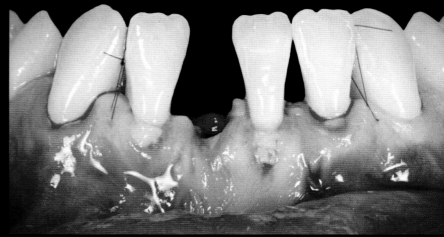

移植组织瓣的放置和暴露。拔牙创被用作插入移植组织瓣的入口。

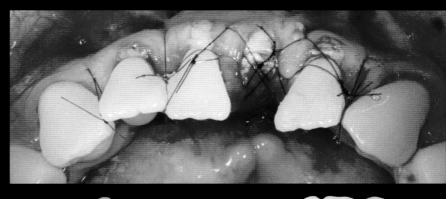

由于缺乏接触点，很难在拔牙创位点进行垂直褥式悬吊缝合。因此，选择使用43和42、31和32之间的接触点进行斜向缝合。牙槽窝内紧密充填胶原塞，目的是维持之前牙根占据的空间，尽量减少骨重建。选择的治疗方案是在32至42之间放置一个粘接桥，取代41。这里骨重建并不是我们的目标。

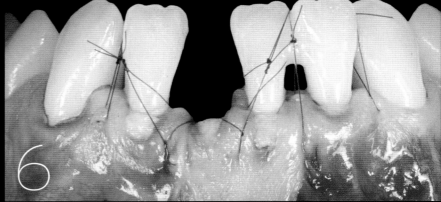

正面观和咬合面观显示手术结束时的状况。特别要注意移植组织瓣的暴露，包括牙根和41位点的暴露。

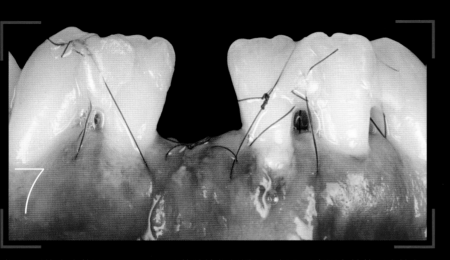

术后1周的愈合状况。42、41和32的移植组织瓣暴露部分已出现有效的再血管化。31则情况不明。

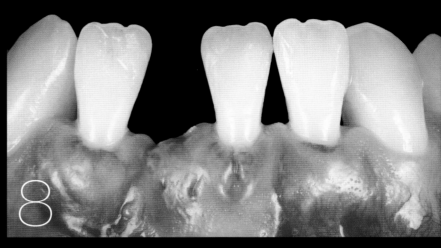

术后2周的愈合状况。31的状况仍然难以预料。

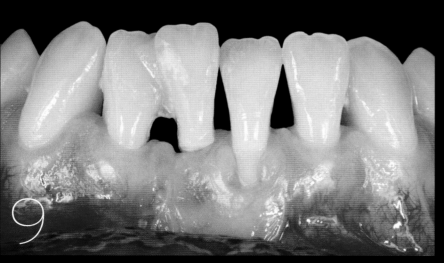

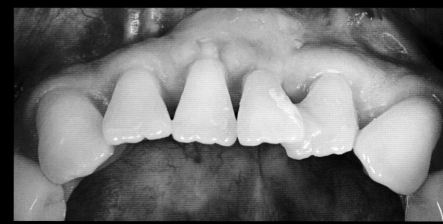

术后2个月，31移植组织瓣的暴露部分已明显吸收。咬合面观可见41的组织也有轻微下沉。为了使治疗效果更加完美，决定再次进行移植手术。41的临时修复是将拔除的天然牙与42的近中侧粘接。

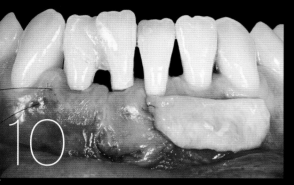
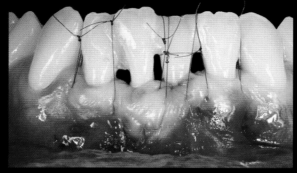
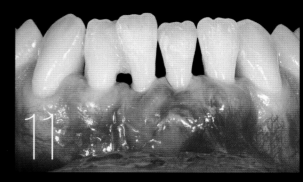

在下颌前牙和41缺牙区唇侧制备隧道瓣，然后放置较厚的移植结缔组织瓣，相关组织进行冠向复位。

术后1周的愈合状况。

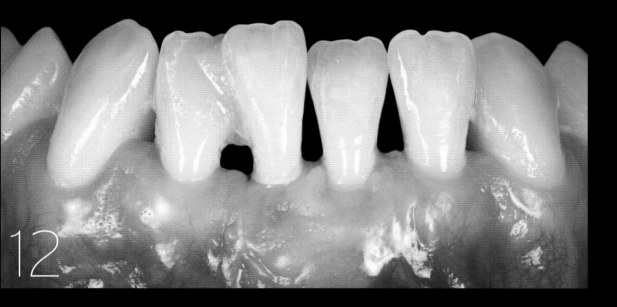

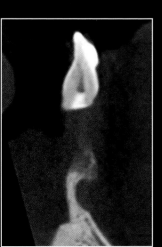
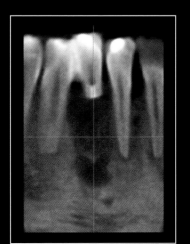
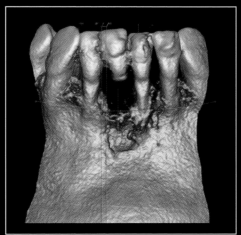

最终的愈合状况（＞6个月），正面观和影像学检查结果。考虑兼顾美观和功能，可以进行粘接桥修复。

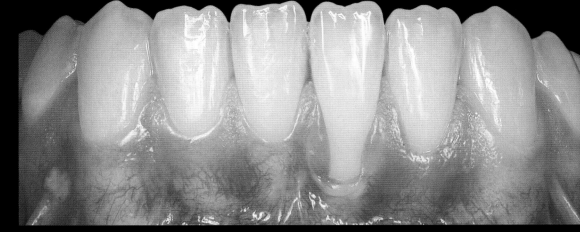

术前状况。

并发症的种类：
移植组织瓣暴露部分坏死

原因：
缺血

处理：
无须进一步处理

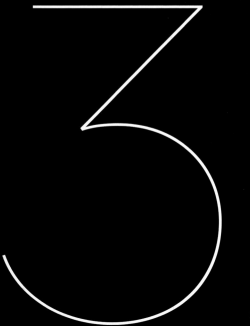

案例

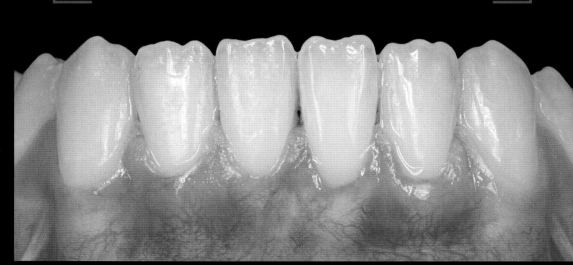

术后状况。

1.相关临床细节

手术禁忌证

- 无

退缩类型

- Ⅱ类：31
- Ⅰ类：32

相关牙体解剖异常

- 无

治疗适应证

- 美观
- 减轻牙齿敏感
- 促进口腔卫生维护

风险因素评估

- 31牙根位置外突
- 薄龈生物型

决策树相关临床数据

- 余留角化龈宽度：31位点为1mm
- 前庭沟深度：浅
- 牙龈生物型：薄龈型
- 根面缺损：无

牙间接触点

- 紧接触

2.治疗目标

减少可逆性的风险因素

- 无

预期的根面覆盖

- 全部

增加角化龈宽度

- 不需要

增厚牙龈生物型

- 需要

维持前庭沟深度

- 需要

3.最适合的干预手段

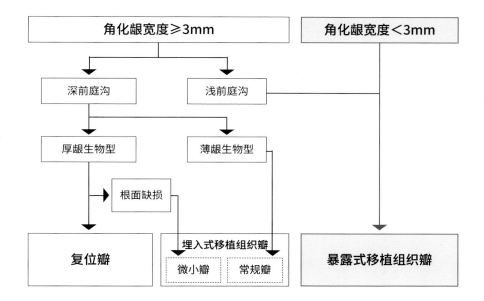

4.治疗程序

术前处理

- 无

外科手术

- 制备隧道瓣：32至42
- 切取移植结缔组织瓣的方式：单切口技术
- 缝合技术：邻面悬吊褥式缝合

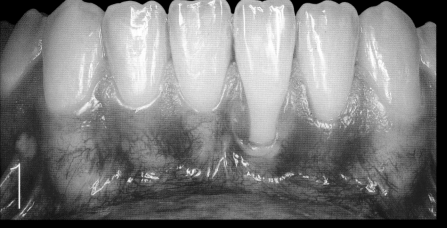

初始状况：31为Ⅱ类退缩，32为Ⅰ类退缩。

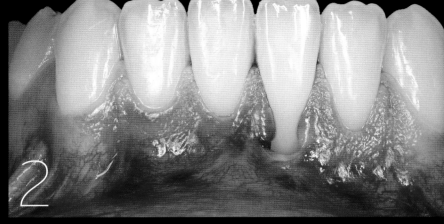

制备从32至42的隧道瓣。

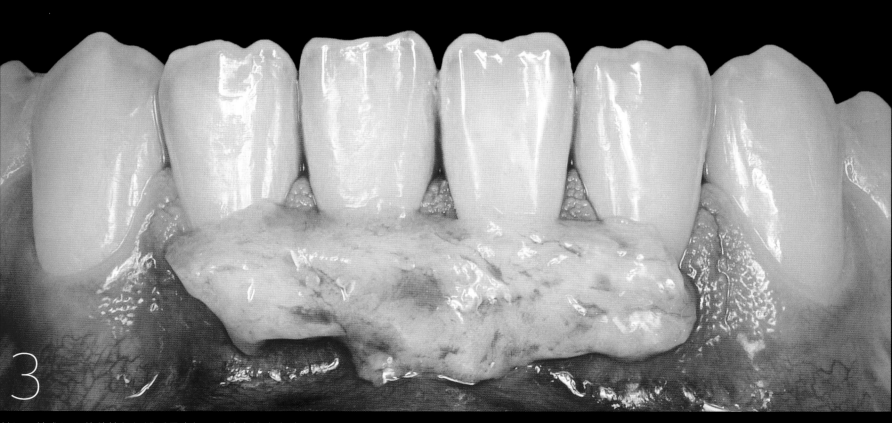

单切口技术切取的移植组织瓣质量良好，尽管有浅表脂肪层。

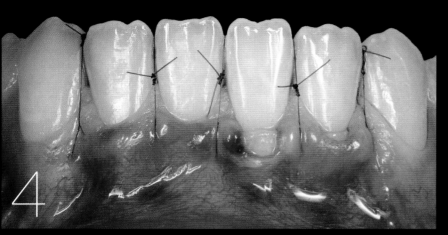

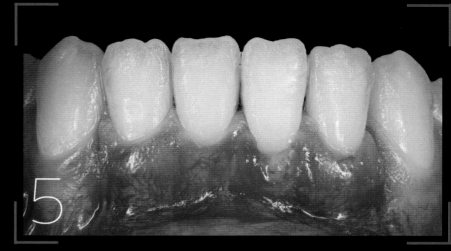

术后状况。

术后1周拆除缝线时，移植组织瓣最冠方部分已吸收。其余暴露的移植组织瓣和被埋入的部分正常再血管化。

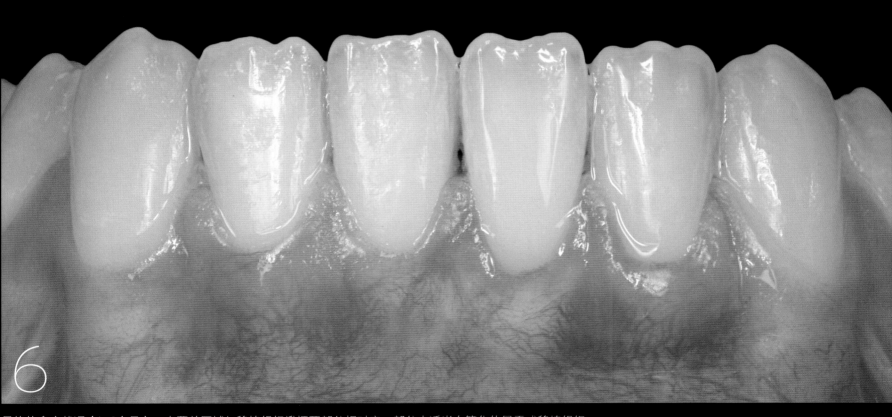

最终的愈合状况（＞6个月）。未覆盖区域与移植组织瓣坏死部分相对应。部分未适当血管化的暴露式移植组织瓣也形成了角化组织并部分覆盖根面。患者不希望再次手术来进一步完善。退缩复发的风险很高，必须强调有效的口腔卫生措施。

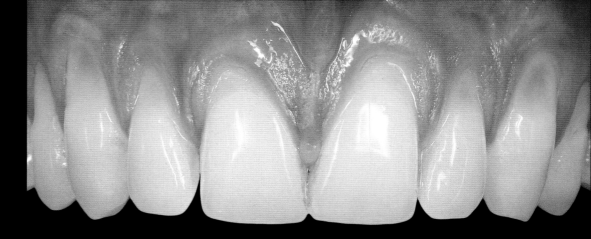

术前状况。

并发症的种类：
术后3天牙颈部复合树脂充填体脱落

原因：
倒凹固位不足

处理：
将缝线粘接固定于牙齿表面

案例

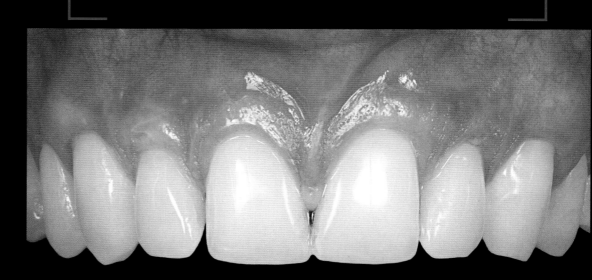

术后状况。

1.相关临床细节

手术禁忌证

- 无

退缩类型

- Ⅰ类：13、12、11、21、22、23

相关牙体解剖异常

- 根面缺损：11、21
- 冠根面缺损：13、12、22、23

治疗适应证

- 美观
- 减轻牙齿的敏感

风险因素评估

- 牙根位置外突
- 刷牙过度

决策树相关临床数据

- 余留角化龈宽度：≥3mm
- 前庭沟深度：深
- 牙龈生物型：厚龈型
- 根面缺损：13、12、11、21、22、23

牙间接触点

- 轻接触

2.治疗目标

减少可逆性的风险因素

- 指导非创伤性的口腔卫生措施

预期的根面覆盖

- 全部

增加角化龈宽度

- 不需要

增厚牙龈生物型

- 13、12、11、21、22、23局部增厚以补偿根面缺损

维持前庭沟深度

- 不需要

3.最适合的干预手段

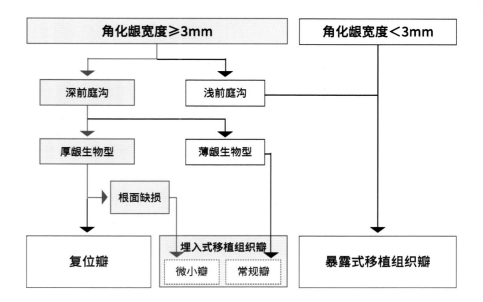

4.治疗程序

术前处理

- 临床牙冠的重建：13、12、22、23

外科手术

- 制备隧道瓣：14至24
- 切取移植结缔组织瓣的方式：原位去上皮的游离龈瓣移植技术（腭侧组织薄）
- 缝合技术：改良腰带和背带缝合

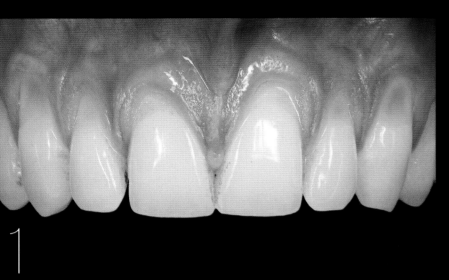

初始状况。

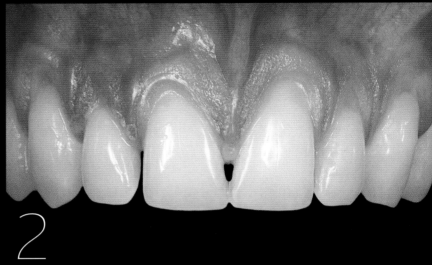

13、12、22、23复合树脂充填后的状况（由A. Coste医生完成）。

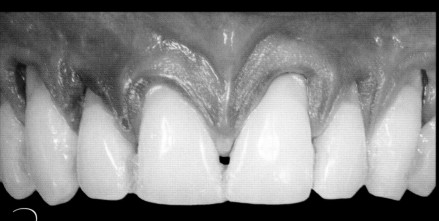

制备从14至24的隧道瓣。

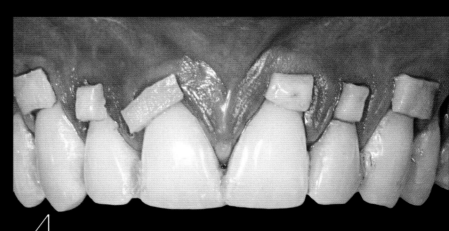

微小移植组织瓣的匹配和放置位置。

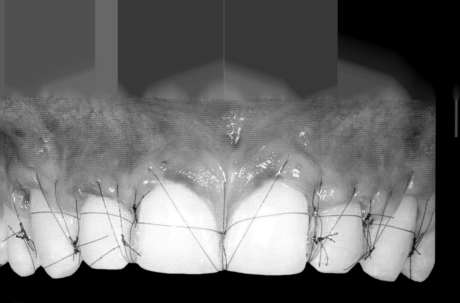

5

埋入微小移植组织瓣和组织复位后的状况。要特别注意水平褥式缝合的方向与退缩方向的关系。

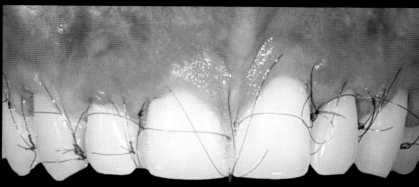
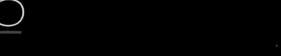

6

术后3天，21、22和23的牙颈部复合树脂充填体脱落后导致2区缝线松动，但缝线完好无损。

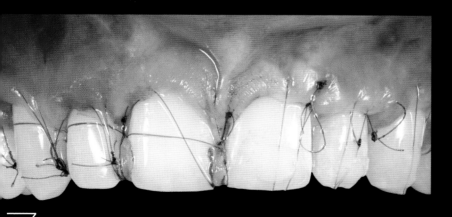

7

牙冠唇面的中心涂布自酸蚀粘接剂并进行光固化。然后，使用显微外科组织镊将松

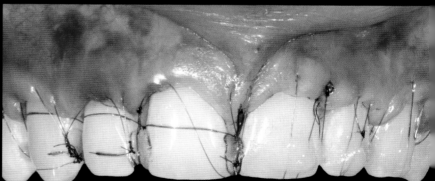

8

同样的步骤，将邻面松散的垂直褥式缝线拉回张力状态，并粘接固定在牙冠表面。

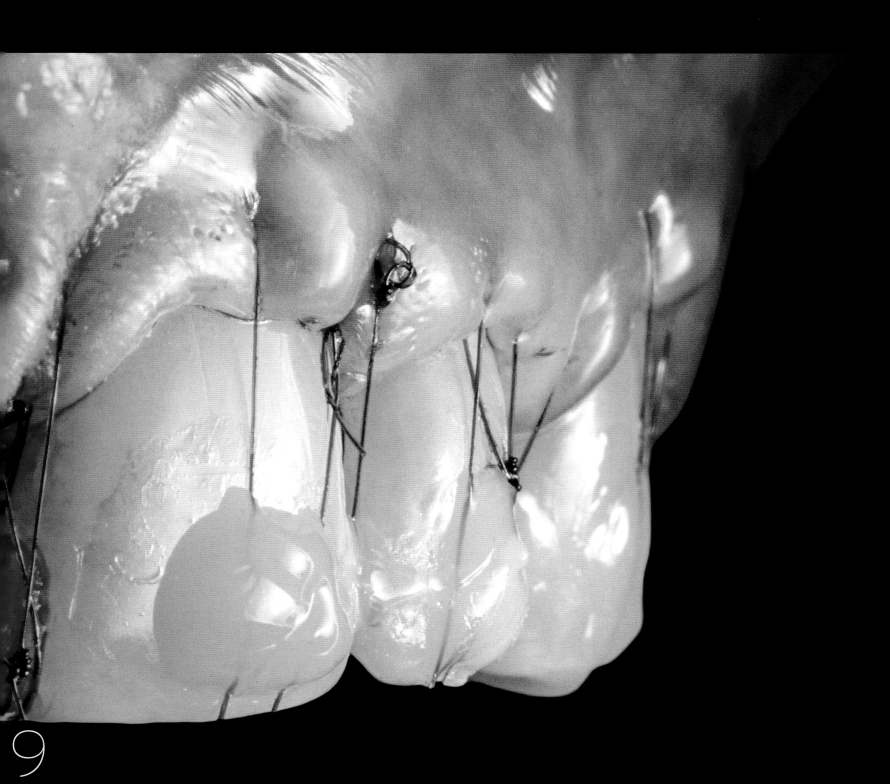

9

立急唇面复合树脂固定的特写。

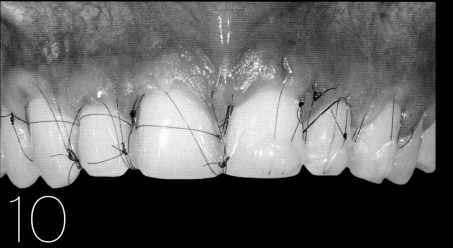

10

2区所有缝线固定后的状况。

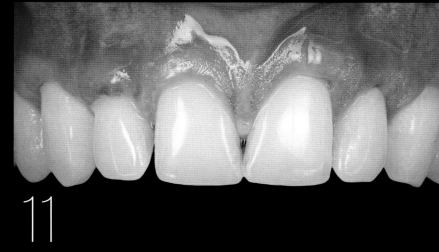

11

术后1周的愈合状况。

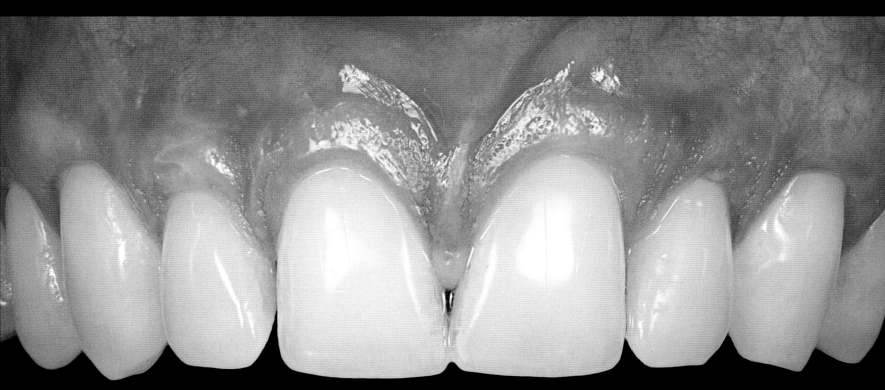

12

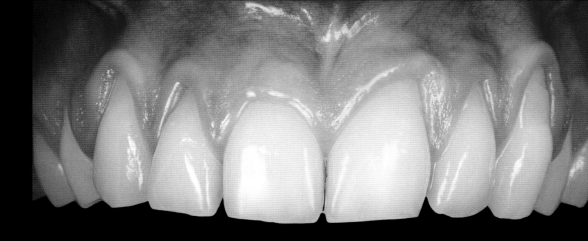

术前状况。

并发症的种类：
瘢痕疙瘩

原因：
延期愈合异常

处理：
无须进一步处理

案例

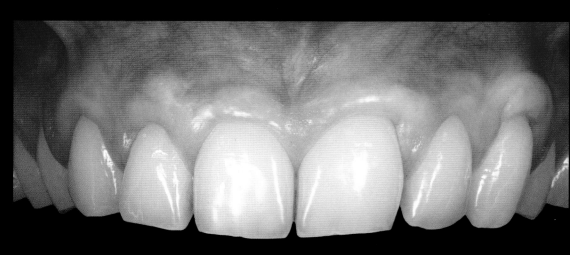

术后状况。

1. 相关临床细节

手术禁忌证

- 无

退缩类型

- Ⅰ类：13、12、11、21、22、23

相关牙体解剖异常

- 根面缺损：13、12、21、22
- 冠根面缺损：23

治疗适应证

- 美观
- 减轻牙齿敏感

风险因素评估

- 牙根位置外突
- 刷牙过度

决策树相关临床数据

- 余留角化龈宽度：>3mm
- 前庭沟深度：深
- 牙龈生物型：厚龈型
- 根面缺损：13、12、21、22、23

牙间接触点

- 轻接触

2. 治疗目标

减少可逆性的风险因素

- 指导非创伤性的口腔卫生措施

预期的根面覆盖

- 全部

增加角化龈宽度

- 不需要

增厚牙龈生物型

- 局限于13、12、21、22、23

维持前庭沟深度

- 不需要

3. 最适合的干预手段

- ☐ 埋入式移植组织瓣：13、12、21、22、23
- ☐ 复位瓣：11

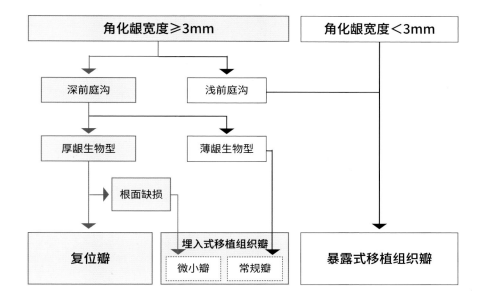

4. 治疗程序

术前处理

- 指导非创伤性的口腔卫生措施
- 复合树脂重建23临床冠

外科手术

- 制备隧道瓣：14至24
- 切取移植结缔组织瓣的方式：原位去上皮的游离龈瓣移植技术，分成5块微小瓣
- 缝合技术：
  - 腰带和背带缝合：11
  - 改良腰带和背带缝合：13、12、21、22、23

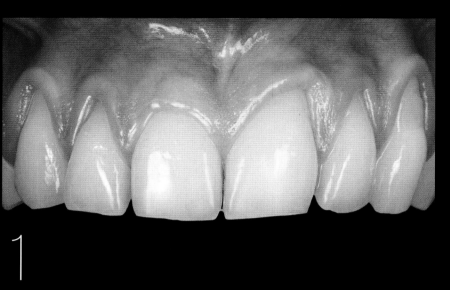

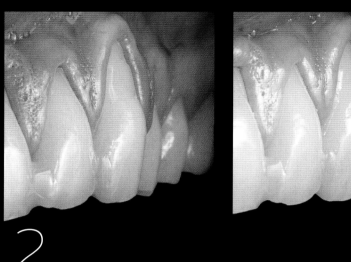

初始状况：除了切牙到尖牙的 I 类退缩外，23的冠根面缺损尤其值得注意。

23牙颈部复合树脂修复前（左图）和修复后（右图）的对比侧面图。

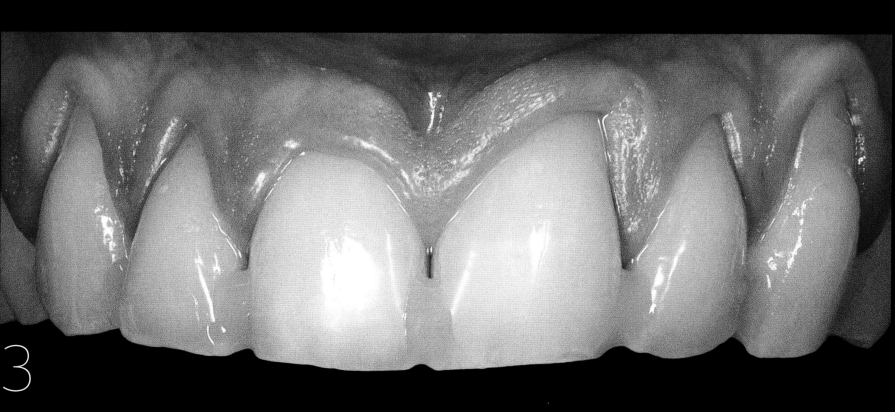

鉴于牙间接触点不明显，使用流体复合树脂材料加强。

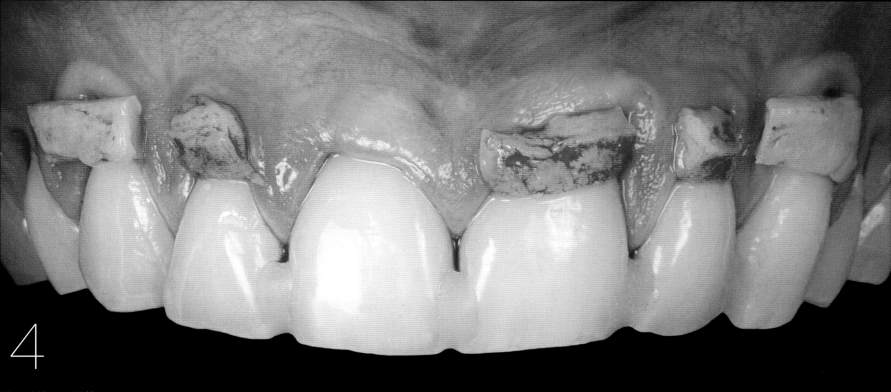

4

微小移植组织瓣的匹配。

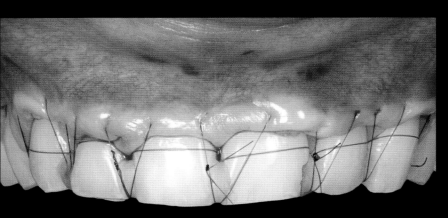

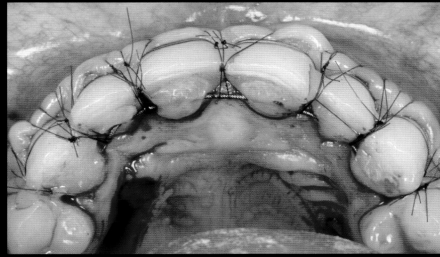

5

术后的正面观和咬合面观。水平褥式缝合是沿着退缩轴向而非牙长轴，以纠正非常不对称的退缩。

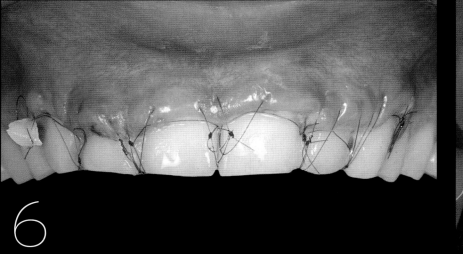
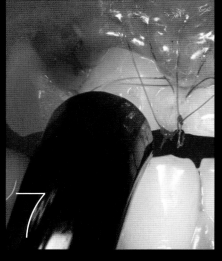
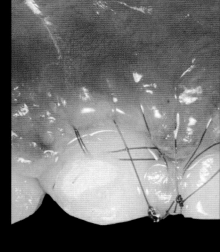

6

术后3天，患者担心复合树脂材料松动，返回复诊。

术后3天，愈合还不够充分，不能忽视这种松动。用超声器械将缝线从复合树脂材料中分离出来，在牙齿唇面涂布自酸蚀粘接剂，将缝线拉回张力状态并嵌入新的复合树脂材料中。

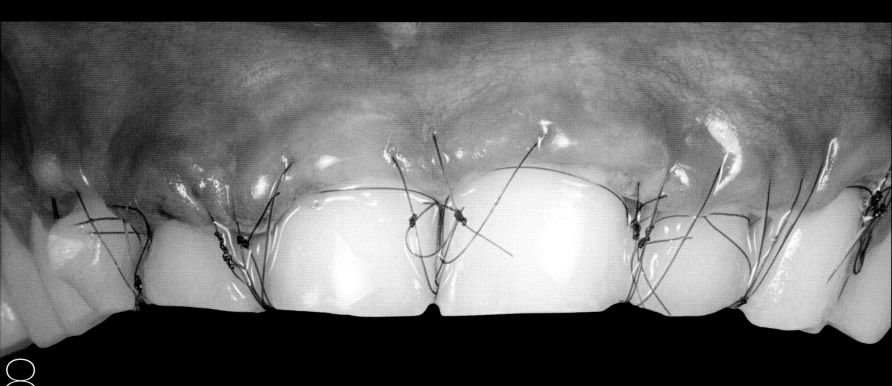

8

修复后的状况。

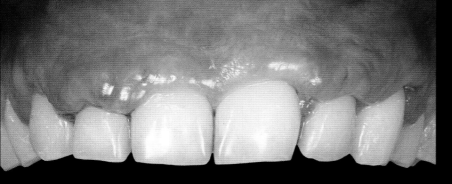

9

术后1周拆除缝线和复合树脂的愈合状况。

10

术后2周的愈合状况。

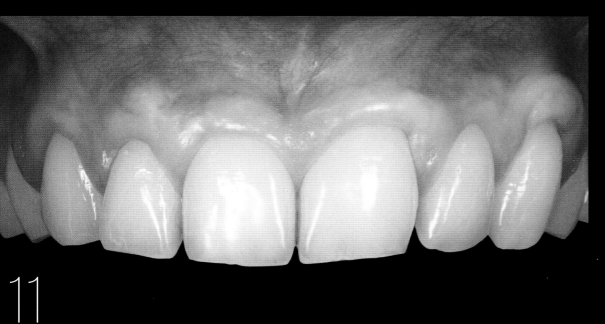

11

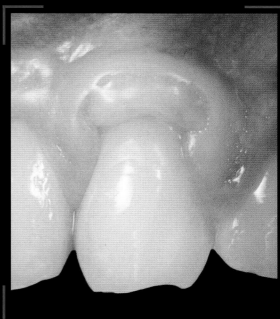

最终的愈合状况（＞6个月）。23上方出现瘢痕疙瘩，该位置发生这一现象尤其值得关注，它不可能发生在一期愈合阶段。在本案例中，移植组织瓣在手术结束时被完全埋入。很可能在愈合阶段，与移植组织瓣对应的表面组织瓣有轻微的根方移位，而移植组织瓣位置保持不动。上皮细胞从一个平面迁移到另一个平面是形成这种分界现象的原因。轻微的上皮磨除可减轻该问题，但患者对治疗效果满意，不希望额外的干预。

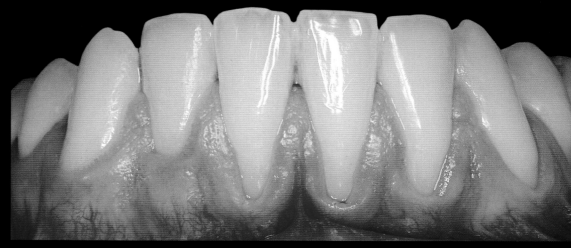

术前状况。

并发症的种类：
重建组织与原有自体组织之间有色差

原因：
异常的延期愈合

处理：
无须进一步处理

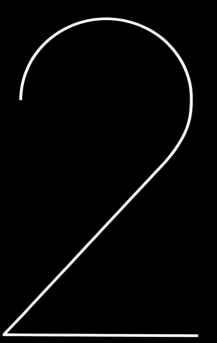

案例

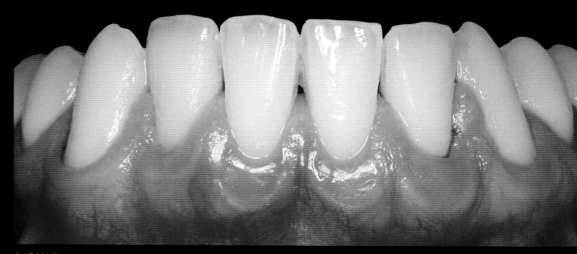

术后状况。

1.相关临床细节

手术禁忌证

- 无

退缩类型

- Ⅱ类：41、31、32、33、34

相关牙体解剖异常

- 无

治疗适应证

- 美观
- 减轻牙齿敏感

风险因素评估

- 牙根位置外突
- 刷牙过度

决策树相关临床数据

- 余留角化龈宽度：＜3mm
- 前庭沟深度：浅
- 牙龈生物型：中间型
- 根面缺损：无

牙间接触点

- 紧接触

2.治疗目标

减少可逆性的风险因素

- 指导非创伤性的口腔卫生措施

预期的根面覆盖

- 全部

增加角化龈宽度

- 需要

增厚牙龈生物型

- 需要

维持前庭沟深度

- 需要

3.最适合的干预手段

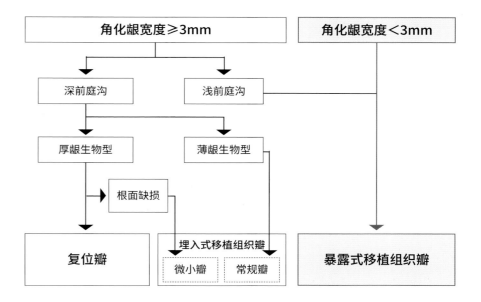

4.治疗程序

术前处理

- 指导非创伤性的口腔卫生措施

外科手术

- 制备隧道瓣：42至34
- 切取移植结缔组织瓣的方式：单切口技术，分成2块移植组织瓣
- 缝合技术：邻面悬吊褥式缝合

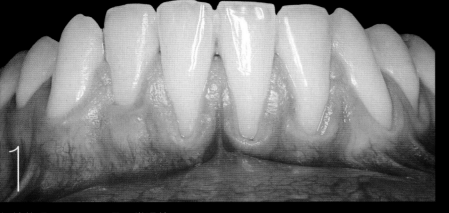

1 初始状况：41至34可见Ⅱ类退缩。

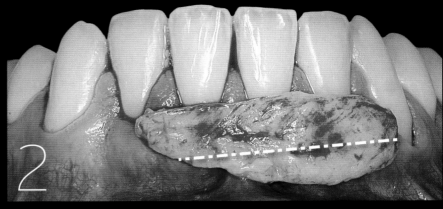

2 隧道瓣制备后，从腭部切取1块移植结缔组织瓣。纵切（沿虚线）得到2块移植组织瓣，较大的用于切牙，较小的用于33和34。

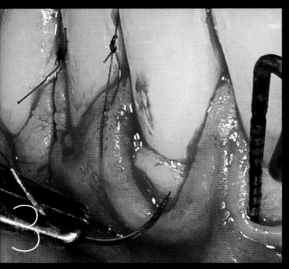

3 调整第一块移植组织瓣的暴露程度。移植组织瓣有被埋入的自然倾向，在缝合固定时使用牙周探针保持其暴露的程度。

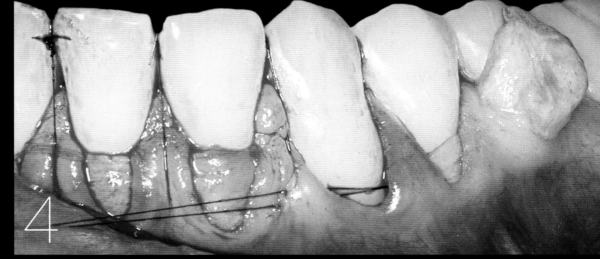

4 固定第一块移植组织瓣后，插入第二块移植组织瓣。2块移植组织瓣在33和32之间的龈乳头处彼此相邻。

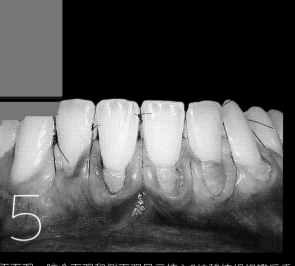
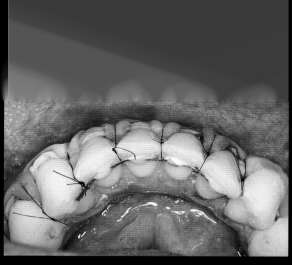
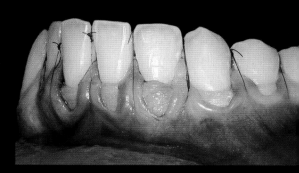

上面观、咬合面观和侧面观显示植入2块移植组织瓣后手术结束时的状况。

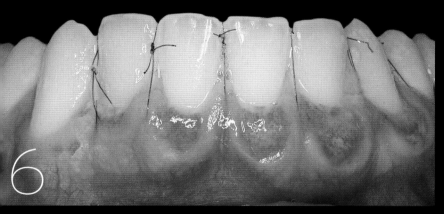

术后1周的愈合状况。暴露的部分移植组织瓣被逐步重建再血管化，正在二期
愈合。

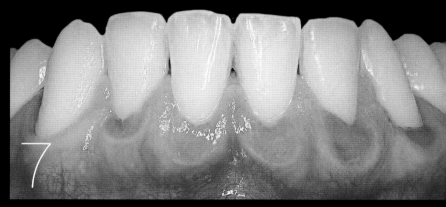

早在愈合的第2周，重建组织和原有自体组织之间就开始出现分界线。

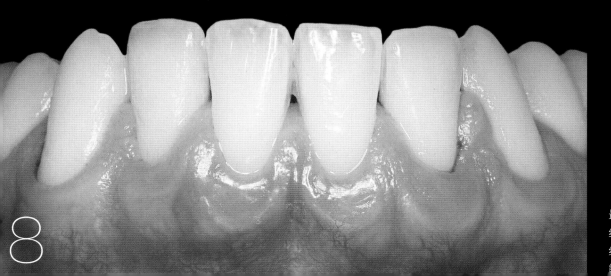

最终的愈合状况（＞6个月）。重建组织和原有自体
组织之间的界限随着时间的推移变得更加明显。重建
组织与原有自体组织有明显区别。这种视觉异常对功
能没有影响，患者决定不予干预。

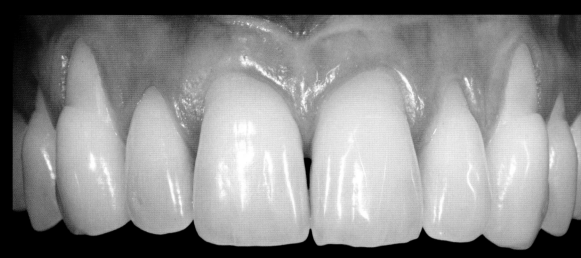

术前状况。

并发症的种类：

13和23局部不可预测的根面覆盖

原因：

对13、23牙体缺损判断失误

处理：

重建缺损牙冠，再次手术

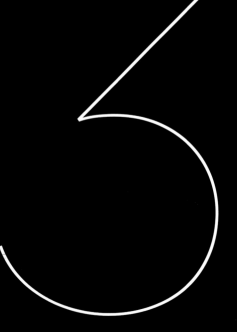

案例

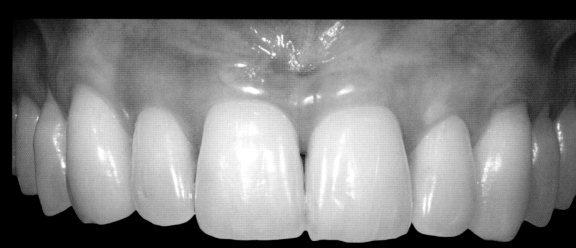

术后状况。

1.相关临床细节

手术禁忌证

- 无

退缩类型

- Ⅰ类：13、12、11、21、22、23

相关牙体解剖异常

- 根面缺损：12、11、21、22
- 冠根面缺损：13、23

治疗适应证

- 美观
- 减轻牙齿敏感

风险因素评估

- 刷牙过度

决策树相关临床数据

- 余留角化龈宽度：＞3mm
- 前庭沟深度：深
- 牙龈生物型：厚龈型
- 根面缺损：13、12、11、21、22、23

牙间接触点

- 紧接触

2.治疗目标

减少可逆性的风险因素

- 指导非创伤性的口腔卫生措施

预期的根面覆盖

- 全部

增加角化龈宽度

- 不需要

增厚牙龈生物型

- 补偿13、12、11、21、22、23的根面缺损

维持前庭沟深度

- 不需要

3.最适合的干预手段

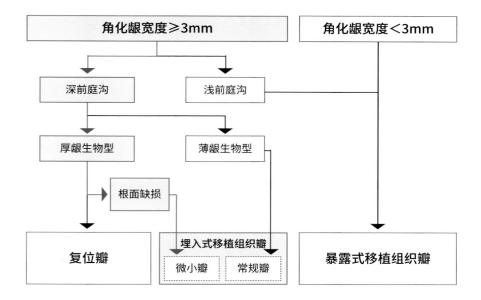

4.治疗程序

术前处理

- 指导非创伤性的口腔卫生措施

外科手术

- 制备隧道瓣：14至24
- 切取移植结缔组织瓣的方式：原位去上皮的游离龈瓣移植技术，分成6块微小瓣
- 缝合技术：改良腰带和背带缝合

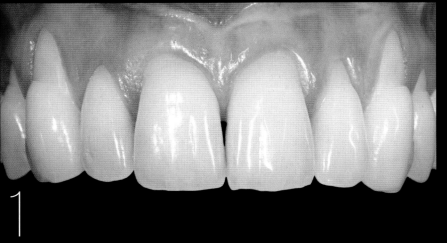

1

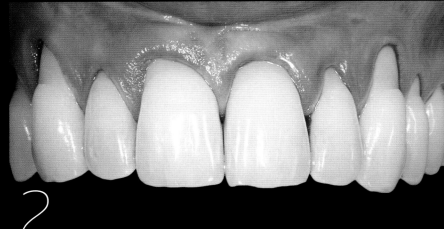

2

初始状况：切牙和尖牙表现为 I 类退缩。12、11、21和22只存在根面缺损，而尖牙的缺损范围更广、更深，13和23的CEJ已经不可见，术前没有考虑到这一点。

制备从14至24的隧道瓣。

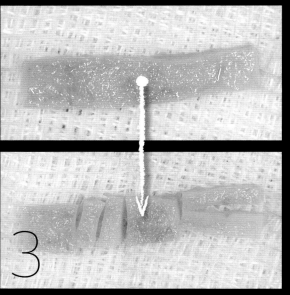

3

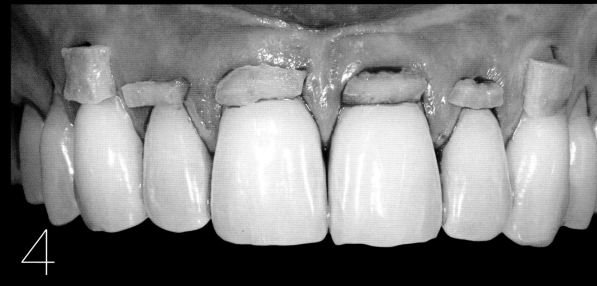

4

将从腭部切取的移植结缔组织瓣分成6块微小瓣，大小与根面凹陷相匹配。

术区微小移植组织瓣的放置位置比对。

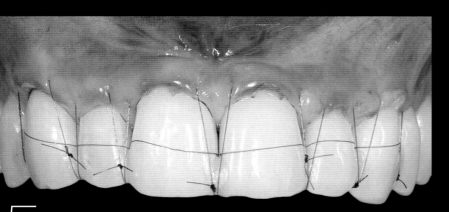

5

术后状况。

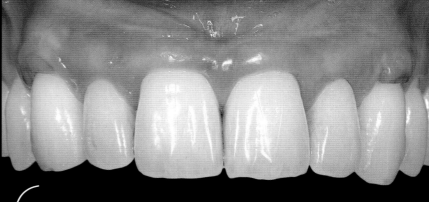

6

术后1周拆除缝线的愈合状况。此时，软组织位置与预期一致。

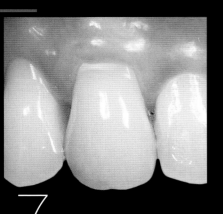

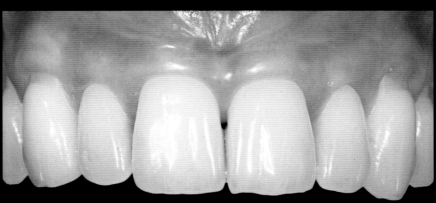

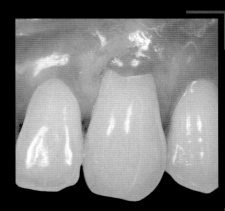

7

术后2个月的愈合状况。切牙区软组织通过紧挨着完好的CEJ稳定下来。相比之下，尖牙没有CEJ，无法引导牙龈重新定位。尽管术后1周时组织的位置是理想的，但根方的移位仍不可预测。本案例特别好地说明了齿龈关系的重要性。

这种情况在6个月的愈合期后仍然可以通过以下方法得到补救：

- 牙颈部复合树脂重建13和23的牙冠形态

- 进行新的局部手术

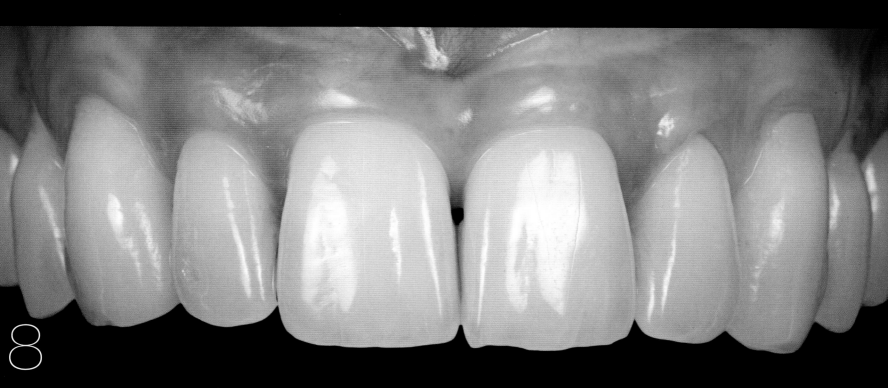

8 13和23牙颈部充填复合树脂，复合树脂只重建了牙冠形态而不侵犯根面。13的临床冠较和谐，23的临床冠过长。

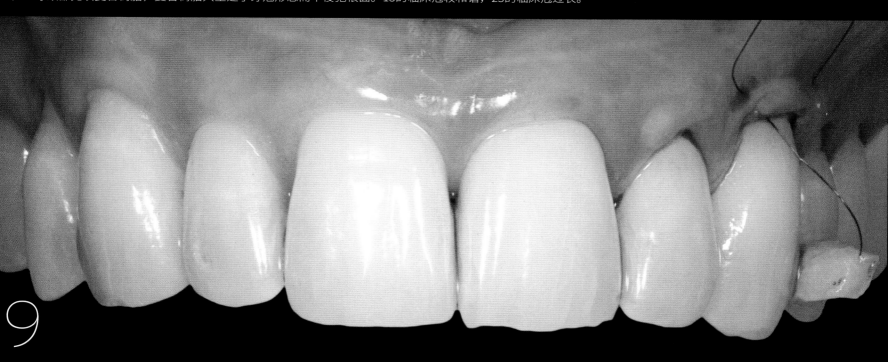

9 23的根面覆盖通过埋入式微小移植组织瓣手术实现。

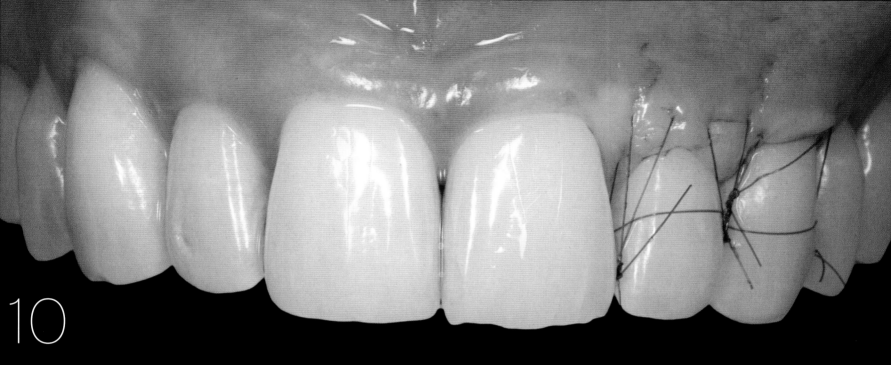

10

术后状况。

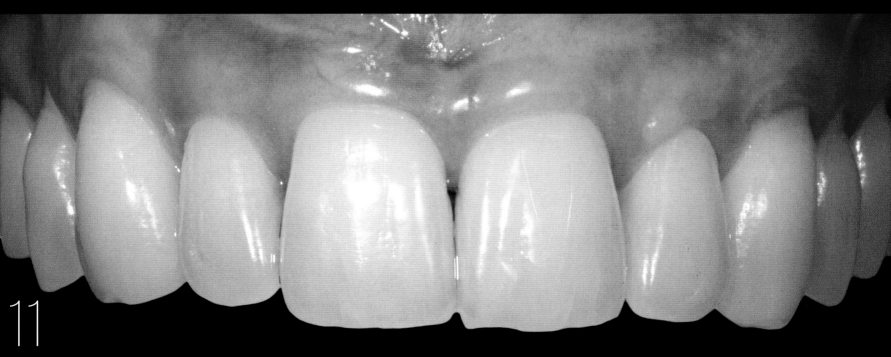

11

最终的愈合状况（＞6个月）。

推荐阅读
Recommended Reading

[1] Alkan A, Keskiner I, Yuzbasioglu E. Connective tissue grafting on resin ionomer in localized gingival recession. J Periodontol 2006; 77:1446–1451.

[2] Borghetti A, Monnet-Corti V. Chirurgie plastiqe parodontale et péri-implantaire, ed 3. Pluteaux,France: CdP Publishing, 2017.

[3] Bouchard P, Malet J, Borghetti A. Decision-making in aesthetics: Root coverage revisited. Periodontol 2000 2001; 27:97–120.

[4] Cairo F, Nieri M, Cincinelli S, Mervelt J, Pagliaro U. The interproximal clinical attachment level to classify gingival recessions and predict root coverage outcomes. An explorative and reliability study. J Clin Periodontol 2011; 38:661–666.

[5] Cairo F, Rotundo R, Miller PD, Pini Prato GP. Root coverage esthetic score: A system to evaluate the esthetic outcome of the treatment of gingival recession through evaluation of clinical cases.J Periodontol 2009; 80:705–710.

[6] Chambrone L, Faggion CM Jr, Pannuti CM,Chambrone LA. Evidence-based periodontal plastic surgery: An assessment of quality of systematic reviews in the treatment of recession-type defects.J Clin Periodontol 2010; 37:1110–1118.

[7] Chambrone L, Pannuti CM, Tu YK, Chambrone LA.Evidence-based periodontal plastic surgery. II. An individual data meta-analysis for evaluating factors in achieving complete root coverage. J Periodontol 2012; 83:477–490.

[8] Dibart S. Practical Periodontal Plastic Surgery, ed 2. Ames, IA: Wiley-Blackwell, 2017.

[9] Dominiak M, Gedrange T. New perspectives in the diagnosis of gingival recession. Adv Clin Exp Med 2014; 23:857–863.

[10] Dragoo MR. Resin-ionomer and hybrid-ionomer cements: Part II, human clinical and histologic wound healing responses in specific periodontal lesions. Int J Periodontics Restorative Dent 1997; 17:75–87.

[11] Dragovic M, Pejovic M, Stepic J, et al. Comparison of four different suture materials in respect to oral wound healing, microbial colonization, tissue reaction and clinical features— Randomized clinical study. Clin Oral Investig 2020; 24:1527–1541.

[12] Gouët E, Ronco V, Gaillard C, Peuch Lestrade G.Régénération esthétique du sourire. Paris: ÉditionsMED'COM, 2016.

[13] Krishna Prasad D, Sridhar Shetty N, Solomon EGR. The influence of occlusal trauma on gingival recession and gingival clefts. J Indian Prosthodont Soc 2013;13:7–12.

[14] Lang NP, Lindhe J. Clinical Periodontology and Implant Dentistry,

ed 6. Oxford: Wiley-Blackwell,2015.

[15] Luiz Ramos A, Cimão dos Santos M, Rodrigues de Almeida M, Flores Mir C. Bone dehiscence formation during orthodontic tooth movement through atrophic alveolar ridges. Angle Orthod 2020; 90:321–329.

[16] Martins TM, Bosco AF, No'Brega FJO, Nagata MJH,Garcia VG, Fucini SE. Periodontal tissue response to coverage of root cavities restored with resin materials: A histomorphometric study in dogs. J Periodontol 2007; 78:1075–1082.

[17] Nascimento M, Dilbone D, Pereira P, Duarte W, Geraldeli S, Delgado A. Abfraction lesions: Etiology,diagnosis, and treatment options. Clin Cosmet Investig Dent 2016; 8:79–87.

[18] Nelson SW. The subpedicle connective tissue graft. A bilaminar reconstructive procedure for the coverage of denuded root surfaces. J Periodontol1987; 58:95–102.

[19] Newman MG, Takei H, Klokkevold PR, Carranza FA.Newman and Carranza's Clinical Periodontology, ed13. Philadelphia: Elsevier, 2019.

[20] Patel M, Nixon PJ, Chan MF. Gingival recession: Part1. A etiology and non-surgical management. Br Dent J 2011; 211:251–254.

[21] Pini-Prato G, Franceschi D, Cairo F, Nieri M, RotundoR. Classi cation of dental surface defects in areas of gingival recession. J Periodontol 2010; 81:885–890.

[22] Ronco V, Dard M. A novel suturing approach for tissue displacement within minimally invasive periodontal plastic surgery. Clin Case Rep 2016; 4:831–837.

[23] Ronco V, Dard M. Esthetic and functional treatmentof gingival recessions in the mandible: A micro-surgical and mini-invasive concept based on tunneling procedure and controlled connective tissue graft exposure: Case reports. J Clin Med Case Reports 2017; 4:7.

[24] Ronco V, Gouët E. Stratégie mini-invasive et microchirurgicale en chirurgie plastique parodontale.J Parodontol Implantologie Oral 2016; 35.

[25] Saadoun AP. Esthetic Soft Tissue Management of Teeth and Implants. Oxford: Wiley-Blackwell, 2012.

[26] Santamaria MP, Suaid FF, Carvalho MD, et al. Healing patterns after subgingival placement of a resin-modified glass-ionomer restoration: A histometric study in dogs. Int J Periodontics Restorative Dent2013; 33:679–687.

[27] Selvig KA, Biagiotti GR, Leknes KN, Wikesjö UM. Oral tissue reactions to suture materials. Int J Periodontics Restorative Dent 1998; 18:474–487.

[28] Tibbetts LS, Shanelec DA. A review of the principles and practice of periodontal microsurgery. Tex Dent J 2007; 124:188–204.

[29] West NX, Lussi A, Seong J, Hellwig E. Dentin hypersensitivity: Pain mechanisms and aetiology of exposed cervical dentin. Clin Oral Invest2013; 17(suppl 1):S9–S19.

[30] Zucchelli G. Mucogingival Esthetic Surgery. Berlin: Quintessence, 2013.

[31] Zuhr O, Hürzeler M. Plastic-Esthetic Periodontal and Implant Surgery: A Microsurgical Approach. Berlin: Quintessence, 2012.

插图来源
Photography Credits

第xii页：V. Ronco, Asnières-sur-Seine 2020, 作者未知。

第30页：V. Ronco, Asnières-sur-Seine 2020, 作者未知。

第50页：V. Ronco, Paris 2019。作者：Alberto Vejarano（被称为Chanoir）。

第94页：V. Ronco, Paris 2019, 作者未知。

第98页：Irfan Ahmad, 转载自ENDO 1/2017, Quintessence出版社。

第128页：V. Ronco, Asnières-sur-Seine 2020, 作者未知。

第152页：V. Ronco, Paris 2019。作者：Alberto Vejarano（被称为Chanoir）。

第176页：V. Ronco, Paris 2018, 作者未知。

第240页：V. Ronco, Paris 2017, 作者未知。